临床医师诊疗丛书

名誉总主编　夏穗生　黄光英
总　主　编　陈安民　徐永健

内分泌代谢疾病诊疗指南

第3版

主　编　余学锋

科学出版社
北　京

内 容 简 介

本书结合国内外内分泌代谢疾病的新进展及相关指南，阐述了常见内分泌代谢疾病的病因、发病机制、临床症候群、诊断要点、最新的诊治措施。与上一版相比，本次修订在内容上进行了较大的调整，尤其更新了各种常见内分泌代谢疾病的诊疗措施，介绍了常用内分泌药物和功能试验的临床意义、操作方法及注意事项。

本书内容简洁、实用性强、查阅方便，可供各级医院内分泌科及相关科室医师阅读，也可供对内分泌代谢疾病感兴趣的读者参考。

图书在版编目(CIP)数据

内分泌代谢疾病诊疗指南／余学锋主编．—3版．—北京：科学出版社，2013.6

(临床医师诊疗丛书／陈安民，徐永健总主编)

ISBN 978-7-03-038059-3

Ⅰ．内…　Ⅱ．余…　Ⅲ．①内分泌病-诊疗-指南 ②代谢病-诊疗-指南　Ⅳ．R58-62

中国版本图书馆CIP数据核字(2013)第137936号

责任编辑：熊　昕　戚东桂／责任校对：邹慧卿

责任印制：霍　兵／封面设计：范璧合

科学出版社 出版

北京东黄城根北街16号

邮政编码：100717

http://www.sciencep.com

北京画中画印刷有限公司 印刷

科学出版社发行　各地新华书店经销

*

1999年8月第　一　版　开本：787×960　1/32

2013年6月第　三　版　印张：10 3/8

2023年12月第二十五次印刷　字数：262 000

定价：39.80元

(如有印装质量问题，我社负责调换)

《临床医师诊疗丛书》编委会

《内分泌代谢疾病诊疗指南》
(第3版)编写人员

主　编　余学锋

编　者　(按姓氏笔画排序)

丁云川　马德琳　刘喆隆
何文涛　余学锋　张木勋
张建华　邵诗颖　杨　雁
林　梅　周新荣　胡蜀红
贺冶冰　袁　刚　阎德文
谢君辉

《临床医师诊疗丛书》第3版前言

《临床医师诊疗丛书》于1999年第一次出版，共32个分册；2005年经过修订增至35个分册。本丛书出版至今，大部分分册累积印数均上万册，获得各方好评，深入人心。

随着近年来医学科学飞速发展，临床上新理论、新技术和新方法不断出现，第2版中的内容已显陈旧，难以全面反映学科发展水平和当前临床现状。因此，根据客观形势的变化情况对本丛书加以修订补充，既是时代迅猛发展的迫切要求，也是学科逐步完善的必经步骤。

此次修订保持了前两版的编写风格，仍是在反映学科最新进展的基础上，侧重疾病的诊断与治疗，坚持“使用方便”的原则。我们对35个分册进行了全面的修改，重点突出临床实践部分以及近几年来疾病诊断与治疗的一些新理论、新技术和新方法(特别是国内外新的诊断与治疗标准的介绍和医学名词的更新)。另外，本次改版新增《重症医学临床诊疗指南》、《医院感染预防与控制指南》、《过敏性疾病诊疗指南》、《临床输血指南》、《临床营养指南》、《创伤外科临床诊疗指南》6个分册，根据学科发展将原《胸心外科疾病诊疗指南》细分为《心血管外科疾病诊疗指南》和《胸外科疾病诊疗指南》，共计42个分册。此次改版还增加了线条图、流程图、影像图和表格等，便于读者理解和记忆。

本丛书十余年来一直受到医学界同仁的广泛支持和帮助,我们再次深表感谢;同时也恳请大家继续关注和喜爱《临床医师诊疗丛书》第3版,并提出宝贵意见,以便我们持续改进。编委会对科学出版社的精心编辑表示衷心感谢。

陈安民　徐永健
华中科技大学同济医学院附属同济医院
2013年4月

《临床医师诊疗丛书》第2版前言

《临床医师诊疗丛书》1999年出版了第1版，共32个分册，本次对32个分册进行了全面的修改，另外增加了《老年疾病诊疗指南》、《临床病理诊断指南》、《临床护理指南》3个分册。第2版共35个分册，保持了第1版的编写风格，重在临床“使用方便”四字。本次修改过程中，突出了近几年来疾病诊断与治疗的一些新理论、新技术、新方法。

本丛书自出版以来，受到了广大读者的欢迎。各个分册都进行了重印，不少分册多次重印。我们感谢大家对本丛书的厚爱，同时也恳求广大读者再次提出宝贵意见，以便再版时修正。编委会对原总主编夏穗生、黄光英、张良华三位教授对本丛书第1版所做出的贡献，对科学出版社的精心编辑一并表示感谢。

陈安民　徐永健

华中科技大学同济医学院附属同济医院

2005年5月

《临床医师诊疗丛书》第 1 版前言

临床医学参考书籍可谓浩如烟海。从大型的学术专著到简明的临床应用手册,内容和形式层出不穷。然而对大多数工作在临床一线的中青年医师来说,尚缺一类便携式专科参考书。这类书在内容上应介乎前述两类参考书之间,既不像大型学术专著那样从基础到临床,庞杂繁复,查阅不便,又不至于像综合性的临床手册过于简单,不能满足临床诊断治疗细则的需要。有鉴于此,我们组织各临床专业科室的专家编撰了这套《临床医师诊疗丛书》。

同济医科大学建校已近百年,一直是国家卫生部直属重点高等医科院校。同济医院是同济医科大学的附属医院,为卫生部第一批评定的三级甲等医院,也是全国文明窗口十家示范医院之一。我们编撰这套《临床医师诊疗丛书》是以这所综合性大型教学医院多年来不断修订的临床诊疗常规为依据,博采各临床专业专家学者们的经验及心得,集临床医学精髓之大成,以现代性、实用性为特色,面向临床一线专业医师和技术人员。

全书由 32 个分册组成,包括 26 个临床医学二、三级专业学科和 6 个临床诊疗辅助专业分册。各分册结合综合性医院的诊疗常规,自临床的一般性问题到专科性疾病,从病因、病理至诊断、治疗,从常用的诊疗技术到高新专科手术及疗法,层次分明地予以阐述,重点在于实用性强的临床诊断、鉴别诊断及治疗方式、方法。

我们的目的及愿望是既为综合性大型医院提供一套全面系统的诊疗常规参考书，又能为临床主治医师、住院医师、研究生、实习医师奉献一套“新、全、实用”的“口袋”书。

全书编写历经一年，全体参编人员付出了艰辛的劳动，经过科学出版社编辑同志们的精心雕琢，全书各分册得以先后面世，我们谨对上述同仁的勤奋工作致以衷心的谢意。本丛书参编人员达数百人之多，故文笔文风殊难一致；限于编写者的水平，加之时间紧迫，疏误之处在所难免，祈望读者不吝赐教，以便再版时予以订正。

夏穗生　黄光英　张良华
同济医科大学附属同济医院
1998年9月

目　　录

第一章　常见内分泌代谢疾病综合征

一、身材高大和矮小

【身材高大】

身材的高矮程度因人种、年龄、性别和地区等不同而异，正常身材是指在同一条件下，同一人种、年龄、性别和地区的平均身高加减3个标准差。如身高增加超过3个标准差，即为身材高大，它除与遗传、营养等有关外，亦可由内分泌和代谢性疾病所引起。

（一）体质性身材高大症

常有家族史，呈正常比例的高大，身材均匀，发育正常，骨龄、内分泌功能及生育能力均正常。

（二）青春期提前

儿童生长发育至成人期的过渡阶段称为青春期。女性青春期一般始于12～13岁，男性比女性晚1～2年，如青春期提前，身材比同龄青少年明显增高，出现第二性征发育，但此期后身材增高减慢，至成年人身材不高，可能偏矮。

（三）巨人症

1. 由于腺垂体生长激素细胞增生或腺瘤，分泌过多生长激素所致。

2. 发生在儿童期及骨骺尚未融合的青春期前，或合并有肢端肥大综合征。

3. 身高呈巨大体型，一般指身高超过2m。

4. 伴有其他内分泌代谢紊乱综合征。

（四）睾丸发育不全

1. 先天性睾丸发育不全：男性患者仅有高身材，但体型并不巨大，上部身短、下部身长，腰上移，患者可有性功能障碍和性征减少或缺乏，性染色体异常，如 Klinefelter 综合征。

2. 继发性睾丸发育不全：常见于曾患流行性腮腺炎合并睾丸炎的男孩，成年后有高身材，但体型并不巨大，下肢长，腰上移，男性性征少，生育能力低下或无生育能力，性染色体正常。

（五）儿童型甲状腺功能亢进（甲亢）

甲亢发生于儿童期，由于甲状腺激素分泌过多，刺激长骨生长过快，因而较无甲亢的同龄儿童身材高而瘦，治疗后可以恢复至正常发育。

【身材矮小】

身材矮小一般是指低于同一人种、性别、年龄、地区的平均身高减去 3 个标准差以上，一般成年人身高在 130cm 以下称为矮小体型。

（一）体质性生长发育延迟

常有家族史，儿童期发育延迟，至 15 ~ 16 岁才开始青春发育，身材矮小，智力正常，无内分泌及全身性慢性疾病。青春期后，生长发育和常人一样，可达正常成年人高度。

（二）垂体性侏儒症

由生长激素分泌不足或缺乏所致，呈匀称的身材矮小体型，智力正常，可因垂体瘤、感染、外伤、血管病变或严重的寄生虫病（如血吸虫病性侏儒）所致，除身材矮小外，尚可出现骨龄发育落后、缺乏性征、皮肤细腻和稚气面容等，并伴有甲状腺功能、肾上腺皮质功能低下的临床表现。

（三）呆小病

呆小病又称克汀病，甲状腺功能减退发生在胎儿期或新生儿期，患者出现身材矮小、下肢短、骨龄发育落后、特殊的呆滞面容、智力低下、皮肤蜡黄粗厚等症状，在黏液性水肿流行地区多见，为地方性呆小病，亦有散在性呆小病，其母亲有甲状腺功能减退,或母体中可检出甲状腺抗体史。

（四）幼年型糖尿病

1型糖尿病发生年龄越小,影响生长发育越明显,由于胰岛素缺乏,蛋白质代谢紊乱,使骨骼发育障碍,临床上有典型的“三多一少”症状和出现血糖高、胰岛素分泌低下或缺如。

（五）先天性卵巢发育不全症(又称 Turner 综合征)

女性患者身材矮小,很难超过140cm,并伴有子宫缺如或很小,性功能障碍,可出现智力低下、指短、颈蹼、眼距增宽及肘外翻等先天畸形,染色体为45XO或其变异型。

（周新荣）

二、肥胖与消瘦

【肥胖】

肥胖是指人体的脂肪量超过正常。体重超过同人种、同性别、同年龄的平均体重的10%为过重,超过标准的20%为肥胖,体重超过标准体重的30%为过胖。标准体重可用身高(cm)-105粗略计算,亦可用体重指数(BMI)=体重(kg)/身高$(m)^2$来衡量,男性BMI≥$25kg/m^2$,女性BMI≥$24kg/m^2$为超重,BMI≥$28kg/m^2$为肥胖。

（一）单纯性肥胖

1. 常有家族史,或童年起即肥胖,可能与遗传有关,多为均匀性肥胖。

2. 肥胖常无明显的内分泌功能改变,当体重增加过快时,皮肤上也可出现紫红色细小皮纹(为皮肤的弹性纤维断裂所致),当有胰岛素抵抗时可伴有皮肤黑棘皮样改变。

3. 单纯性肥胖要与库欣综合征相鉴别。在单纯性肥胖中,血皮质醇分泌可被小剂量地塞米松抑制,抑制超过基础值的50%。

（二）皮质醇增多症(库欣综合征)

1. 肥胖常呈向心性,胸腹部皮下脂肪堆积明显,四肢相对细瘦。

2. 伴有皮质醇增多的典型外貌表现,如满月脸、水牛背、多血质外貌、皮肤紫纹及多毛等。

3. 伴有高血压、高血糖、骨质疏松等临床表现。

4. 血浆皮质醇、24 小时尿游离皮质醇浓度增高,小剂量地塞米松抑制试验不被抑制。

（三）下丘脑综合征

1. 常呈普遍性肥胖,也可呈异常分布。

2. 伴有自主神经-内分泌功能障碍,睡眠节律反常,体温、血压、脉搏易变,性功能异常,精神改变,智力发育不全,尿崩症及溢乳症。

3. 脑电图各导联可出现阵发性 θ 波。

4. 下丘脑疾病患者可因肿瘤、炎症、外伤等损伤腹内侧核皮质下中枢,引起饮食和运动改变及机体代谢率的降低而导致肥胖。

（四）肥胖性生殖无能症(又称 Fröhlich 综合征、Babinski-Fröhlich 综合征、Leaunois-Cleret 综合征、肥胖性生殖无能性营养不良症)

1. 以肥胖、生殖器不发育为主要临床表现。

2. 脂肪多积聚于躯干部位,尤以乳房、下腹部、大腿处脂肪沉积。

3. 常伴有肘外翻和膝内翻畸形。

4. 激素检查可见尿促性腺激素浓度及性激素浓度降低;睾丸活检显示曲细精管明显萎缩、间质纤维化、无成熟精子,均有助于诊断;CT 等检查可发现占位性病变;染色体检查无异常。

（五）胰岛细胞瘤

1. 本病是因胰岛细胞瘤分泌过多的胰岛素,导致低血糖反复发作,患者为了减少低血糖的发作会过多进食或食欲亢进,从而发生肥胖。

2. 患者高胰岛素血症使脂肪合成增多,胰岛素抑制脂肪分解,使脂肪积聚,导致肥胖。如低血糖频繁发作、程度重且历时较长,可导致脑内葡萄糖摄入减少,氧利用减少,可呈现各种神经精神症状。

3. 可以通过检测血糖、胰岛素 Glu/I 比值进行诊断,胰腺 B 超、CT、MRI 检查及超声内镜可帮助定位诊断。

（六）多囊卵巢综合征

1. 多表现为肥胖、轻度多毛、月经稀发、闭经或者不育,有男性化特征。

2. 垂体黄体生成素对下丘脑黄体生成素释放激素的敏感性增高,卵巢雄激素分泌增加,使卵巢形成许多不成熟的囊状卵泡。

3. 妇科检查,检测 FSH、LH、T 水平,卵巢 B 超检查可见卵泡数目明显增加。

4. 病理上有双侧卵巢增大,卵巢包膜增厚,伴多发不成熟卵泡等表现。

（七）绝经后肥胖

由于卵巢功能衰退,雌激素对垂体的抑制作用减弱,出现继发性下丘脑功能亢进及精神和自主神经功能紊乱,伴糖代谢紊乱,导致易饥饿,进食过多所致。

【消瘦】

体重低于标准体重的 10% 为低体重,低于 20% 为消瘦,低于 30% 为恶病质状态,或者 BMI 低于 $18.5kg/m^2$ 可诊断为消瘦。体重减轻要检查有无全身消耗性疾病,排除消瘦的全身因素后常考虑内分泌性因素所致。

（一）腺垂体功能减退症

1. 消瘦、无力,严重时可呈恶病质表现。

2. 腺垂体功能减退,常由产后大出血(希恩综合征)、垂体瘤、缺血和外伤等引起,常见原因为产后大出血、休克、垂体缺血性改变。

3. 腺垂体细胞分泌的促激素减少,使靶腺器官如甲状腺、肾上腺皮质、性腺等功能减退而导致相应临床症状,催乳素分泌减少或缺乏,表现为产后无乳汁分泌,生长激素分泌低下,导致低血糖等综合征。

4. 检测各靶腺功能低下,替代治疗疗效明显。

(二) 原发性慢性肾上腺皮质功能减退症

1. 乏力、色素沉着和消瘦为主要临床表现。

2. 由于自身免疫反应导致肾上腺皮质萎缩、肾上腺结核或肿瘤等原因使肾上腺皮质激素分泌减少(如醛固酮、皮质醇和性激素)引起的临床症状。

3. 皮质醇、醛固酮激素减少导致低血糖、低钠血症、食欲低下和脱水,使体重明显减轻。

4. 血皮质醇水平、ACTH 水平及肾上腺影像学检查等可以定性、定位诊断。

(三) 神经性厌食

1. 消瘦、厌食为主要症状,极度厌食可呈恶病质。

2. 多见于青年女性,常否认饥饿、否认厌食、精神状态异常,恐惧长胖,有意不食。

3. 体重显著下降,伴闭经。肾上腺功能正常。

4. 当厌食治疗好转后营养状态可恢复。

(四) 糖尿病

1. 典型的三多一少症状,"三多"即多饮、多食、多尿,"一少"指体重明显减轻。

2. 由于胰岛素绝对或相对不足,导致糖代谢紊乱以及蛋白质、脂肪代谢紊乱,使合成减少、分解增多、能量消耗,引起消瘦。

3. 血糖升高,尿糖阳性或胰岛素释放减少、敏感性减低可作为诊断的主要和重要方法。

(五) 甲状腺功能亢进症

1. 甲状腺功能亢进症是由于甲状腺激素过度分泌,机体代谢亢进,能量消耗较摄入为多,因而虽有食欲亢进表现,但体重仍减轻和消瘦。

2. 甲亢的高代谢症状,交感神经兴奋性增加,甲状腺肿大和眼征为本病的特征。

（周新荣）

三、多毛和毛发脱落

【多毛】

毛发受遗传、内分泌、种族和个体之间差异影响很大，多毛症是指身体任何部位比其同种族、同年龄、同性别健康人长出多而粗、长而密的毛发。

多毛有全身或局部毛发增多、增粗，但毛发分布仍然正常，多见于女性或儿童，其毛发增多，呈男性分布，可由内分泌系统疾病引起。

（一）皮质醇增多症

1. 皮质醇增多症同时有网状带增生，产生雄激素增多，因而可出现皮肤痤疮、毛发增多、毳毛增粗变浓。

2. 多毛是皮质醇增多症的常见表现之一，其典型症状有向心性肥胖、皮肤紫纹及满月脸等。

（二）肾上腺性男性化

1. 先天性肾上腺增生症：21-羟化酶缺乏可以出现多毛症，实验室检查血皮质醇下降，血 ACTH 升高，17-羟孕酮水平明显上升，肾上腺 CT 可见双侧肾上腺增生。11β-羟化酶缺乏，临床出现女性男性化及肾上腺皮质功能不足表现。女性缺乏 3β-羟脱氢酶，表现轻度男性化，均为常染色体隐性遗传性疾病，可通过肾上腺有关羟化酶的检测及肾上腺影像学检查予以诊断。

2. 肾上腺网状带肿瘤或增生：成年发病者表现为肾上腺性男性化，女性常以多毛为首发症状，男性化明显。

（三）多囊卵巢综合征

1. 以双侧卵巢肿大伴不孕、多毛和肥胖为主要表现，约半数患者可出现多毛。

2. 病理检查示双侧卵巢增大，包膜肥厚，包膜下有许多不成熟的囊状卵泡。

3. 血清 FSH、LH、T 检测，胰岛素释放试验及盆腔 B 超有助于诊断。

（四）卵巢肿瘤

1. 部分卵巢肿瘤能产生雄激素，可出现多毛。

2. 临床表现为闭经，卵巢影像学检查可证实。

（五）高催乳素血症

催乳素与多毛之间的关系尚不清楚，20% ~ 30% 的高催乳素血症患者伴有多毛现象。

（六）肢端肥大症

部分女性肢端肥大症患者除肢端、口鼻增大外，还可出现多毛症。

（七）特发性多毛症

除月经紊乱外，不伴有卵巢和肾上腺等内分泌疾病的多毛症称为特发性多毛症。其每日睾酮产生量增加，性激素结合球蛋白水平下降，游离雄激素水平增高，原因不明。

【毛发脱落】

毛发脱落指除了皮肤毛发的疾病外，因内分泌代谢系统疾病所导致的毛发脱落。

（一）腺垂体功能减退症

毛发的脱落，阴、腋毛的缺如和减少是本病的重要体征，有时出现眉毛稀疏，如眉毛中断无眉梢，其中以席恩综合征多见，缺乏乳汁分泌为产后的首发症状，如不加以治疗，可出现毛发脱落、全身无力、形体消瘦、面容苍白、憔悴等症状和体征，与垂体坏死程度平行。

（二）甲状腺功能减退症

甲状腺功能减退症主要包括桥本病和医源性甲状腺功能减退。患者毛发稀少、干燥、无光泽、易断，皮肤粗糙、增厚，多因真皮黏多糖积聚及细胞代谢减低所致。甲状腺功能减退症者有代谢减低，怕冷、懒散、心率缓慢、黏液性水肿等特殊症状和体征，可做鉴别诊断。

（三）原发性肾上腺皮质功能减退症

本症的特征是消瘦无力、皮肤色素沉着，常有阴毛及腋毛减少和脱落、低血糖、低血钠、高血钾、低血压、脉压小，以及血和尿中的皮质醇水平降低和血 ACTH 水平升高。

（四）甲状旁腺功能减退症

长期低钙血症可使外胚层组织器官发生营养性损害。如病情重者可出现皮肤干燥、脱屑、毛发稀疏，阴、腋毛也可脱落，甚至眉毛缺如，本症常见症状是低血钙性抽搐。

（五）脂溢性脱发

头皮脂溢性脱发为常见病变，常有秃顶或发际上移，但无阴腋毛脱落等性功能低下症状。

（周新荣）

四、内分泌性昏迷

内分泌性昏迷是内科急诊之一，需与各科疾病导致的昏迷加以鉴别。常见的内分泌性昏迷如下：

（一）糖尿病酮症酸中毒

1. 见于 1 型糖尿病或 2 型糖尿病的重症。

2. 胰岛素分泌不足，在诱因影响下，糖、脂肪代谢更加紊乱，促使发生酮症。严重时出现酸中毒。

3. 在治疗不及时或治疗不当时，酮症酸中毒继续恶化，血压下降，出现休克和昏迷。

4. 部分患者在治疗过程中可因血糖下降过快、补碱过多而导致脑缺氧、脑水肿而再次昏迷。

（二）糖尿病高渗性昏迷

1. 多见于老年人，常有感染、呕吐、腹泻等诱因，有或无糖尿病史。

2. 诱因促发其糖尿病病情加重，如严重脱水，可出现低血压、震颤、惊厥、脑血管意外的偏瘫、癫痫等神经症状。

3. 无酮症或有轻度酮症。

4. 血糖严重升高,尿糖呈强阳性,血、尿渗透压升高,致使意识进行性丧失。

(三) 糖尿病乳酸性酸中毒昏迷

1. 糖尿病患者因肝、肾功能失代偿,心力衰竭,或服用苯乙双胍等药物,饮酒,出现体内乳酸堆积,临床表现为酸中毒症状。

2. 如不及时纠正上述酸中毒症状,病情进一步加重可致昏迷。

3. 血乳酸显著升高,乳酸与丙酮酸比值>30(正常<10)。

(四) 低血糖昏迷

1. 低血糖可分空腹型和餐后型,餐后型多见于功能性疾病,空腹型多为器质性疾病,如胰岛细胞瘤。

2. 2 型糖尿病早期用降糖药物或胰岛素过量时可出现低血糖反应。患者过度活动也可引发低血糖。

3. 低血糖三联征为:①出现低血糖所致的临床表现,包括交感神经症状和脑功能障碍,如心悸、冷汗、软弱无力、头晕、嗜睡、意识障碍等。②血糖低于 2. 8mmol/L。③给予葡萄糖溶液补充后低血糖症状可迅速缓解,但如果诊断延迟和措施不当时低血糖持续时间太长,可因严重的脑损害昏迷而难以恢复。

(五) 垂体危象

1. 腺垂体功能减退患者在应激诱发下出现危象。

2. 症状根据各靶腺激素缺乏程度而不同,可分低温型、低血糖型、低血压循环衰竭型、水中毒型等,有时呈混合型。

3. 垂体危象多见于希恩综合征(腺垂体功能减退)。

(六) 甲状腺功能减退症危象(甲减危象)

1. 见于严重的甲状腺功能减退症在没有恰当的治疗时,应激会促使其症状加重。

2. 甲状腺功能急剧低下,出现低体温、黏液水肿和脑神经症状(如意识模糊、嗜睡),以致昏迷。

3. 患者病史中有甲状腺手术史、放射性核素碘治疗史、慢性淋巴细胞性甲状腺炎等病史可协助诊断。

（七）甲状腺功能亢进症危象（甲状腺危象）

1. 有甲亢史，在应激、手术等诱因作用下，甲亢症状加重，出现高热（39℃）、严重失水、脉率超过140次/分、心律失常、大汗淋漓、恶心/呕吐，以上病情继续恶化，可出现意识变化、烦躁、嗜睡、木僵、抽搐，严重时出现昏迷。

2. 淡漠型甲亢危象除出现淡漠、木僵等意识改变外，还有低体温、低脉压、慢心率，并陷入昏迷。

（八）慢性肾上腺皮质功能减退危象（肾上腺危象）

1. 见于原发性慢性肾上腺皮质功能减退（Addison病）、肾上腺手术后或未补充外源性皮质激素者，长期大量应用肾上腺皮质激素的患者骤然停药，在应激诱因下肾上腺皮质激素严重缺乏时出现危象。

2. 临床表现为高度乏力、恶心、厌食、腹泻、高热、严重脱水以致脉搏细弱、脉压小、循环衰竭、嗜睡、昏迷，临床可分为低血压型、低血糖型、低钠型或混合型。

（九）甲状旁腺功能亢进症危象（甲旁亢危象）

1. 多见于伴有严重高钙血症的甲旁亢患者。另外，在高热、脱水、创伤等应激或过度挤压甲状腺区时可能发生高血钙危象。

2. 表现为顽固性恶心、呕吐、嗜睡、烦躁甚至昏迷。可因严重高血钙、循环衰竭、心律失常、肾功能衰竭而致命。

（袁 刚）

五、高血压和低血压

【高血压】

高血压是指体循环动脉收缩压和（或）舒张压的持续升高，目前我国采用国际统一标准，即收缩压≥18.6kPa（140mmHg）和（或）舒张压≥12.0kPa（90mmHg）即诊断为高血压。

继发性高血压指由某些疾病所引起的高血压，占所有高血压患者的1%～10%。内分泌性高血压以青中年多见。

内分泌性高血压见于以下几种疾病。

（一）嗜铬细胞瘤

1. 出现阵发性或持续高血压：阵发性高血压其血压明显增高，出现剧烈头痛、心悸、出汗、面色苍白、恶心、无力等症状，持续数分钟至数天。非发作期血压可正常，持续高血压患者可有阵发性加剧，亦可出现高血压和低血压交替现象。

2. 血中儿茶酚胺及其代谢产物升高：尤其是血浆游离3-O-甲基肾上腺素（变肾上腺素）水平升高并可用可乐定抑制试验来协助诊断，用影像检查肾上腺做定位诊断，异位肿瘤可采用^{131}I标记的间碘苄胍扫描。

（二）原发性醛固醇增多症

1. 高血压和低血钾（严重时发生软瘫）为本症的特征。

2. 长期低血钾导致肾小管损害可致夜尿增多。

3. 实验室检查为血醛固酮增加、肾素水平降低、二者比值升高（通常>25），低血钾、高尿钾（血钾<3.5mmol/L，尿钾>20mmol/24h）、碱血症和碱性尿。盐水负荷试验阳性。

4. CT或MRI检查可发现肾上腺皮质球状带增生或腺瘤。

（三）假性醛固醇增多症

1. 包括一组因肾素活性抑制而使内源性盐皮质激素分泌异常减低的异质性疾病。肾素活性抑制是由于内源性和外源性盐皮质激素或盐皮质激素样物质的作用或者肾小管上皮细胞钠通道（ENaC）活化性突变，导致钠潴留及体液量增加的结果。

2. 临床表现为高血压、低血钾和代谢性碱中毒，类似醛固酮增多症，但患者血醛固酮和肾素水平降低。

（四）皮质醇增多症

高血压是其症状之一，其典型的向心性肥胖、多血质面貌、红圆脸、紫纹等症状，血和尿游离皮质醇增高且不受小剂量地塞米松抑制是诊断的主要依据。

（五）甲状腺功能亢进症

高血压、脉压大是其症状之一，其典型的甲亢症状、体征及化验结果可以确诊本病。随着甲亢的控制，血压和脉压可恢复正常。

（六）先天性肾上腺增生

1. 由于肾上腺皮质激素合成过程的某种必需酶缺乏导致皮质醇合成不足，继发垂体促肾上腺皮质激素（ACTH）分泌增加，导致雄激素和（或）盐皮质激素（或其前体）分泌异常。

2. 临床表现为不同程度的肾上腺皮质功能减退、性分化异常，部分出现高血压（如11β-羟化酶和17α-羟化酶缺陷）。

（七）肢端肥大症

30%～63%肢端肥大症患者出现高血压。典型的外貌、手脚掌粗大等症状和体征，血生长激素（GH）升高，垂体影像学结果是诊断的主要依据。个别肢端肥大症患者是多发内分泌腺瘤的一部分，可合并嗜铬细胞瘤等其他内分泌肿瘤。

【低血压】

成年人肱动脉收缩压低于12.0kPa（90mmHg）为低血压，当血压为10.7/8kPa（80/60mmHg）时可出现显著症状。

（一）原发性慢性肾上腺皮质功能减退症（Addison病）

低血压是本症的重要症状之一，以低钠、低血容量、低血压、晕厥作为主诉就诊者多见，尤其在早期，轻症患者的色素沉着不显著、不典型时容易漏诊。典型患者可以通过临床表现，血、尿皮质醇检查及ACTH兴奋试验协助诊断。肾上腺钙化、萎缩等可通过影像学检查确诊。

（二）腺垂体功能减退症

低血压是其症状之一，由于促肾上腺皮质激素水平低下，其靶腺肾上腺皮质激素分泌量也减少，由于ACTH减少，促黑素细胞激素（MSH）亦减少，故患者除无色素沉着外，其他症状与Addison病一样。患者可因甲状腺激素缺乏而贫血，出现脸色苍白，并有眼睑、皮肤黏液性水肿。

（三）嗜铬细胞瘤

嗜铬细胞瘤以阵发性高血压或持续性高血压阵发性加重

为特征。但本症可发生直立性低血压,高血压、低血压交替出现,其原因:①大量儿茶酚胺导致严重心律失常。②大量儿茶酚胺引起周围血管强烈收缩,导致血容量减少。③肿瘤骤然出血、坏死后停止释放儿茶酚胺。

(四) 黏液性水肿

黏液性水肿患者可出现血压偏低,因甲减使心脏对儿茶酚胺敏感性降低,反应迟钝,甲减性心脏病使心动过缓,但亦有因动脉硬化导致外周阻力增大而使舒张压升高者。

(袁　刚)

六、食亢和少食

食亢和少食是临床比较常见的食量异常,为多种内科疾病的外在表现。

【食亢】

食亢(polyphagia)也称多食,指食量异常增多或因善饥而频繁进食。临床上多食主要见于以下几种疾病:

1. 糖尿病:由于胰岛素分泌绝对或相对不足,葡萄糖不能有效地被组织氧化利用,出现高血糖,血糖从尿中排出,组织呈饥饿状态,因而出现多食易饥。

2. 胰岛细胞瘤:肿瘤自主分泌大量胰岛素入血导致反复发作性低血糖,低血糖时摄食中枢受刺激而引起饥饿感,频繁进食以缓解症状。久病者常因保护性频繁进食而出现肥胖。

3. 甲亢:过量的甲状腺激素使三大营养物质代谢亢进,分解加速,而出现易饥多食、形体消瘦、心慌多汗、兴奋激动等典型症状。实验室检查可发现甲状腺激素水平增高。

4. 巨人症和肢端肥大症:垂体生长激素分泌增多,引起多食、血糖增高。早期患者食量超过常人,生长发育快,晚期可由于肿瘤生长迅速,易发生出血、梗死或坏死而出现垂体功能低下综合征。

5. 库欣综合征:由于血循环皮质醇增多,患者可表现为多食及糖代谢异常。但患者往往有明显的库欣面容、向心性肥胖、皮肤紫纹等库欣表现。

6. 下丘脑疾病:下丘脑病变累及腹外侧的"摄食中枢"可出现多食,但患者往往伴有睡眠异常、体温调节异常等表现。

7. 嗜铬细胞瘤:嗜铬细胞瘤患者可由于儿茶酚胺的过量分泌,基础代谢率增高,出现多食,但多伴有阵发性高血压及头痛、心悸、多汗三联征。发作时测血儿茶酚胺、尿变肾上腺素、尿 VMA 增高可确诊。

8. 一些遗传综合征:如 Prader-Willi 综合征等。此类患者除多食外,多伴有发育障碍、智力低下、肥胖等。

9. 神经性贪食:为一种神经内分泌疾病,以暴食为主导的进食障碍。患者的摄食欲望或行为常呈发作型,一旦产生了进食欲望便难以克制和抵抗,每次进食量都较大;患者常担心自己的体型和体重,故常常在进食后自行催吐,也有服用泻药或增加运动量等来消除暴食后引起的发胖;上述的暴食现象每周至少发作 2 次,且至少已连续出现 3 个月以上。

【少食】

少食指因病变累及摄食中枢或内分泌腺体功能低下,致食欲下降,食量减少或厌食。

1. 下丘脑病变:下丘脑病变累及腹内侧核的饱食中枢,出现食欲减退甚至厌食消瘦。

2. 甲状腺功能减退症:由于甲状腺素分泌不足,表现为厌食、腹胀、便秘等症。多有甲减的典型临床表现,甲状腺功能检查可确诊。

3. 淡漠型甲亢:部分老年甲亢患者可表现为食欲减退、极度消瘦,甲状腺功能检查可确诊。

4. 肾上腺皮质功能减退症:食欲减退为该病的早期表现,重者可出现恶心/呕吐、腹胀腹痛等症。多伴有淡漠、皮肤色素沉着,实验室检查可发现低钠血症,血皮质醇检查可确诊。

5. 腺垂体功能减退症:进食改变同肾上腺皮质功能减退症,但无色素沉着,同时伴有甲状腺、性腺功能低下表现。实验室检查及垂体影像学检查可确诊。

6. 神经性厌食:是一种主要影响青年女性进食的慢性精神心理性神经内分泌疾病,起病多与特殊的家庭、精神心理变态、挫折及特殊的文化背景有关,是生理、心理、社会等因素综合影响的结果。临床上主要表现为用自愿禁食、引吐、服用泻药等药物、体育锻炼等方法过度追求减轻体重,甚至在明显消瘦的情况下还认为自己太胖。

(马德琳　余学锋)

七、内分泌性水肿和脱水

【水肿】

人体组织间隙有过多液体积聚称为水肿,由内分泌代谢疾病引起的水肿称为内分泌性水肿。常见的内分泌性水肿有以下几种。

(一) 甲状腺功能减退症

甲状腺功能减退症可出现黏液性水肿,因透明质酸等黏多糖聚积所致,特征性表现为皮肤非凹陷性水肿,常见于眼睑(90%)、颜面(80%)、四肢(55%)。当黏液性水肿浸润口咽部时可出现舌大、吐词不清、声音嘶哑、打鼾等;浸润心肌时可致心肌肥大,严重时可伴有心包、胸腔甚至腹腔等多浆膜腔积液;浸润中枢神经系统时可出现嗜睡、感知能力下降、精神症状等,严重者可出现痴呆、昏迷。

(二) 甲状腺功能亢进症

少数 Graves 病等甲状腺毒症患者可出现局部黏液性水肿,病理改变为真皮内有大量的黏多糖和黏蛋白聚集,胶原增多,结缔组织纤维损害。最常见于小腿胫骨前下段(胫前黏液性水肿),有时伸展至足背部或膝部。

(三) 腺垂体功能减退症

本症是指垂体前叶各种激素分泌不足引起的综合征,常见于产后大出血引起的垂体缺血性梗死。当伴有促甲状腺激素(TSH)分泌不足时可出现继发性甲状腺功能减退症,导致黏液性水肿,其水肿程度一般较原发性甲减者轻,很少引起浆膜腔积液。

(四) 皮质醇增多症

因糖皮质激素分泌增多导致水钠潴留、毛细血管通透性增强,产生水肿。常见于下肢或颜面部轻度凹陷性水肿,也可表现为全身性水肿。

(五) 原发性醛固酮增多症

醛固酮分泌过多引起水钠潴留,继而出现水肿。

(六) 特发性水肿

1. 原因不明的水肿,是一种水、电解质代谢紊乱综合征。

2. 育龄妇女尤以肥胖型多见,与月经无关。

3. 多为凹陷性水肿,晨起时颜面明显,下午下肢水肿明显,水肿与体位有关。

4. 需除外器质性疾病,立-卧位水负荷实验具有诊断意义。

(七) 经前期水肿

月经来潮前 1 ~ 14 天出现水肿、水和电解质代谢紊乱症状。常周期性出现,经前用黄体酮治疗可改善症状。

(八) 更年期综合征

部分绝经前后妇女因甲状腺功能减退、皮肤营养障碍、水和电解质代谢紊乱等可出现水肿。

【脱水】

脱水是一种临床综合征,临床表现主要由失血和血液容量不足引起。

(一) 糖尿病

多饮、多尿尤其是有急性并发症时,脱水是其主要症状之一,脱水程度与病情呈正相关。

(二) 尿崩症

烦渴多尿,补充入量不足时脱水症状明显,为尿崩症的特点。

(三) 慢性肾上腺皮质功能减退症

糖皮质功能低下,排钠增多,出现脱水。

（四）腺垂体功能减退症

促肾上腺皮质激素水平低下，靶腺分泌减少，排钠增多，临床可出现脱水症状。

（马德琳　余学锋）

八、骨痛或全身性慢性骨痛

骨痛（osteodynia）是由临床上各种原因如损伤、感染、肿瘤及代谢性疾病等引起的全身或某一局部骨骼疼痛。

（一）骨质疏松症

骨质疏松症是以骨量低下，骨组织微结构破坏为特征导致骨脆性增加、易致骨折的全身性骨病。早期并无临床症状和体征，到了中晚期则出现疼痛、身高变矮、驼背、骨折甚至呼吸障碍等。

1. 原发性骨质疏松：是指绝经后骨质疏松症和老年性骨质疏松症。

2. 继发性骨质疏松症：是指其他明确的或特殊的疾病引起的骨量丢失，可发生于各年龄阶段。常见的原因有甲状旁腺功能亢进症、皮质激素过多性骨质疏松、甲状腺功能亢进症、甲状腺素替代治疗、慢性疾病（如肝脏疾病、慢性肾病、类风湿关节炎以及胃肠吸收障碍等）、恶性肿瘤（骨转移及骨髓瘤），以及特发性青少年型骨质疏松症与成骨不全。

（二）骨软化症

骨软化症是以新形成的骨骺及软骨矿化障碍为特征的一种代谢性骨病，由营养缺乏尤其是维生素D和钙的缺乏所致，也可由肾功能不全、肿瘤、药物等疾病和因素引起。早期症状不明显，疼痛开始于负重部位（下肢和腰骶部），发展到骨盆、脊柱、胸廓和肋骨等，在几个月到几年内逐渐加重，由间歇性变为持续性。

（三）纤维性骨营养不良症

纤维性骨营养不良症即McCune-Albright综合征，主要的临床表现为骨痛、多发性骨纤维结构不良、牛奶咖啡样或巧克力样色素沉着和性早熟或其他内分泌功能异常。

（四）肾性骨营养不良

慢性肾功能衰竭患者一系列代谢和内分泌异常所致的肾性骨病。

（马德琳　余学锋）

九、月经稀发和闭经

【月经稀发】

月经稀发是指月经周期后延，超过 35 天以上者。

1. 发生于有排卵性月经周期，多因甲状腺功能不足、新陈代谢过低、卵泡发育成熟时间延长、而致卵巢不能按时排卵。

2. 发生于无排卵性月经周期中，多因下丘脑-垂体-卵巢轴的功能失调、排卵功能受到抑制、卵泡发育不良，而出现周期延后的无排卵性月经。

【闭经】

原发性闭经，指年满 16 岁已出现女性第二性征而月经尚未来潮或年满 14 岁仍未出现女性第二性征者。继发性闭经指曾有自发月经来潮，现停止行经 3 个月以上者。

1. 低促性腺激素，低性腺功能（下丘脑型）：常见的原因有发育延迟、无嗅觉综合征、神经性厌食症、运动性闭经、肿瘤、弗勒赫利希综合征（肥胖生殖无能综合征）、药物性抑制（抗精神忧郁症药物、口服避孕药）等。

2. 低促性腺激素，低性腺功能（垂体型）：主要是垂体功能遭到破坏造成促性腺激素合成分泌低下，卵泡发育不成熟，但下丘脑的 GnRH 释放是正常的。可见于希恩综合征、单一性促性腺激素缺乏症、垂体生长激素缺乏症、垂体肿瘤。

3. 高促性腺激素，低性腺功能（卵巢型）：卵巢功能低下，合成与分泌雌、孕激素量不足以对下丘脑、垂体产生正、负反馈，故出现促性腺激素分泌亢进。如 Turner 综合征、卵巢早衰等。

4. LH、FSH 比例异常：常见于多囊卵巢综合征，LH/FSH ≥2，卵巢包膜增厚，多个 8～10mm 大小的卵泡积聚。

5. 雄激素分泌异常：可造成月经失调、闭经、多毛、男性化等，常出现在多囊卵巢综合征、多毛症、先天性肾上腺皮质增生症（CAH）、雄激素缺乏症和雄激素不敏感综合征。

6. 高催乳素分泌：催乳素（PRL）由垂体分泌，正常情况下受下丘脑多巴胺的抑制，在 25ng/ml 以下，故无乳汁分泌。血 PRL 升高可引起闭经和泌乳。可见于特发性高催乳素血症、垂体催乳细胞瘤、原发性甲状腺功能低下及空蝶鞍。

（马德琳　余学锋）

十、性幼稚和性早熟

【性幼稚】

性幼稚，即性发育延迟，指女孩 13～13.5 岁未出现乳腺发育，15 岁无阴毛生长，18 岁未见月经初潮；男孩到 14 岁时睾丸容积<4ml。

（一）特发性青春发育延迟

主要原因是下丘脑促性腺激素释放激素（GnRH）脉冲发生器激活延迟，导致进入青春期不能产生足够的促性腺激素（FSH、LH）促使性腺发育和第二性征的产生。

（二）低促性腺激素性性功能低下

由于下丘脑或垂体分泌 GnRH、FSH、LH 减少或缺乏，导致促性腺激素性性功能减退。可见于中枢神经系统疾病（如下丘脑、垂体肿瘤，Langerhan 组织细胞增多症，中枢神经系统感染、创伤、血管异常等）、孤立性促性腺激素缺乏（如 Kall-mann 综合征、先天性肾上腺发育不良、孤立性 LH 缺乏、孤立性 FSH 缺乏等）、家族性多种垂体激素缺乏症以及其他疾病（如 Prader-Willi 综合征、Laurence-Moon-Biedl 综合征、功能性促性腺激素缺乏等）。

（三）高促性腺激素性性功能低下

1. Klinefelter 综合征：又称精曲小管发育不全症，染色体核型特征最常见的为47,XXY。表现为乳房女性化,小睾丸,LH、FSH 升高,睾酮水平降低,E_2 可升高。

2. Turner 综合征:又称先天性卵巢发育不全综合征,染色体核型最常见的为45,X。表现为体形矮小,颈蹼,肘外翻和性幼稚,E_2 水平低,FSH、LH 明显升高。

【性早熟】

性早熟(precocious puberty)主要是指女童在8岁前,男童在9岁前出现第二性征发育,体内性甾体激素超过青春期前水平,并作用于其敏感的靶器官和靶组织。

（一）中枢性性早熟(GnRH 依赖性性早熟)

1. 中枢性性早熟(central precocious puberty,CPP):按照病因可分为特发性和器质性。特发性 CPP 指未能发现原发病变的 CPP,垂体可出现轻度增大或饱满。器质性 CPP 病变多位于下丘脑后部、松果体、正中隆突和第三脑室底部,常见于肿瘤、先天发育畸形以及颅脑损伤等。

2. 典型的临床表现:乳房发育(女),睾丸增大(男),伴(或不伴)阴毛出现;生长加速;出现痤疮,皮肤、毛发油脂分泌增多;情绪变化。

3. 男孩血睾酮增加,女孩血雌二醇变异大,GnRH 激发后 LH 峰值达青春期水平;骨龄超前;B 超示子宫、卵巢发育。

（二）外周性性早熟(非 GnRH 依赖性性早熟)

1. 外周性性早熟:是由于某些原因引起体内甾体激素水平升高,造成第二性征过早发育,常见病因有 McCune-Albright 综合征(女)、家族性男性性早熟(男)、卵巢肿瘤(女)、睾丸细胞瘤(男)、先天性肾上腺皮质功能增生症等。

2. 性征发育表现多样,其顺序有别于正常青春期,如男孩阴茎增大而睾丸未发育。

3. 血睾酮或 E_2 明显增高,LH 峰值低于青春期水平;骨龄超前,B 超示子宫发育。

（马德琳　余学锋）

第二章　下丘脑和垂体疾病

一、垂体腺瘤

垂体腺瘤(pituitary adenoma)是垂体肿瘤中最常见的类型。垂体腺瘤是指起源于腺垂体细胞的良性肿瘤。在总人群中发生率为10%~15%。泌乳素(PRL)瘤是最常见类型,占原发性垂体肿瘤的60%,生长激素(GH)瘤占20%,促肾上腺皮质激素(ACTH)瘤占10%;而促甲状腺激素(TSH)瘤、促性腺激素瘤以及分泌垂体激素α亚单位的腺瘤(简称α亚单位腺瘤)则少见。在所有的垂体肿瘤中,无功能性肿瘤占10%,实际上可能是促性腺激素瘤或分泌垂体激素α亚单位的腺瘤。

【分类】

垂体微腺瘤(microadenoma)指直径<1cm,无鞍区扩大或鞍外扩展,伴有激素的高分泌水平;无其他垂体激素功能低下,临床治疗预后好。垂体大腺瘤(macroadenoma)指直径>1cm,伴有鞍区扩大,还可伴有其他垂体功能低下和视力下降。直径为1~2cm的鞍内生长腺瘤治疗效果好,但更大的肿瘤,尤其是鞍上生长、鞍旁扩展的肿瘤,治疗较困难。

目前一般按细胞来源及分泌功能将垂体腺瘤分为以下几类:

(1) 催乳素瘤(prolactinoma)。

(2) 生长激素瘤:肢端肥大症和巨人症(acromegaly and gigantism)。

(3) ACTH分泌垂体腺瘤:Cushing病(Cushing disease)。

(4) 促甲状腺激素瘤(thyrotropin-secreting pituitary adenomas)。

(5) 促性腺激素瘤(gonadotropin-secreting pituitary adenomas)。

(6) α亚单位垂体腺瘤(α subunit-secreting pituitary adenomas)。

(7) 无功能性垂体腺瘤(nonfunction pituitary adenomas)。

另外,有些患者在行影像学检查(高分辨 CT 和 MRI)时偶然发现垂体有占位,而患者无任何临床症状,此种垂体瘤称为垂体意外瘤(pituitary incidentalomas),具体内容参见相关章节。

【临床表现】

垂体腺瘤肿瘤一般生长缓慢,起病潜隐。垂体腺瘤的临床表现取决于肿瘤是否有功能性,肿瘤是否有局部压迫/侵犯或者出血。

1. 内分泌异常症候群:绝大多数临床显性垂体腺瘤都有分泌功能,分泌一种或几种激素,产生过多激素,称为高分泌综合征(hypersecretory syndrome)。肿瘤的体积不断增大,压迫正常垂体组织和(或)邻近脑组织而产生相应的症状,称为占位效应。较大的垂体腺瘤压迫正常垂体组织可引起垂体功能减退。肿瘤占位效应引起的垂体功能减退及促性腺激素不足引起的继发性性腺功能减退症状出现最早,也最常见;其次为 TSH 不足引起的继发性甲状腺功能减退;ACTH 不足引起的继发性肾上腺皮质功能减退症状一般较轻,且较少见。

2. 肿瘤压迫、侵蚀垂体周围组织引起的症候群

(1) 头痛和颅压增高症状:头痛是垂体腺瘤的常见症状,多为持续性头痛,可间歇性加重,一般呈胀痛。头痛部位多在额部、颞部、眶后或鼻根部。如鞍膈孔较大,肿瘤易于生长到鞍膈以上,则头痛可不显著。如果肿瘤向上生长侵入下丘脑、第三脑室时可引起颅内压升高,此时患者常有剧烈头痛并伴呕吐,眼底检查可见视神经盘水肿。

(2) 神经眼科表现:肿瘤压迫视神经或视交叉可以造成,①视力改变:两颞侧偏盲为最常见的视野改变,视野缺损的发展一般是对称的,此外,患者还可出现暗点型视野缺损及同向偏盲;②眼运动功能障碍:眼运动功能障碍较视力改变少见,动眼神经最易受累。

(3) 其他表现:垂体腺瘤向鞍上生长可影响下丘脑的功能,产生下丘脑综合征。

【诊断和鉴别诊断】

主要包括：

(1) 临床表现。

(2) 垂体激素分泌过量的临床表现及激素种类，必要时行功能检查。

(3) 垂体激素分泌下降的表现及种类，必要时行功能检查。

(4) 肿瘤局部压迫的表现，视野的检查。

(5) 肿瘤的影像学检查。

【治疗】

治疗总则：包括手术治疗、药物治疗和放射治疗。

(一) 手术治疗

适用于：

(1) 有功能腺瘤：如 GH-腺瘤、TSH-腺瘤、ACTH-腺瘤和无功能性大腺瘤。

(2) 出现进行性的局部压迫和抑制相关激素分泌的症状，包括视力损伤、垂体功能低下及其他中枢神经功能异常。

(3) 发生出血，尤其是突发的视野异常。

(4) 采用药物治疗不耐受或对药物有抵抗。

一般采用显微镜或内镜进行经蝶鞍微创手术(trans-sphenoidal surgery, TSS)。经额切除术仅针对少数鞍上扩展的垂体腺瘤。TSS 可进行选择性腺瘤切除，保留正常垂体组织，微腺瘤手术的有效率接近 90%。手术并发症包括：①术后出血、脑脊液漏、脑膜炎和视力损伤，其发生率<5%，多见于大腺瘤患者。②一过性尿崩症，通常持续几天至 2 周，发生率 15%，永久性尿崩症少见。经蝶鞍手术后 5～14 天发生一过性 SIADH，发生率 10%。③手术性垂体功能低下在微腺瘤手术中很少发生，在大腺瘤手术中发生率为 5%～10%。术中可使用应激剂量的糖皮质激素。术后监测体重、出入量、水和电解质，观察有无尿崩症。中等程度的尿崩症通过口服补液治疗，更严重的情况如尿量>5L/24h，给予 ADH 或 DDAVP。SIADH 时应采用限水治疗，更严重时要补充高渗盐液体(详见第二章 抗利尿激素分泌失调综合征)。

（二）放射治疗

仅限用于手术未能完全切除的大腺瘤,或药物治疗无效的患者。

1. 传统放疗:常规方法是总剂量 4000～5000cGy,每日剂量为 180～200cGy,放疗后起效慢,可能需要 5～10 年才能达到完全疗效。在肢端肥大症中最终有效率为 80%,Cushing 病的有效率为 55%～60%。不良反应:垂体功能低下较为常见,随着放疗时间的延长,发生率逐年增加,5～10 年后发生率为 50%～60%。后期少见的并发症有视神经和视交叉的损伤、癫痫和脑组织放射性坏死。

2. 伽马刀:采用 Co-60γ 射线,缓解率为 43%～78%。需要评估肿瘤与视交叉的距离,防止出现放射性损伤。多次治疗后患者出现视觉及第Ⅲ、Ⅳ、Ⅵ对脑神经损害的风险增加。

3. 质子束立体定向放疗:经验有限。

（三）药物治疗

多巴胺激动药溴隐亭抑制 PRL 分泌和肿瘤的生长;生长抑素类药物治疗肢端肥大症和某些 TSH 瘤。具体内容见相关章节。

（林　梅　余学锋　张木勋）

二、高泌乳素血症和泌乳素瘤

高泌乳素血症是指血清泌乳素(PRL)水平增高,引起临床上以性腺功能低下和泌乳表现为主的综合征。其病因可归纳为生理性、病理性、药物性和特发性 4 类,其中药物性所致的高泌乳素一定要通过详细的病史询问来确定相关药物(表 2-1)。其中,泌乳素瘤是引起高 PRL 血症最常见的病因。

表 2-1 高 PRL 血症的原因

生理性
妊娠、应激、刺激乳房、性生活(女性)、睡眠、进食、运动等
下丘脑疾病
肿瘤(转移瘤、颅咽管瘤、胶质瘤、囊肿、错构瘤等)、浸润性疾病(结核、组织细胞病 X、结节病、肉芽肿等)、颅脑照射
垂体疾病
PRL 瘤(微腺瘤和大腺瘤)、肢端肥大症、促性腺激素瘤、ACTH 瘤、无功能垂体腺瘤、垂体柄断裂、空泡蝶鞍、其他肿瘤(转移瘤、脑膜瘤等)、浸润性病变(结核、结节病等)
药物性
多巴胺受体阻断药(酚噻嗪类、丁酰苯类、甲氧氯普胺等)、单胺耗竭剂(利血平)、单胺合成抑制剂(α-甲基多巴)、单胺摄取抑制剂(三环类抗抑郁药)、雌激素、阿片类、H_2 受体阻断剂
其他
原发性甲减、肝硬化、终末期肾衰、胸壁和乳房疾病、异位 PRL 分泌、特发性高 PRL 血症

PRL 瘤绝大多数为良性。根据肿瘤的大小,PRL 腺瘤分为微腺瘤(直径≤10mm)和大腺瘤(直径>10mm)。90% 以上的 PRL 腺瘤为小的鞍内肿瘤,偶尔有侵袭。PRL 瘤的发生机制不清,可能与基因突变有关。PRL 腺瘤的临床表现主要为高泌乳素血症,PRL 刺激泌乳同时继发影响性腺功能,导致各种形式的原发性(儿童)和继发性闭经。

较大的肿瘤压迫垂体细胞或下丘脑垂体柄引起垂体功能低下。神经系统表现常见于大腺瘤或巨大腺瘤,表现为占位效应和视交叉受压。神经系统症状包括头痛、视力损害。PRL 腺瘤导致全盲是非常罕见的,可见于垂体腺瘤脑卒中发作的患者。

【临床表现】

1. 性腺功能减退:高 PRL 血症最突出的表现为性腺功能

减退。女性患者有性欲降低、性感缺失。育龄妇女主要表现为月经减少甚至闭经,但也可表现为月经过多或月经正常伴不育。男性患者常表现为性欲减退、阳痿,严重者可出现体毛脱落、睾丸萎缩、精子减少甚至无精症。如果发生在儿童期,出现青春期延迟,女孩为原发性闭经,男孩同成年人表现。

2. 溢乳:是另一常见症状,见于 30% ~ 80% 的女性患者。自发性溢乳不多见,一般需挤压乳房乳头方可见乳汁流出,可为双侧或单侧。绝经后妇女可以没有上表现,仅表现为头痛或视野缺损。但在绝经后给予常规雌激素替代治疗后可出现泌乳。男性患者不到 1/3 的病例出现少量的挤压性溢乳。

3. 相关的原发病症状与体征:垂体 PRL 瘤引起者,除上述表现外还有肿瘤的占位效应及肿瘤侵及邻近脑组织所产生的一系列表现,如头痛、视野缺损。

【实验和影像检查】

1. 血清 PRL 测定:正常值女性为 21.2 ~ 530mU/L,男性 21.2 ~ 424mU/L。避免过度静脉穿刺,理想的情况是醒后或饭后 1 小时测试。如首次的 PRL 值不具有诊断价值(高于正常值,但达不到明确提示 PRL 瘤的水平),应改天再测。因 PRL 为脉冲式分泌,为避免峰值出现对结果的影响,可在同一天连续采 3 次血,每次间隔 20 分钟,取其平均值。女性患者诊断前要行妊娠试验排除妊娠相关的高泌乳素血症。通常血清 PRL 水平与肿瘤大小是相关的,根据 PRL 水平可初步判断,PRL <424mU/L,排除高 PRL 血症;PRL 为 424 ~ 2120mU/L,可能是生理性、药物性,也可能是泌乳素微腺瘤;PRL 为 2120 ~ 4240mU/L,多半是 PRL 瘤;PRL>4240mU/L,通常可诊断为 PRL 腺瘤;PRL >5300mU/L,多半是大腺瘤。但仍要根据具体情况来判断。

2. 垂体 MRI 检查:对诊断具有重要意义,此检查可显示肿瘤的位置、大小、有无囊变、肿瘤对邻近脑组织的侵袭情况。

【诊断依据】

1. 症状常是本症的线索,患者往往有典型的溢乳与性腺功能减退症状。具体的 PRL 瘤诊断流程见图 2-1。

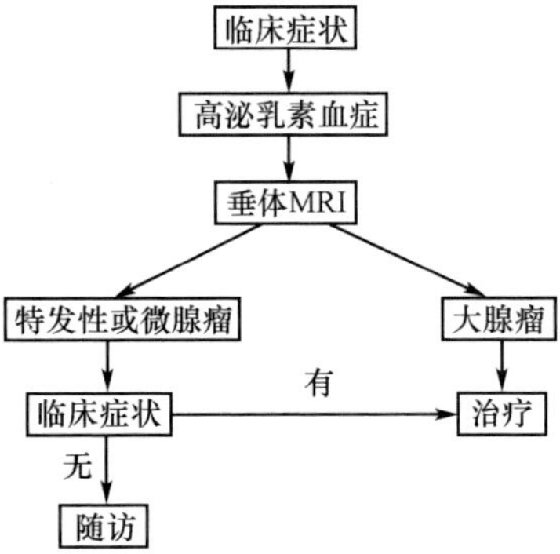

图 2-1 PRL 瘤诊断流程图

排除药物和检测技术缺陷引起的高泌素血症

2. 有着持续增高的血清 PRL；如有可疑药物，在病情允许的情况下，至少停药 72 小时后再次测 PRL。在判断高 PRL 血症时还需要注意：巨 PRL 血症和 Hook 效应（Hook effect），前者指的是血液中 PRL 有三种不同分子质量：23kDa 的单体 PRL（monometric PRL）、45 ~ 60kDa 大 PRL（big PRL）、大大 PRL（big-big PRL，Macroprolactin，MP），正常人血清中单体 PRL 占 85%~95%，MP 仅占 1%。如果机体 MP 清除率降低可导致 MP 过高，常规检测方法会出现假性的 PRL 水平显著增高，但是患者并无相关的临床症状，MRI 检查结果也不符合垂体瘤的改变；在此情况下可再做聚乙二醇沉淀试验，测定 PRL 水平，巨 PRL 血症患者的血清 PRL 的水平会明显地下降。Hook 效应指的是血中 PRL 过高，而捕获抗体不足所造成结果假阴性，出现临床症状典型、MRI 显示大腺瘤时血 PRL 水平仅为轻度或中等度增加，可将标本稀释后再测定。

3. 病因诊断：在确诊高 PRL 血症时，需行相关检查进一步明确引起高 PRL 血症的病因。其他检查包括常规生化（肝、肾功能）、妊娠试验、TSH 等，可以了解有无其他原因引起的高泌乳素血症。

4. 垂体影像：在排除妊娠等引起的高泌乳素血症的潜在继

发因素后,应行垂体的增强 MRI。有 MRI 禁忌者行增强 CT 扫描。注意 10% 的正常人群中有垂体微腺瘤;即便垂体 MRI 正常也不能完全排除微腺瘤;一旦是大腺瘤,一定要做视野测定。

5. 有高 PRL 血症和垂体腺瘤仍不能明确提示存在 PRL 腺瘤者,可以通过药物(多巴胺激动剂)治疗几个月连续评价血清 PRL 和肿瘤大小,从而获得经验性诊断。三种结果判断:血 PRL 下降和腺瘤大小较基线减小 75% 以上,支持 PRL 诊断;血 PRL 下降至正常和腺瘤大小较基线无变化或变化不大,提示有垂体腺瘤,但不是 PRL 腺瘤;血 PRL 和腺瘤大小没有变化,提示可能是抵抗性 PRL 腺瘤。

【治疗原则与方法】

非 PRL 瘤引起的高 PRL 血症的治疗关键在于消除病因,如病因难以根除,多巴胺激动剂可改善或消除高 PRL 血症。PRL 大腺瘤和大部分 PRL 微腺瘤患者均需治疗。对 PRL 微腺瘤治疗的目的是通过将 PRL 水平降至正常使泌乳停止并恢复性功能的正常。治疗的适应证包括不孕;肿瘤引起的神经症状(尤其是视力缺失);泌乳;长期性腺功能低下;青春期发育改变;预防妇女由于性功能低下引起的骨质疏松。PRL 腺瘤的治疗流程见图 2-2。

1. 药物治疗:PRL 瘤的内科治疗在所有垂体腺瘤中是最成功的。多巴胺受体激动剂不仅可有效地控制高 PRL 血症,而且能使瘤体缩小,并消除视神经压迫症状。因此,以多巴胺受体激动剂为代表的内科治疗现已成为 PRL 瘤的首选治疗方法。用于治疗 PRL 瘤的多巴胺受体激动剂有溴隐亭和卡麦角林。较多临床试验对比这 2 种药物,卡麦角林在有效性、安全性和耐受性分泌均优于溴隐亭。

溴隐亭(2.5mg/片)起始剂量一般为 0.625～1.25mg/d,每周增加 1.25mg,直至 2.5mg,每天 2～3 次。不良反应主要有恶心和直立性低血压。逐渐加量和餐后服药可以减少不良反应。对溴隐亭不敏感者可改用卡麦角林。

卡麦角林(0.5mg/片)0.25～0.5mg/次,每周 1～2 次,每月调整剂量,直至血 PRL 正常。通常周剂量<3mg。

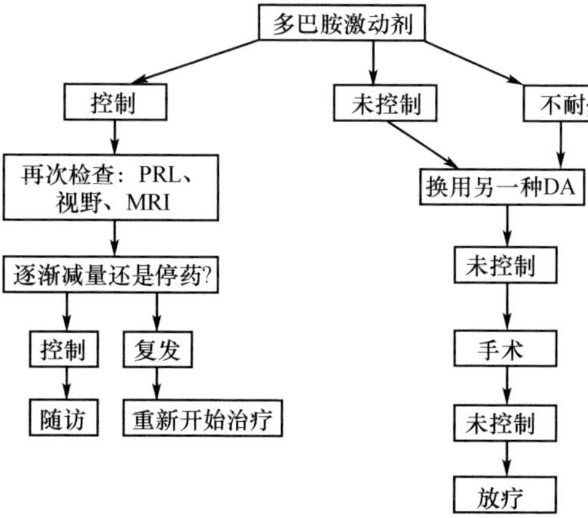

图 2-2　PRL 腺瘤的治疗流程

药物治疗至少 1 年，有的患者在药物治疗几年后可以达到长期缓解。近年研究对 MRI 未见肿瘤、药物能长期控制 PRL 在正常水平的患者可停用多巴胺受体激动剂。

2. 手术治疗：PRL 瘤的手术对象主要是多巴胺激动剂治疗失败的患者；大腺瘤伴有神经系统症状；囊性大腺瘤伴有神经系统压迫症状；不能耐受多巴胺受体激动剂的患者。PRL 微腺瘤在经蝶显微手术后有 60%～90% 血 PRL 水平可降至正常，但大腺瘤的疗效较差。一般来说，肿瘤越大，术前 PRL 水平越高，则手术效果越差。

3. 放射治疗：很少对 PRL 瘤行放疗。仅用于多巴胺激动剂抵抗且有手术禁忌证者，或罕见的恶性泌乳素瘤。严重的不良反应有垂体功能减退、视神经损伤、增加脑卒中和脑肿瘤的风险。

4. 治疗后随访：包括血 PRL 水平、初诊断时视野缺损者必须定期视野测定和行垂体 MRI 监测。

（林　梅　张木勋　余学锋）

三、巨人症和肢端肥大症

巨人症(gigantism)和肢端肥大症(acromegaly)系腺垂体生长激素(GH)细胞腺瘤或增生,分泌过多GH,引起软组织、骨骼及内脏的增生肥大及内分泌代谢紊乱。青少年因骨骺未闭合形成巨人症,青春期后骨骺已闭合则形成肢端肥大症。

【临床表现】

典型症状和体征有肢体粗大(86%)、下颌骨增大(74%)、出汗过多(48%)、关节痛(46%)、心肌病、腕管综合征、睡眠呼吸暂停综合征、骨关节病、糖尿病、性功能低下(38%,女性可有月经紊乱,男性则为阳痿)、头痛(40%)、视野异常(26%)和复视。

1. 巨人症:发病多在青少年期,身高异常,至20岁时身高可达2m以上,骨骺一直不融合可持续至30岁,内脏器官肥大、肌肉发达、臂力过高、糖耐量减低,少数患者则表现有垂体性糖尿病。晚期有全身无力、智力减退、毛发脱落、性欲减退、外生殖器萎缩、皮肤干燥皱缩等症状。

2. 肢端肥大症

(1) 特殊体态:肢端肥大症患者手、足及头颅进行性增大,手和足掌肥厚,手指增粗,眉弓、双颧骨及下颌明显突出,巨鼻大耳,唇舌肥厚,牙齿稀疏,下颌牙前突,语音钝浊。患者早期精力充沛,但晚期则疲倦无力,可有骨质疏松,脊柱活动受限。

(2) 肿瘤压迫症状:可有头痛、视野缺损和高血压,少数患者有下丘脑和脑神经受损的症状。

(3) 内分泌代谢变化:①性腺功能障碍:少数女性有月经紊乱,闭经;男性早期可有性功能亢进,晚期则减退。②甲状腺功能障碍:约20%患者可有黏液性水肿或甲状腺功能亢进症状。③肾上腺皮质功能障碍:女性患者早期可有毛发增多,阴蒂大,晚期可出现乏力、软弱症状。④糖代谢紊乱:约35%患者并发糖尿病,尤见于病程长或年长者。⑤血磷增高:少数患者血钙、血碱性磷酸酶亦可增高。⑥约 30% 病例可伴有高催乳素血症,其原因可能为 GH-PRL 混合性腺瘤或下丘脑控制失调所致。

【实验室检查】

1. 血清胰岛素样生长因子-1(IGF-1)测定:IGF-1 是诊断、疗效监测、筛查肢端肥大症的重要指标。

2. 血清 GH 测定:GH 测定未标准化,因此,需要进行多次样本测定、随机和葡萄糖负荷后的 GH 测定。

3. 口服葡萄糖 GH 抑制试验:口服葡萄糖 75g,每 30 分钟采血 1 次,至 120 分钟。本病患者 GH 分泌不受抑制,GH 的最低值>1μg/L(AACE 指南建议最低值>0.4μg/L 以提高敏感性)。如果 IGF-1 和 GH 均升高,同时患者有临床的症状和体征,则不必行此试验。在糖尿病、慢性肝炎、肾功能不全及神经性厌食症的患者中可出现假阳性。

4. 垂体 MRI:为首选的影像学检查,如有 MRI 禁忌,则行 CT 检查。

5. 视野测定:如在垂体 MRI 中发现腺瘤,或患者有视力异常,应行视野测定。

6. 其他检查:常规生化和相关并发症检查。如泌乳素测定、垂体前叶和后叶功能测定、甲状腺功能、血脂水平、心脏彩超及心功能测定、结肠镜检查(是否有结肠息肉)等。

【诊断】

诊断要点见表 2-2。

表 2-2 肢端肥大症的诊断要点表

类别	主要诊断要点	补充诊断要点
症状	头痛、怕热、手足变大、面部骨骼改变	性功能低下(闭经或阳痿)、视力改变、睡眠呼吸暂停
体征	前额及下颌骨突出,鼻宽大、视野缺损	大手和大脚、皮肤下垂、咬合异常、腕管综合征、油性皮肤

续表

类别	主要诊断要点	补充诊断要点
垂体 MRI	大腺瘤(常见)	小腺瘤(罕见),腺瘤若向颈动脉侧生长预示手术切除可能会不完全
生化检查	IGF-1 升高	
	口服葡萄糖后 GH 的最低值>1.0μg/L,AACE 指南建议将 GH 的最低值>0.4μg/L 定为异常,以提高敏感性	PRL 可以升高。若随机 GH<0.4μg/L 且 IGF-1 水平正常则基本排除该病
病理结果	GH 染色(+)的垂体腺瘤	若切除的肿瘤生长抑素染色(+),提示使用 SSAs 治疗效果较好

【治疗】

治疗目的是抑制 GH 的过度分泌并使 IGF-1 水平恢复正常,缓解肿瘤局部压迫,改善相关的临床症状和体征,使长期的死亡风险最小化。治疗方法有手术、药物和放射治疗(图 2-3)。

(一) 手术治疗

垂体瘤以手术方式为首选,能使 60%～80% 患者的 GH 水平降低。手术适用于所有微腺瘤、局部肿瘤压迫的大腺瘤。经蝶选择性腺瘤切除术是主要手术方式,开颅术式仅使用于少数有鞍上扩展的患者。手术后的评估包括对垂体瘤切除效果的评估以及手术对垂体功能的影响(2011 年 AACE 指南)。

1. 垂体瘤切除效果的评估:①术后第一天即可测定 GH,若 GH<2μg/L 提示手术疗效好;并可在术后 1～2 周行口服葡萄糖 GH 抑制试验,用 GH 的最低值来进一步证实手术的疗效。②术后 12 周要检测 IGF-1 水平,行口服葡萄糖 GH 抑制试验和 MRI 检查。若 IGF-1 水平正常而且在抑制试验中 GH 最低值<1μg/L,则提示达到手术性缓解。此后,可在术后最初 2 年内

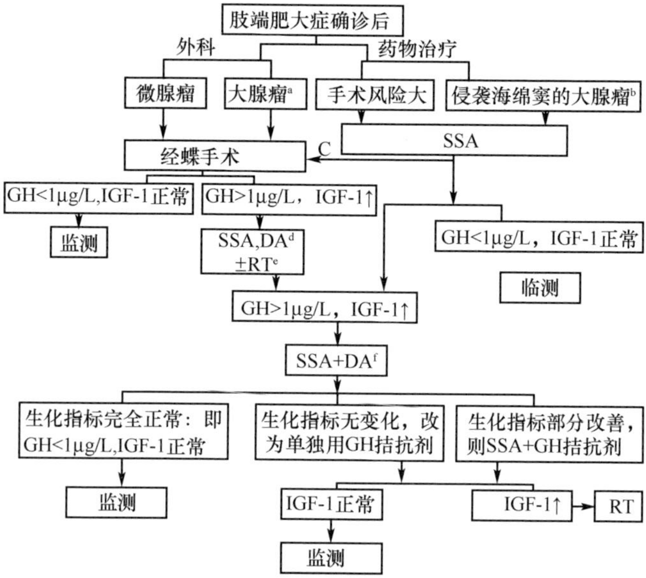

图 2-3 肢端肥大症的治疗流程图

a. 视野受损是手术的绝对适应证；

b. 在下述情况下可以考虑药物治疗：如果肿瘤没有损及视野，肿瘤侵袭海绵窦而不能通过手术治愈；

c. 重新考虑通过手术切除肿瘤来提高对药物治疗的效果、减少药物的不良反应或满足患者的非手术治疗的选择；

d. 在病情较轻的患者中考虑采用 DA 治疗；

e. 在不能通过手术完全切除者中考虑术后放疗（RT）；

f. 在病情较轻者中加用 DA

每 6 个月复查 1 次，以后每年做 1 次。若术后 12 周所测定的 IGF-1 水平较基线有降低但仍然高于正常，那么再等 12 周后行 IGF-1 水平测定，以确定是由于手术治疗后 IGF-1 水平回复到正常的过程较慢还是由于手术治疗不彻底而需要进一步的治疗（包括再次手术、药物治疗及放疗）。监测过程中持续性 GH 高分泌（>1μg/L），给予生长抑素类似物治疗；出现 IGF-1 再次升高,应立即行垂体 MRI。

2. 术后 4 ~ 8 周监测腺垂体功能,测定甲状腺、性腺功能、肾上腺皮质功能,决定是否需要替代治疗。

(二) 药物治疗

药物治疗为辅助治疗,适用于手术不耐受、腺瘤手术切除不完全、手术治愈概率极低(腺瘤鞍区外浸润至海绵窦)和希望保守治疗者。目前药物有 3 种:多巴胺激动剂(dopamine agonists,DA)、生长抑素类似物(somatostatin analogues,SSAs)、GH 受体拮抗剂(GH receptor antagonist,GHRA)。

1. DA:因其口服、便宜和有效,推荐为一线药物。有溴隐亭和卡麦角林 2 种药物。卡麦角林疗效优于溴隐亭。适用于 IGF-1 水平中度升高,可联用或不联用 SSAs。用药过程中每次剂量调整后 4 ~ 6 周测定 GH、IGF-1、PRL。长期使用高于常规剂量的卡麦角林患者需监测心脏彩超,并要注意有无心脏瓣膜病变、帕金森病。DA 不良反应还有胃肠道不适、直立性低血压、头痛。

2. SSAs:有 2 种长效生长抑素,包括奥曲肽(octreotide) lar(肌内注射)和兰瑞肽(lanreotide) autogel(皮下深部注射),两者疗效相当。临床和激素指标的改善与肿瘤大小和高 GH 值呈负相关。SSAs 能使 55% 患者 GH 和 IGF-1 正常。对 SSAs 反应欠佳者可联用卡麦角林或 GH 受体拮抗药 pegvisomant。短效药物奥曲肽皮下注射也是有效的,在经济受限或希望快速控制时可以应用。不良反应有胃肠道不适、吸收不良、便秘、胆囊疾病、脱发和心动过缓。

3. GHRA:通过竞争性抑制内源性 GH 与受体结合而发挥作用。能使>90% 患者 IGF-1 正常,改善糖耐量,用于 SSAs 疗效欠佳或耐药患者,每日皮下注射,或者每周 2 ~ 3 次。其疗效与肿瘤大小和高 GH 值无关。不良反应有流感样症状、变态反应和肝酶升高,使用的最初 6 个月应每月检查肝功能,以后每年 2 次。还需监测垂体 MRI。使用过程中应用 IGF-1 作为疗效和疾病活动度的观察指标。目前仅有一种 GHRA(Pegvisomant)可用于治疗肢端肥大症。

（三）放射治疗

通常将放射治疗作为三线治疗方案。适用于手术及或药物治疗未能控制肿瘤生长，未能使激素水平恢复正常的患者；其他药物无效而使用 GHRA 治疗并有肿瘤增大危险的患者。包括常规剂量分割放疗和立体定向放射治疗（γ 刀、质子束、射波刀或直线加速器），后者可能是更好的模式。常规放疗方案能使 60% 患者 GH 水平降低和 IGF-1 水平恢复正常，最大疗效要到 10～15 年后才出现，期间需用生长抑素类似物治疗。其主要限制是安全性，放疗后 50% 以上的患者出现垂体功能减退，少数患者可出现视力受损。

【治愈标准和病情活动判断】

1. 年龄校正后的 IGF-1 值在正常范围，同时随机 GH<1μg/L，则达到了完全治愈；如果二者的结果不一致，则需要在 2 小时内多次测定 GH，多次 GH 测定的平均值<1μg/L，则表明疾病得到了充分的控制。在没有接受药物治疗的患者中行葡萄糖 GH 抑制试验 GH<0.4μg/L 表明病情得到了控制。

2. 在疗效的判断上，若 GH 和 IGF-1 的水平均下降至正常，则表明病情得到了很好的控制；若二者的水平均不能降至正常，则病情仍处于活动期。在手术治疗的患者中，若 GH 和 IGF-1 其中之一的水平能降至正常，则定期监测这 2 项指标而不需要采取进一步的治疗措施。接受 SSAs 治疗的患者 GH 和 IGF-1 其中之一能降至正常，推荐维持原治疗方案，并不需要增加药物的剂量。不论是接受手术治疗还是药物治疗的患者，若病情仍处于活动期，那么接受手术治疗者可能还需要加用药物治疗，而接受药物治疗者则要增加药物的剂量或加用另一种药物。

（林　梅　张木勋　余学锋）

四、促性腺激素瘤

尽管垂体腺瘤合成促性腺激素（尤其是 FSH），但患者中只有一少部分出现血清 FSH 或 LH 增高。这些肿瘤大部分产生

FSH 和 P-gp α 亚单位，有的同时分泌 FSH 和 LH，也有的只分泌 LH。此类肿瘤多为大腺瘤，有视力受损。主要临床表现为性功能减退和多种其他垂体功能低下。激素水平测定：许多患者表现为增高的 FSH 伴正常水平 LH，P-gp α 亚单位基础水平增高。如果表现为 FSH 和 LH 同时增高可能提示原发性性腺功能低下。TRH 刺激使 33% 的患者 FSH 增加，66% 的患者 LH-β 增加。治疗可以通过外科手术切除肿瘤，因为腺瘤较大，通常还需放射治疗。

【临床表现】

促性腺激素瘤好发于中老年男性，其中以 50 ~ 60 岁发病率最高。头痛为最常见的症状，视野缺损亦很常见，首次就诊时即有 80% 的患者存在视野缺损，严重病例可有恶心、呕吐等高颅压症状。肿瘤压迫垂体柄可产生高 PRL 血症，压迫正常垂体可产生垂体功能减退症。患者在就诊时往往已有垂体功能减退（特别是 LH/FSH 的缺乏）。男性患者在首次就诊时已有性欲下降、阳痿及不育，绝经前妇女可出现月经减少乃至闭经。部分患者可有 LH/FSH 增多的表现，男性出现睾丸增大、性欲亢进，女性出现卵巢过度刺激的表现。如果患者年幼，可出现性早熟。

【实验室检查与影像学检查】

患者血 LH 和 FSH 可升高、降低或正常，部分患者血 P-gp α 亚单位和 PRL 水平升高，多激素型腺瘤可有其他垂体激素水平的升高。大多数患者性激素水平降低。垂体 MRI 可显示肿瘤。

【诊断】

促性腺激素瘤的诊断要点是：①患者有垂体瘤占位效应的表现如头痛、视力下降、视野缺损以及轻度的腺垂体功能减退；②患者有垂体占位的影像学证据；③血 FSH 及 LH 或 P-gp α 亚单位水平升高。

【鉴别诊断】

促性腺激素瘤与 PRL 瘤的鉴别主要为血 PRL 升高的幅度，前者血 PRL 常低于 9.1nmol/L（200ng/ml），后者则多在

9. 1nmol/L(200ng/ml)以上。

促性腺激素瘤同无功能腺瘤的鉴别更加困难,常需依赖手术标本的免疫细胞化学检查。绝大多数无功能腺瘤起源于促性腺激素细胞,它们实际上是一类不典型的促性腺激素瘤。

【治疗】

经蝶手术是促性腺激素瘤首选的治疗方法,如肿瘤有明显的鞍上扩展则应采取经颅术式。手术可有效地解除肿瘤占位效应,于部分病例可使性腺功能减退得到改善。手术本身也可引起垂体功能减退。手术切除不完全或术后复发者可行放射治疗,有手术禁忌证者也可采取放射治疗。对于肿瘤较小症状较轻者也可试用药物治疗,如效果不佳仍应采用手术治疗。长效 GnRH 激动药可降低部分患者血促性腺激素水平,但它们一般不能使瘤体缩小。GnRH 拮抗药如曲普瑞林也有一定的效果。溴隐亭可使血促性腺激素水平下降,在部分患者还可使瘤体缩小,绝大多数患者对溴隐亭反应不佳。目前只作为手术治疗的辅助措施。

(林　梅　张木勋)

五、促甲状腺激素瘤

促甲状腺激素瘤简称 TSH 瘤,为罕见的垂体肿瘤。

【临床表现】

TSH 瘤为少见的垂体瘤。主要特点是高甲状腺血症时,同时有 TSH 增高。患者对常规的抗甲亢治疗有抵抗现象,为控制甲状腺毒血症,常需要使用大剂量,甚至数倍^{131}I 剂量和多次手术。病理上,TSH 瘤多为嫌色腺瘤。甲亢为 TSH 瘤的突出表现。患者一般没有 Graves 病的甲状腺外表现,如眼病和皮肤病变。TSH 瘤多为大腺瘤,患者可有头痛、视野缺损等表现。

【实验室检查和影像学检查】

1. 血 TSH 和甲状腺激素水平同时升高为 TSH 瘤最突出的实验室检查特点。但有的患者的血 TSH 在正常范围内。

2. TSH 瘤合成和分泌的 P-gp α 亚基明显升高，α 亚单位/TSH 比值>1。

3. 垂体 MRI：垂体肿瘤。

【诊断】

如果患者血 T_3、T_4 水平升高，血 TSH 增高（仍可测出），垂体影像阳性改变，支持诊断。

【鉴别诊断】

1. 原发性甲状腺功能减退：由于外周甲状腺水平长期低下，导致垂体促甲状腺素细胞和泌乳素细胞增生，出现垂体增大，表现为鞍区扩大甚至鞍上扩展。鉴别要点：低甲状腺素和甲减症状。

2. 甲状腺激素抵抗：有 T_3、T_4 水平升高，鉴别较为困难。在临床症状上患者表现为没有高代谢综合征表现，有类似疾病家族史。垂体 MRI 没有肿物生长。α 亚单位水平正常。

3. Graves 病，垂体 TSH 瘤多有甲亢，极易误诊为 Graves 病或其他甲状腺性甲亢。垂体 TSH 瘤和 Graves 病的鉴别要点为垂体 TSH 瘤患者血 TSH 水平正常或升高，而未经治疗的 Graves 病血 TSH 水平显著降低甚至测不出，垂体 TSH 瘤患者血甲状腺自身抗体（如 TSH 受体抗体）常常阴性，Graves 病多为阳性，TSH 瘤患者可有头痛、视野缺损等表现，Graves 病则无；TSH 瘤患者垂体影像学检查可显示腺瘤（多为大腺瘤），Graves 病垂体影像学检查一般无阳性发现。

【治疗】

垂体 TSH 瘤的首选治疗方法是手术切除肿瘤，一般采取经蝶显微外科治疗。如肿瘤很大并伴有鞍上扩展，应考虑采用经颅术式。对于大腺瘤，还可联合其他治疗方法。生长抑素类似物能使 70% 的患者 T_4、TSH 恢复正常，40% 的患者肿瘤缩小，使用剂量同肢端肥大症治疗。如果手术和生长抑素类似物仍不能抑制 TSH 分泌，可考虑做垂体放射治疗。另外，这样的患者为控制甲状腺毒血症还需要行甲状腺 ^{131}I 或手术治疗。

（林　梅　张木勋）

六、腺垂体功能减退症

腺垂体功能减退症系由各种不同病因引起的腺垂体全部或大部分受损而发生的腺垂体功能低下。临床上较为常见，病因和临床表现多种多样，大多为垂体激素缺乏所致的综合征，也可呈单一激素缺乏的表现，起病隐匿。总的来说，获得性腺垂体功能减退以 GH、LH/FSH、TSH、ACTH、PRL 的顺序依次出现相关功能减退。分为原发性（即发生在腺垂体）和继发性（即由于下丘脑刺激因子的缺乏）腺垂体功能减退。

【病因】

明确病因对治疗和判断疾病的进展是非常重要的，可以归纳为“9I”：

1. 侵袭性（invasive）：垂体大腺瘤、颅咽鼓管瘤（儿童中最常见下丘脑-垂体区域肿瘤）、原发性中枢神经系统肿瘤（脑膜瘤、视神经胶质瘤、脊索瘤、表皮样肿瘤）、恶性疾病转移（乳腺癌）、解剖结构异常（鞍旁动脉瘤）造成局部侵袭。

2. 梗死（infarction）：产后出血所致垂体梗死，垂体卒中。

3. 浸润性（infiltrative）：肉瘤、血色系沉着病、朗汉斯组织细胞症。

4. 损伤性（injury）：严重脑外伤、硬膜下血肿。

5. 免疫性（immunologic）：淋巴细胞性垂体炎，可伴有其他内分泌自身免疫性疾病。

6. 医源性（iatrogenic）：垂体手术治疗或放射治疗后。

7. 感染性（infections）：结核、梅毒、真菌感染。

8. 特发性（idiopathic）：原因不明。

9. 孤立性（isolated）：单一性激素缺乏，如 GH 缺乏、ACTH 缺乏、TSH 缺乏等。

【临床表现】

临床表现逐渐出现，多数以 GH 缺乏和性腺功能减退症状为首发，随后 TSH 缺乏、再出现 ACTH 缺乏，最后 PRL 缺乏。

1. GH 缺乏症状：儿童期表现为生长迟缓，成年人出现自我感受欠佳、生活质量下降、肌肉减少和脂肪组织增加。

2. 性功能减退症状：女性表现为月经减少、闭经；男性表现为性欲下降、勃起功能障碍。

3. TSH 缺乏症状：甲减症状同原发性甲状腺功能减退，程度较轻：怕冷、皮肤干而粗、较苍白、少弹性，反应迟钝、记忆力减退、行动迟缓、嗜睡、心率缓慢、贫血、便秘、声嘶，但重度黏液性水肿少见。

4. ACTH 缺乏症状：症状同原发性肾上腺功能减退，如乏力、恶心、呕吐、厌食、消瘦、低血压；不同于 Addison 病，低钠血症和脱水少见，由于糖皮质缺乏，患者易出现低血压和休克。

5. 体征：体征多不典型，需仔细观察，如皮肤干、苍白，体毛和阴毛减少或者缺失，生殖器萎缩。

【实验室检查和特殊检查】

1. 内分泌功能检查和腺垂体激素测定：FSH、LH、TSH、ACTH、PRL 及 GH 血浆水平低于正常低限。

2. 各靶腺激素测定：低于正常。

3. 血常规及血生化检查 本病患者呈正常细胞正色素性贫血，白细胞总数比正常偏低，分类计数中淋巴细胞及嗜酸粒细胞可偏高。约半数患者空腹血糖<4. 4mmol/L。血钠、氯偏低，血钾正常或偏高，血脂 LDL 增高。

4. 心电图示低电压性窦性心动过缓，骨密度提示骨密度下降。

【并发症】

对于有继发性肾上腺皮质功能减退和本病的混合型病例，往往易发生下列并发症：

(1) 感染。

(2) 垂体危象及昏迷：各种应激，如感染、腹泻、呕吐、失水、饥饿、受寒、中暑、手术、麻醉、各种镇静药等均可诱发垂体危象及昏迷。垂体危象有高热型(>40℃)、低温型(<30℃)、低血糖型、循环衰竭型、水中毒型等，有时呈混合型。

【鉴别诊断】

1. 周围靶腺疾病，尤其在多发性靶腺功能减退。

2. 类似本症的全身性疾病，如神经性厌食、营养不良等慢性消耗性疾病。

【诊断】

诊断流程图见图 2-4。

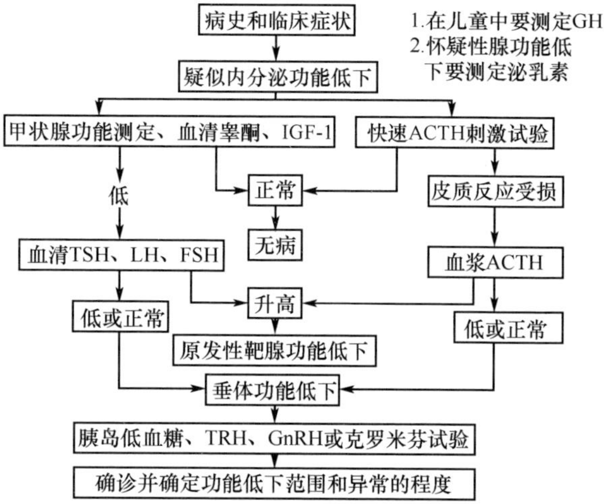

图 2-4 下丘脑-垂体-靶腺功能低下诊断和评估流程图

【治疗】

1. 一般治疗：患者应加强营养，宜进食高蛋白、高能量、富含维生素的食物。平时应注意休息，尽力防止感染，冬季加强保暖。

2. 病因治疗：如果是肿瘤引起的腺垂体功能减退症，可通过手术、放疗或药物等措施，对肿瘤进行处理。但很多情况下，腺垂体功能减退一旦形成就无法做病因治疗（如产时或产后大出血以及垂体手术引起的腺垂体功能减退）。

3. 激素替代治疗：主要是补充靶腺激素。

（1）ACTH 不足的治疗：腺垂体功能减退首先应纠正肾上腺皮质功能减退。氢化可的松 15～25mg/d 或泼尼松 5～7.5mg/d，分 2～3 次服用，清晨剂量宜稍大于午后。如遇到应激（发热、感染、创伤、手术等)，剂量应增加 2～3 倍，应激过后，逐渐减量至平时剂量。与原发性肾上腺功能减退不同，不需补充盐皮质激素。

(2) TSH 不足的治疗：采用左甲状腺素钠替代，1.6μg/kg (0.1～0.15mg/d)，保持 T_4 在正常范围的中间或偏上水平。甲状腺激素替代治疗应从小剂量开始，逐渐增加剂量。药量可根据季节调整，冬季气候寒冷，剂量宜稍大，夏季可略小。如单用甲状腺激素可加重肾上腺皮质功能不足，故在用甲状腺激素之前，先使用肾上腺皮质激素。

(3) LH/FSH 不足的治疗：继发性性腺功能低下的治疗目标是性激素替代，恢复生育能力。

雌激素和孕酮：绝经前女性，使用雌激素是有必要的，适量的雌激素替代治疗可以保持第二性征，防止骨质疏松和消除血管收缩症状，改善自我感受。有许多雌激素制剂，如口服雌二醇，1～2mg/d；结合雌二醇 0.3～1.25mg/d，雌二醇透皮给药，0.05～0.1mg/d。雌激素应和黄体酮周期性联合给药。较为方便的方法是口服避孕药。

诱导排卵：下丘脑-垂体功能异常的女性是可以恢复排卵的。由于下丘脑起因的性功能衰竭是可以用氯米芬刺激垂体促性腺激素分泌，恢复排卵。GnRH 皮下泵进行脉冲输注也可诱导排卵。联合使用 LH 和 FSH 可以使先天性垂体功能衰竭的女性排卵，治疗费用昂贵，有多胎风险。

女性患者雄激素的应用：即便给予雌激素治疗后，女性患者仍有性欲减退。尽管临床经验有限，补充小剂量的长效雄激素(庚酸睾酮，每 4～8 周肌内注射 25～50mg)可能对恢复性功能有帮助，而不会引起多毛症。有报道用口服脱氢表雄酮(DHEA)25～50mg/d，可以恢复血浆睾酮水平。

男性患者雄激素的应用：睾酮凝胶和睾酮贴剂可以每天使用。透皮制剂可以每日 2 次，30mg/d。其他治疗制剂包括肌内注射庚酸睾酮或丙酸睾酮，每周 100mg，或每 2 周 200mg。有些国家有十一酸睾酮(如思特珑)每 3 个月肌内注射 1 次。

生精治疗：许多患者 hCG 和重组 FSH 联合应用可以达到生精作用。如果为新近诊断垂体功能低下患者，单用 hCG 可恢复生育和性激素。GnRH 皮下泵进行脉冲输注也可以用来恢复男性继发性性功能减退者的生育能力。

生长激素的补充：见相关章节。

（林　梅　张木勋）

附　垂体卒中

垂体卒中是垂体肿瘤自发性出血性梗死导致部分或全部垂体功能低下。可以发生在已经确诊垂体肿瘤的患者或既往未发现垂体瘤的患者。

【临床表现】

起病急骤，暴发性的临床症状，表现为严重而剧烈的头痛、视力下降、两颞侧偏盲、动眼神经受损所致眼肌麻痹、假性脑膜炎和意识障碍，最后出现急性继发性肾上腺功能减退症状如恶心、呕吐、低血压和衰竭。

【诊断】

垂体颅脑 MRI，可以观察到垂体扩大和出血征象。这时并不依赖急诊测激素水平的结果，因为必须马上使用糖皮质激素。当给予积极治疗后，再做激素水平测定来判断是否会出现永久性垂体功能减退。

【鉴别诊断】

可有脑膜炎体征，包括颈项强直、意识障碍神经系统表现，应与蛛网膜下腔出血和脑膜炎鉴别。

【治疗】

糖皮质激素的应用和经蝶减压手术，达到挽救生命、避免永久性失明的目的。大剂量地塞米松，4mg/次，每日 2 次，既可提供糖皮质激素，又可减轻脑水肿。另外，可使用氢化可的松 50mg 静脉注射，每 6 小时 1 次。经蝶减压手术起到缓解视觉和动眼神经功能异常、恢复意识作用。垂体卒中生存后的患者必须对多种垂体功能进行评估，判断是否有垂体功能低下。

（林　梅　张木勋）

七、垂　体　炎

垂体炎是一组累及垂体和垂体柄的炎症性损伤。其临床分类见表2-3。

表2-3　垂体炎的分类

原发性	继发性
淋巴细胞性垂体炎	邻近组织病变
LAH	Rathke裂囊肿
LINH	脑膜瘤
LPH	生殖细胞瘤
黄瘤样垂体炎	全身性疾病
肉芽肿性垂体炎	眶坏死性肉芽肿病
IgG4相关性垂体炎	结节病
坏死性垂体炎	结核
混合性垂体炎	朗汉斯细胞组织细胞增生症
淋巴肉芽肿性	免疫调节药物
黄瘤样肉芽肿性	CTLA-4阻断抗体
	干扰素α

注：CTLA-4. cytotoxic T-lymphocyte antigen-4，细胞毒性T淋巴细胞抗原4；

LAH. lymphocytic adenohypophysitis，淋巴细胞性腺垂体炎；

LINH. lymphocytic infundibuloneurohypophysitis，淋巴细胞性漏斗神经垂体炎；

LPH. lymphocytic panhypophysitis，淋巴细胞性全垂体炎。

【临床表现】

原发性垂体炎中淋巴细胞性垂体炎是最常见的慢性垂体炎症，其发生与自身免疫相关。淋巴细胞性垂体炎的疾病特点为：女性，围生期，临床上有着不同类型的垂体激素不足，尤其是ACTH不足，同时伴有其他的自身免疫状态。病变累及可仅限腺垂体、漏斗柄和神经后叶，或者全垂体。临床上表现为抑郁、垂体功能减退、尿崩症或高泌乳素。

行鞍区 MRI 扫描有助于诊断。继发性垂体炎是由于周围组织或全身疾病所致的垂体炎症病变。

【治疗】

相应靶腺激素的替代治疗和糖皮质激素治疗。手术治疗仅用于保守治疗无反应的患者。

（林　梅　张木勋）

八、成人垂体生长激素缺乏症

成人生长激素缺乏症（adult-onset growth hormone deficiency，AOGHD）是成人时期发生的下丘脑-垂体功能异常并由此引起的一系列代谢异常，这些症状和异常可以通过补充生长激素来改善。

【病因和分类】

1. 儿童 GHD 延续至成人。

2. 继发于下丘脑/垂体疾病：是 AGHD 的主要病因。下丘脑/垂体区域手术或放疗、颅脑外伤、其他垂体激素缺乏。

3. 特发性成人 GHD：非常少见，进行严格筛查和试验：血清 IGF-1 低下也有助诊断，需 2 项确诊试验方能诊断。

【临床表现】

成人 GHD 患者的临床表现常常是非特异性的，主要有机体组分的改变，包括肌肉组织减少，脂肪组织增加，以腹型肥胖为主，皮肤薄而干，出汗少；骨量减少，骨密度降低；脂代谢异常、胰岛素抵抗及心血管风险增加；工作和活动能力下降，生活质量下降等。

筛查人群包括：①既往下丘脑垂体疾病患者同时具有成人 GHD 相关临床症状与体征的证据；②曾接受头颅放疗或肿瘤治疗的患者；③颅脑损伤或蛛网膜下腔出血患者；④既往儿童 GHD 患者进入成年人后需要重新评估。

【实验室检查】

1. 胰岛素耐量试验(insulin tolerance test,ITT)和 GHRH+精氨酸联合试验(GHRH-arginine test)诊断 GHD 的敏感性和特异性较高。如果不能做 ITT 试验,或试验结果不确定,可做胰高血糖素刺激试验(glucagon stimulation test)。其中 ITT 被认为是诊断成年人 GHD 的主要试验。若合并有其他多种垂体激素缺乏的腺垂体功能减退患者,在进行上述试验前需将其他激素替代治疗至正常生理范围内。

2. 血清 IGF-1:IGF-1 降低,是 GHD 诊断的有力支持,但一定要排除以下影响因素:营养不良、肝肾疾病、甲状腺功能减低、糖尿病、口服雌激素等;IGF-1 正常也不能完全排除 GHD,需做上述兴奋试验才能明确判断。

3. 垂体功能检测:如果有 3 个以上的垂体激素水平降低,同样是 GHD 的有力诊断依据。具体的诊断流程见图 2-5。

【治疗】

1. rhGH 替代治疗目标是最大程度地改善患者临床症状,纠正相关并发症,避免或尽量减少相关不良反应,达到与正常人群年龄及性别相匹配的 IGF-1 水平。

2. rhGH 替代治疗可以使患者在以下方面获益:改善体脂分布、改善体力,降低心血管风险,提高 AOGHD 患者的生活质量。

3. 可能存在的风险:糖耐量异常、垂体/下丘脑肿瘤复发、癌症。治疗目的是使血清 IGF-1 水平处于年龄、性别配对的正常范围内。只要血清 IGF-1 水平正常范围内,患者无不良反应,可使用更大剂量的 GH,患者受益更多。

4. 适应证和禁忌证

(1) 适应证:所有确诊为严重成人 GHD 的患者均是 rhGH 替代治疗的适应人群。主要包括:①下丘脑-垂体结构和(或)功能异常(腺瘤放疗或头颅创伤);②严重 GHD,即 IGF-1 峰值 $<3\mu g/L$;③生活质量评分严重下降;④同时需要其他多种垂体激素替代治疗。

(2) 禁忌证:恶性肿瘤活跃期、良性颅内压增高、糖尿病视

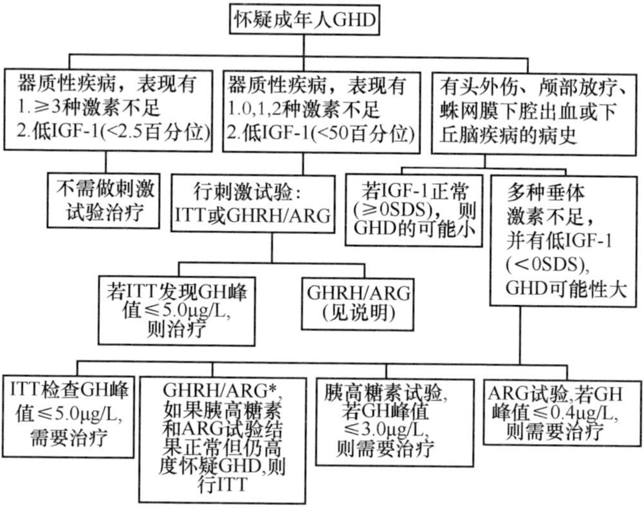

图 2-5 AOGHD 的诊断流程图

* 以下情况需要治疗：BMI<25kg/m^2 患者，GH 峰值≤11.0μg/L；25kg/m^2≤BMI<30kg/m^2 患者，GH 峰值≤8.0μg/L；BMI≥30kg/m^2 患者，GH 峰值≤4.0μg/L

网膜病变增殖期或增殖前期。

5. 治疗方案

原则：提倡个体化治疗，推荐小剂量起始。

AACE（2009 年）推荐在成年人 GHD 中 GH 替代治疗方案如下：

（1）开始剂量：年龄<30 岁，0.4～0.5mg/d，（从儿童期治疗转为成人期治疗剂量可稍大）；年龄 30～60 岁，0.2～0.3mg/d；年龄>60 岁，0.1～0.2mg/d；合并有糖尿病或糖耐量异常的患者采用小剂量 0.1～0.2mg/d。

（2）剂量调整：每隔 1～2 个月，根据临床反应、血清 IGF-1 水平、不良反应和个体状况如有无异常糖耐量，以 0.1～0.2mg/d 来增加剂量。老年患者调药的间隔期应更长，剂量的增加幅度应更小些(表 2-4)。

表 2-4　影响 GH 使用剂量的因素

增加 GH 剂量的因素	减少 GH 剂量的因素
年轻患者(不考虑起病类型)	老年患者
低 IGF-1 水平	高 IGF-1 水平
同时口服雌激素者	停止口服雌激素者
雌激素的使用从经皮给药转为口服	雌激素的使用从口服转为经皮给药
患者使用后脂肪分解明显	同时口服睾酮者
	糖耐量减低
	有不良反应

(3) 监测:剂量稳定后,每隔 6 个月监测如下的内容,包括临床评估和不良反应、血清 IGF-1 和空腹血糖。每年测血脂 1 次。每半年至 1 年进行生活质量评分,如果有 DXA 扫描异常,每 2～3 年复查 1 次。如果是垂体微腺瘤或手术后残留垂体瘤,定期垂体 MRI 监测。已经给予甲状腺激素、糖皮质激素和性激素替代治疗的患者在开始 GH 替代治疗时需要调整这些药物的剂量。

6. 不良反应:GH 治疗是非常安全的。治疗早期以体液潴留相关不良反应最常见,包括感觉异常、关节僵硬、外周性水肿、肌痛、腕管综合征等,随着治疗剂量的逐渐减少,大多数患者的不良反应会得到改善。

(林　梅　张木勋)

九、垂体意外瘤

垂体意外瘤是指以往没有垂体病变,在一次与垂体无关的影像学检查时意外发现的垂体病变。此处的垂体意外瘤,不仅包括典型的垂体腺瘤还包括囊性病变。微小意外瘤是指直径<

1cm 的肿瘤，大意外瘤指直径≥1cm 的肿瘤。

【病因】

91% 是垂体腺瘤，非垂体性占 9%，包括颅咽管瘤和 Rathke 腭裂囊肿。

【临床处理】

包括三个方面：评估、随访和手术。

1. 初步评估：见图 2-6。

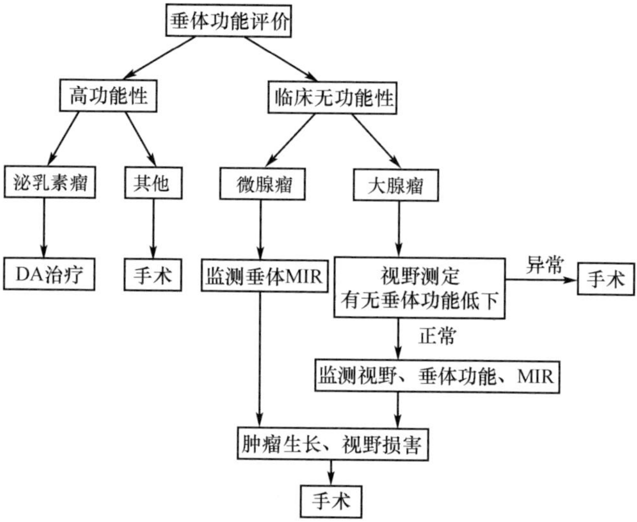

图 2-6 垂体意外瘤的诊疗流程图

询问病史和仔细体格检查，包括有无激素分泌过多或垂体功能减退的临床表现和实验室检查。

（1）所有患者行临床和实验室检查以评估有无激素分泌过多：筛查的激素包括泌乳素（PRL）、生长激素（GH）和（或）胰岛素样生长因子（IGF-1）、促肾上腺皮质激素（ACTH）。

（2）所有患者行临床和实验室检查以评估有垂体功能减退：对大腺瘤和体积较大的微腺瘤（6～9mm）常规筛查是否有垂体功能减退。筛查激素包括游离 T_4（FT_4）和 TSH、晨间皮质醇水平和睾酮水平、LH、FSH；胰岛素样生长因子（IGF-1）筛查有无生长激素缺乏症。

（3）MRI提示垂体意外瘤毗邻结构的改变，若压迫视神经交叉的患者应常规行视野（visual field，VF）测定。

（4）所有垂体意外瘤患者（若垂体意外瘤最初仅有CT发现）应行MRI鞍区薄层扫描（平扫和增强），进一步明确肿瘤性质和扩展情况。

2. 随访检查：无手术切除指征的垂体意外瘤患者进行随访追踪观察。

（1）影像学随访：初次垂体MRI扫描后，微小意外瘤1年以后复查MRI，大意外瘤6个月后复查MRI。若没有变化，在接下来的3年内，微小意外瘤1～2年复查一次，大意外瘤每年查一次MRI。以后可逐渐延长。

（2）视野随访：在影像学随访中，一旦发现肿瘤体积增大侵犯到毗邻结构或压迫视神经交叉，应常规行视野测定。

（3）生化检查随访：初步评估在6个月后，对大意外瘤再次评估有无垂体功能减退，此后每年评估1次。

注意：对有垂体意外瘤潜在临床症状、体征或MRI提示肿瘤体积增大的患者应更密切随访并采用更详尽的评估检查。

3. 手术治疗的指征：推荐有以下表现者，行手术治疗：①视野缺损；②视觉异常，如眼肌麻痹、神经功能受损、MRI提示肿瘤侵犯到毗邻结构或压迫视神经交叉；③垂体卒中并伴有视觉障碍；④高分泌功能肿瘤（PRL瘤除外）。推荐有以下表现者，考虑行手术治疗：①意外瘤体积显著增大；②垂体内分泌功能丧失；③女性患者病变靠近视交叉且有生育要求；④顽固性头痛。

4. 药物治疗：对于垂体意外瘤压迫下丘脑-垂体引起高PRL血症患者，用多巴胺激动剂（DA）可能会显著改善症状。无论PRL水平的高低，持续监测肿瘤体积大小的变化是非常重要的。目前尚无关于垂体意外瘤药物干预的研究，也无充分数据提示应对垂体意外瘤患者常规给予药物治疗。

（林　梅　余学锋　张木勋）

十、尿 崩 症

尿崩症是指在非渗透性利尿的情况下机体排除大量未浓缩尿。其原因为抗利尿激素(ADH)的分泌不足或肾脏对ADH的反应有缺陷,特点为多尿、烦渴、低比重尿和低渗尿。尿崩症可以概括为因下丘脑垂体抗利尿激素(ADH)不足或缺如而引起的下丘脑垂体性尿崩症(又称中枢性尿崩症),以及因肾远曲小管、肾集合管对抗利尿激素不敏感所致的肾性尿崩症。另外,根据ADH缺乏的程度可分为完全性和部分性尿崩症。

【病因】

(一)中枢性尿崩症

中枢性尿崩症的病因有原发性、继发性与遗传性3种。

1. 原发性(原因不明或特发性)尿崩症:通常在儿童起病,很少(<20%)伴有腺垂体功能减退。

2. 继发性尿崩症:发生于下丘脑或垂体新生物或侵入性损害,如嫌色细胞瘤、颅咽管瘤、胚胎瘤、松果体瘤、胶质瘤、脑膜瘤、转移瘤、白血病、组织细胞病、类肉瘤、黄色瘤、结节病以及脑部感染性疾病(结核、梅毒、血管病变)等。物理性损伤常见于脑部尤其是垂体、下丘脑部位的手术、放射性核素治疗后,以及严重的脑外伤后。

3. 遗传性尿崩症:遗传性尿崩症十分少见,可以是单一的遗传性缺陷,也可是Didmoad综合征的一部分,可表现为尿崩症、糖尿病、视神经萎缩、耳聋(又称作Wolfram综合征)。

(二)肾性尿崩症

肾脏对ADH产生反应的各个环节受到损害所致,病因有遗传性与继发性两种。

1. 遗传性:呈X-连锁隐性遗传方式,由女性遗传,男性发病,多为家族性。

2. 继发性:肾性尿崩症可继发于多种疾病导致的肾小管损害,如慢性肾盂肾炎、阻塞性尿路疾病、肾小管性酸中毒、肾小管坏死、淀粉样变、骨髓瘤、肾脏移植与氮质血症。代谢紊乱如低钾血症、高钙血症也可导致肾性尿崩症。多种药物可致肾性尿崩症，如庆大霉素、头孢唑林钠、诺氟沙星、阿米卡星、链霉素、大剂量地塞米松、过期四环素、碳酸锂等。

【临床表现】

尿量通常大于2.5L/d，一般在4～10L/d，最多有达到18L/d者，如果尿量<2L/d基本可以排除尿崩症。大多数患者有多饮、烦渴、多尿。夜尿显著增多。中枢性尿崩症可见于任何年龄，通常在儿童期或成年早期发病，一般起病日期明确。尿比重比较固定，呈持续低比重尿，尿比重<1.006，部分性尿崩症在严重脱水时可以达到1.010。口渴常很严重。遗传性尿崩症者常于幼年起病，因渴觉中枢发育不全，可引起严重脱水和高钠血症，常危及生命。肿瘤和颅脑外伤及手术累及渴觉中枢时，除了定位症状外，也可出现高钠血症。严重高钠血症表现为谵妄、痉挛、呕吐等。当尿崩症合并腺垂体功能不全时，尿崩症症状会减轻，糖（盐）皮质激素替代治疗后症状再现或加重。颅脑手术所致可为暂时性，也可为持续性。

【实验室检查】

1. 血Na、血浆和尿的渗透压：血Na和血浆渗透压在正常高限或升高。尿渗透压为50～200mmol/L（正常为600～800mmol/L），明显低于血浆渗透压，血浆渗透压可高于300mmol/L（正常参考值为280～295mmol/L）。

2. 血糖和常规的肾功能检查：可以排除渗透性利尿所致的多尿。血K和血Ca的测定可以排除低钾血症和高钙血症所致的多尿。

3. 禁水-加压素试验：是最常用的有助于诊断垂体性尿崩症的功能试验，可以用于鉴别中枢性、肾性尿崩症及完全性和部分性尿崩症。方法：试验前测体重、血压、血Na、尿量、尿比重、尿渗透压。以后每小时排尿，测尿量、尿比重、尿渗透压。在下述情况下应终止试验：体重下降>5%，当血Na（>145mmol/L）及血浆渗透压（>300mmol/L）达到正常上限或尿的渗透压达到平台期（指连续3次的测定数值的改变<5%）。患者禁水后尿量减少，

尿比重与渗透压均增加,可以除外尿崩,精神性烦渴多表现为此,否则,继续血管加压素试验:注射垂体叶素 0. 25U(血管加压素 0. 1U),或 1-脱氧-8 右旋-精氨酸血管加压素(DDAVP)2U 肌内注射,继续测尿量,测定尿比重与渗透压。若尿渗透压上升>50% 者为中枢性尿崩症;若尿渗透压上升<10% 者为肾性尿崩症;若尿渗透压上升 10% ~ 50% 者为部分性尿崩症,而且尿渗透压可以超过血浆渗透压。

4. 血浆抗利尿激素值降低(正常基础值为 1 ~ 1. 5ng/L),尤其是禁水和滴注高渗盐水时仍不能升高,提示垂体抗利尿激素储备能力降低,为中枢性尿崩症,结合禁水-加压素试验有助于完全性和部分性尿崩症的判断。

5. 磁共振成像:高分辨率 MRI 可发现与中枢性尿崩症有关的以下病变:①垂体容积小;②垂体柄增粗;③垂体柄中断;④垂体饱满上缘轻凸;⑤神经垂体高信号消失,是中枢性尿崩症的 MRI 特征。继发性中枢性尿崩症 MRI 表现有垂体柄增粗。

6. 针对 X 染色体上肾性尿崩症基因的基因探针可用于遗传性肾性尿崩症母亲妊娠后期的产前诊断,有 96% 的可靠性。

7. 眼底检查可发现异常,如视野缺损、偏盲、视盘水肿或眼底动脉硬化。

【诊断】

1. 临床特征

(1) 大量低比重尿,尿量超过 2. 5L/d。

(2) 因鞍区肿瘤过大或向外扩展者,常有蝶鞍周围神经组织受压表现,如视力减退、视野缺失。

(3) 有渴觉障碍者,可出现脱水、高钠血症、高渗状态、发热、抽搐等,甚至脑血管意外。

2. 实验室检查

(1) 尿渗透压:为 50 ~ 200mmol/L(正常 600 ~ 800mmol/L),明显低于血浆渗透压,血浆渗透压可高于 300mmol/L(参考值为 280 ~ 295mmol/L)。

(2) 血浆抗利尿激素水平：降低(正常基础值为 1～1.5ng/L)，尤其是禁水和滴注高渗盐水时仍不能升高，提示垂体抗利尿激素储备能力降低。

(3) 禁水试验：是最常用诊断垂体性尿崩症的功能试验。

(4) 颅部及鞍区 CT、磁共振检查：有助于该区域器质性病变的诊断和鉴别诊断。

【鉴别诊断】

1. 中枢性尿崩症、肾性尿崩症和精神性烦渴的鉴别见表 2-5。

表 2-5　中枢性尿崩症、肾性尿崩症和精神性烦渴的鉴别

	中枢性尿崩症	肾性尿崩症	精神性烦渴
发病年龄	多为 20 岁以下	多出生后即有症状	成年人
性别比例	男=女	男性多见	女>男
症状	多尿→多饮	较中枢性尿崩症轻	多饮→多尿
自然病程	持续性多饮多尿	成年后症状减轻	间歇性多饮多尿
病因	下丘脑、垂体损害	家族遗传史	癔症、神经衰弱
随机血 AVP	减低	正常或升高	减低或正常
随机血浆渗透压	轻度升高或正常	轻度升高或正常	低
随机尿渗透压	低	低	低
禁水后血浆渗透压	增高	增高	正常或轻度升高
禁水后尿渗透压	低	低	增高
对 AVP 反应	好	无反应	不好，有时症状加重
对高渗盐水反应	无反应	无反应	好

2. 完全性尿崩症和部分性尿崩症的鉴别见表 2-6。

表 2-6 完全性尿崩症和部分性尿崩症的鉴别

	完全性尿崩症	部分性尿崩症
症状严重程度	较重	较轻
每日尿量	多为 5L 以上	多为 2.5～5L
尿比重	多为 1.001～1.005	可达 1.010～1.014
禁水后反应	尿量无明显减少，尿比重无明显增加，最大尿渗透压不超过血渗透压	尿量可减少，尿比重可增加，但多不超过 1.016，最大尿渗透压可超过血渗透压，尿渗透压/血渗透压大于 1，但小于 1.5
注射加压素后反应	尿量显著减少，尿比重明显上升，尿渗透压增高 50% 以上	尿量进一步减少，尿比重进一步增加，尿渗透压可增加 9%～50%，少数达 60%

【治疗】

1. 治疗的目标是将尿量控制在 2～3L/d 并减少夜间的尿量。对中枢性尿崩症的治疗主要是采用加压素治疗，但要注意在中枢性尿崩症治疗过程中加压素使用过量而造成低钠血症。常用的药物如下。

(1) 水剂加压素：尿崩症可用激素替代治疗。水剂血管加压素 5～10U 皮下注射，作用可持续 3～6 小时，这种制剂常用于意识不清的继发于脑外伤或神经外科术后起病的尿崩症患者的最初治疗。因其药效短，可识别神经垂体功能恢复的情况。

(2) 粉剂尿崩症：赖氨酸加压素是一种鼻腔喷雾剂，使用一次可产生 4～6 小时抗利尿作用。在呼吸道感染或过敏性鼻炎时，鼻腔黏膜水肿，对此类药物吸收减少。在这种情况下和意识丧失的尿崩症患者，应皮下注射脱氨加压素。

（3）加压素：加压素是鞣酸加压素制剂，每毫升含 5U，从 0.1ml 开始，可根据每日尿量情况逐步增加到 0.5～0.7ml/次，注射一次可维持 3～5 天，深部肌内注射。注射前充分混匀，过量引起水中毒。

（4）人工合成 DDAVP（1-脱氨-8-右旋-精氨酸血管加压素 desmopresssin，商品名弥凝片）：DDAVP 增加了抗利尿作用，而缩血管作用只有 AVP 的 1/400，抗利尿与升压作用之比为 4000∶1，作用时间达 12～24 小时，是目前最理想的抗利尿剂。片剂 0.1～0.2，一日 2～3 次口服或鼻内给药 10～20μg，大多数患者具有 12～24 小时的抗利尿作用。

2. 肾性尿崩症的治疗：继发性尿崩症应首先考虑病因治疗，要找出对 ADH 抵抗的原因，如纠正电解质紊乱（低钾血症和高钙血症）和停用某些药物（含锂的制剂、地美环素）。如果以上的措施无效，可采用双氢克尿塞（患儿每天 2mg/kg；成年人每次 25～50mg，3 次/天），服药过程中应限制钠盐摄入，同时应补充钾。阿米洛利（amiloride）可以用治疗锂剂中毒所致的尿崩症。

3. 其他口服药物：卡马西平能刺激 ADH 的分泌，0.1g/次，3 次/天。注意肝损害、白细胞减少、头晕、恶心等并发症。

（林　梅　张木勋　余学锋）

十一、抗利尿激素分泌失调综合征

抗利尿激素分泌失调综合征（SIADH）是指内源性抗利尿激素分泌异常增多，从而导致水潴留、尿钠浓度升高以及稀释性低钠血症等为特征的综合征。

【病因及分类】

病因多样，主要包括：①恶性肿瘤：肺燕麦细胞癌，约占 80%。其他常见的肿瘤还有十二指肠癌、胰腺癌、胸腺癌、淋巴瘤、前列腺癌、霍奇金病和输尿管癌等。②肺部非肿瘤性疾病：见于结核及其他肺部感染性疾病。③神经系统病变：可见于细菌或病毒性脑炎与脑膜炎、头颅外伤、脑脓肿、吉兰-巴雷综合征、外周神经病变、蛛网膜下腔或硬膜下出血等。④药物：垂体后叶素、去氨加压素、缩宫素、长春新碱、长春化碱、顺铂、氯磺丙脲、噻嗪类利尿剂、氯贝丁酯(安妥明)、尼古丁、环磷酰胺、麻醉剂、氟哌啶醇、巴比妥、单胺氧化酶抑制剂、三环类抗抑郁药和卡马西平等。⑤内分泌疾病：主要见于甲状腺功能减退症与原发性肾上腺皮质功能减退症。⑥其他：二尖瓣狭窄分离术后，因左心房压力骤减刺激容量感受器，可反射性地使 ADH 分泌增多；红斑狼疮、系统性硬化、艾滋病和烧伤等也可导致 SIADH；部分患者无明确病因可查，可能系肾小管对 ADH 的敏感性增加所致，称为特发性 SIADH。

【临床表现】

患者的症状与体征取决于血钠降低的程度与速度。当血钠>125mmol/L 时，一般无任何表现；血钠为 115 ~ 125mmol/L 时，可出现厌食、恶心、呕吐、头痛和疲乏不适等症状；血钠<115mmol/L，患者产生意识障碍、易激、肌无力、抽搐等表现；如果血钠在 110mmol/L 以下，患者大多进入昏迷状态，直至死亡。

原发病的表现：有肺部疾患者多有咳嗽、咳痰、气喘、呼吸困难及发热等表现。恶性肿瘤疾病可有局部症状和转移病灶的表现。中枢神经系统疾病可有头痛、恶心、呕吐，严重者有意识障碍等。

【实验室检查】

1. 血钠：一般低于 130mmol/L。血氯往往降低，其程度与血钠相平行。

2. 血渗透压：低于 270mmol/L。

3. 尿钠：大于 30mmol/L。

4. 尿素氮、肌酐大多低于正常水平，血尿酸与白蛋白往往降低。

5. 测定抗利尿激素(ADH)值：显示不适当高分泌倾向(正常基础值为 1 ~ 1.5ng/L)。

【诊断与鉴别诊断】

（一）具体的诊断流程见图 2-7

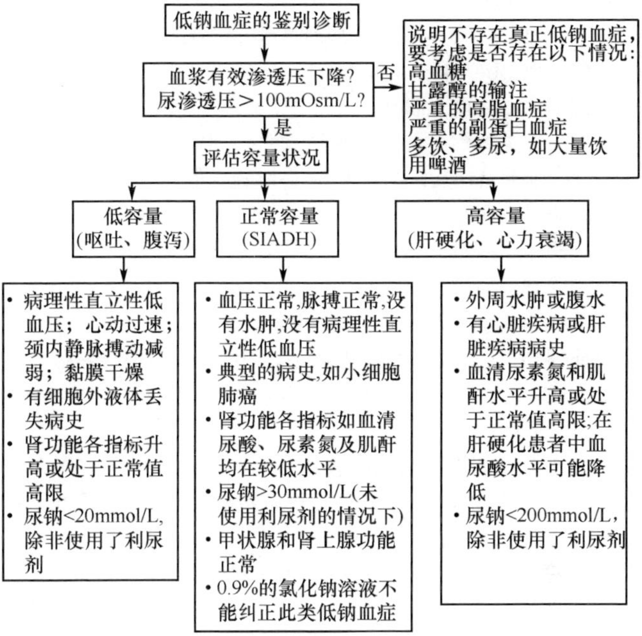

图 2-7　SIADH 的鉴别诊断

（二）抗利尿激素分泌异常综合征诊断的主要依据

1. 主要依据

（1）低血钠（<135mmol/L）并伴有血渗透压<275mmol/L。

（2）尿渗透压>100mmol/L。

（3）有关原发病（如脑部疾病、肺部疾病、恶性肿瘤）或用药史。

（4）无水肿性疾病（心力衰竭、肝硬化、肾病综合征）及血浆容量的减少（如直立性低血压、颈内静脉搏动减弱、腋部干燥）。

（5）在日常正常摄盐和近期没有使用利尿剂的情况下，尿钠的浓度>40mmol/L)。

(6)甲状腺及肾上腺功能正常。

2. 次要依据

(1)血尿酸<200μmol/L,尿酸排泄分数>12%(正常为5%)。

(2)血 BUN<4.5mmol/L。

(3)血 Cr<80μmol/L。

(4)低钠血症不能通过输注0.9% NaCl 纠正。

(5)血浆 ADH 不适当升高(血渗透压低而 ADH 升高):尿渗透压超过血浆渗透压。

(三)鉴别诊断

排除其他原因引起的低钠血症:肾失钠所低钠血症(肾上腺皮质功能减退、失盐性肾病、原发性醛固酮增多症、Fanconi 综合征、利尿剂)、胃肠道消化液丢失、甲减、心力衰竭、脑性盐耗综合征。

【治疗】

主要是纠正低血钠和防止体液容量过多。要严格限制入水量,适当补钠以提高血渗透压与血钠浓度,积极寻找并治疗原发病(图2-8)。

1. 病因治疗:及时查找病因,力争对因治疗。

2. 纠正水负荷过多和低钠血症:严格限制入水量是治疗的关键。每天限制在500~800ml,使血钠水平达130mmol/L以上。当血钠>120mmol/L时,摄水量控制在800ml/d。血钠<120mmol/L时,应严格限制入水量,并给予3%氯化钠溶液200~500ml,每6小时1次,使血钠含量达125mmol/L以上。治疗中要避免血钠上升过快,使血钠上升的速度维持在每小时1~2mmol/L,第一个24小时内血钠升高幅度不能超过12mmol/L,48小时内不超过18mmol/L,以防出现脑桥脱髓鞘病变。

3. ADH 分泌抑制剂和(或)活性拮抗剂:地美环素(去甲金霉素)可阻碍 ADH 对肾小管的水重吸收作用,限制摄水量仍难以控制的 SIADH 可考虑使用。该药可导致氮质血症,但停药后即可消失。锂盐也可阻碍 ADH 对肾小管的作用,但毒性较大,使用时应慎重。

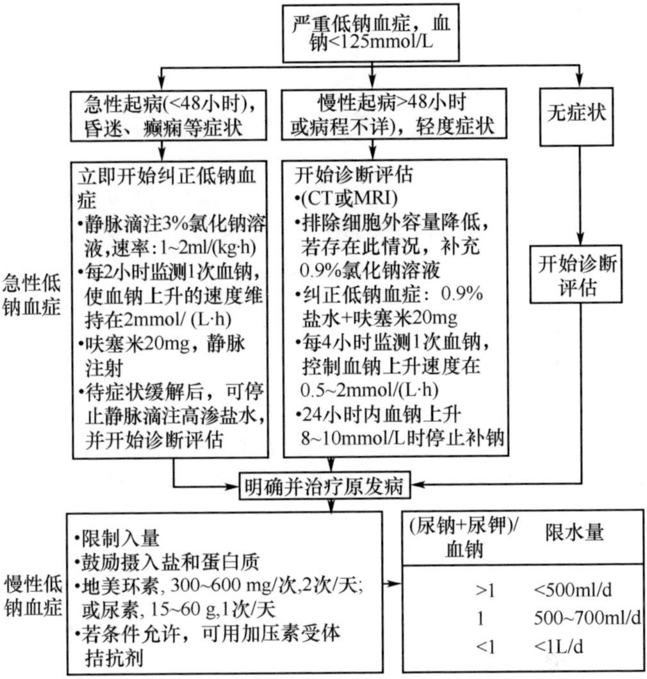

图 2-8　SIADH 相关的低钠血症的治疗流程

4. 对症治疗:抽搐的患者应同时给予抗惊厥治疗。对于伴有昏迷的患者要注意防治感染。严重水中毒者可静脉注射呋塞米 20 ~ 40mg,以避免心脏负荷过重。

（林　梅　张木勋　马德琳　余学锋）

第三章　甲状腺疾病

一、甲状腺解剖及生理简介

（一）组织和解剖

正常成年人的甲状腺位于喉及甲状软骨的前下方，紧贴在气管第3、4软骨环前面，由左、右两侧叶及两叶间的峡部组成，重15～25g。侧叶后方通常有4枚甲状旁腺，其内侧有喉返神经通过。甲状腺血流量极为丰富，每克组织的血流5～7ml/min，如有甲状腺功能亢进症（甲亢），血流量可数倍增加。其左、右上动脉起源于颈外动脉，左、右下动脉来自锁骨下动脉，血流经颈内静脉、无名静脉回流至心脏。甲状腺受来自颈交感神经节的交感神经和迷走神经纤维支配。甲状腺主要由大小不一的球形滤泡组成，内存胶质。此外，尚有C细胞或称滤泡旁细胞，能分泌降钙素。

（二）甲状腺激素的合成、转运和代谢

1. 合成：人均每天由胃肠道吸收无机碘150～300μg，入血循环后其中30%～50%为甲状腺所摄取。甲状腺激素经如下步骤合成。

（1）碘的摄取：为一耗能过程，需有Na^+-K^+-ATP酶的参与，是控制甲状腺激素合成的关键步骤，在缺碘、TSH和病理情况下，甲状腺刺激免疫球蛋白（TSI）可加强碘的摄取，甲状腺内的碘化物浓度是血液中浓度的25～50倍。位于滤泡上皮细胞底部的钠-碘同向转运体（NIS），借助钠泵活动所提供的Na^+内向浓度势能，实现碘的继发性主动转运。

（2）碘化物氧化：碘化物被甲状腺滤泡上皮细胞摄取后，在过氧化酶作用下氧化成为I_2（活性碘或I^+），I_2立即与酪氨酸结合成碘化酪氨酸。

（3）酪氨酸碘化和碘化酪氨酸的偶联作用：①I_2 立即与甲状腺球蛋白分子上的酪氨酰基结合，形成单碘酪氨酸（MIT）。②碘化酪氨酸在过氧化酶的作用下，MIT 和二碘酪氨酸（DIT）偶联成 T_3，DIT 和 DIT 偶联成 T_4，并储存于胶质中。

（4）甲状腺球蛋白的分解和甲状腺激素的释放：在 TSH 的作用下，进入滤泡细胞的胶滴由蛋白酶分解，甲状腺球蛋白释放出 T_3、T_4，以及 DIT 和 MIT。亦可进入血液，但大部分碘化酪氨酸被脱碘，脱下之碘可重被利用。

甲状腺是内源性 T_4 的唯一来源，而 T_3 则约 80% 由甲状腺外组织（尤其是肝、肾）在 5′-脱碘酶的作用下 T_4 转化而来。

2. 转运和代谢

（1）转运：合成的甲状腺激素进入血液后，99% 以上与血浆蛋白结合。其中 T_4 约 75% 与甲状腺激素结合球蛋白（TBG）、15% 与甲状腺激素结合前白蛋白（TBPA）、10% 与白蛋白结合；T_3 主要与 TBG 结合，且较松散，故易被利用产生生物效应。血浆中与蛋白质结合的甲状腺激素浓度不仅取决于产量，还与结合蛋白质的含量有关。任何使 TBG 增加的因素（如妊娠、服用雌激素、遗传性血浆蛋白过高等）都会使结合的甲状腺激素增加，反之使 TBG 减少的因素（如服用糖皮质激素、肾病综合征、遗传性血浆蛋白过低等）将使结合的甲状腺激素减少。

（2）代谢

1）肠肝循环及其在粪中的排泄：血中 T_3、T_4 经肝细胞进入胆汁，随之流入肠道后，一部分随粪便排出体外，另一部分又被吸收。被吸收的 T_3、T_4 或被机体代谢分解，或又进入肝脏，如此构成肠肝循环现象。正常人从粪便中排出 T_4 的量因人而异，故甲状腺功能减退症（甲减）患者每天甲状腺激素补充的所需量除与甲减严重程度有关外，亦与其在甲状腺激素的肠肝循环和在粪便中排泄量不同有关。

2）与葡萄糖醛酸及硫酸相结合：T_4 在肝脏中主要与葡萄糖醛酸结合（GT_4），T_3 主要与硫酸结合（ST_3）。GT_4 在肠道中由细菌作用，部分又被重吸收，形成甲状腺激素肠肝循环，小部

分以 FT_4 形式从粪便中排出体外，ST_3 则以结合形式从肠道吸收，经血循环到全身，再经历上述的代谢途径。

3) T_3、T_4 在外周组织（特别是肝、肾）的代谢：①T_4 主要经脱碘酶作用进行代谢。30%～40% T_4 经内环 5-脱碘而生成 T_3，约占总 T_3 来源的 80%，40% 内环 5-脱碘而形成无活性的 T_3。②游离的甲状腺激素主要是 T_3 进入靶细胞核后，通过与核中特异的 T_3 受体结合而产生生物效应。T_4 在体内的半衰期约 7 日，而 T_3 仅约 1 日。

（三）甲状腺激素的生理作用

1. 产热作用：甲状腺激素能加速体内细胞氧化反应的速度，从而使产热增加。因而甲亢患者多怕热，甲减患者都怕冷。甲状腺激素加强产热的机制可能是由于甲状腺激素首先诱导细胞膜上 Na^+-K^+-ATP 酶的合成，使线粒体的能量代谢活动增强，氧化磷酸化作用加强，于是，氧耗和产热增加。

2. 调节生长、发育及组织分化：甲状腺激素对生长发育的影响与年龄成反比，年龄愈小，缺甲状腺激素对生长发育受阻的影响愈明显。胎儿、出生不久的新生儿甲状腺激素不足，会导致呆小病（或称克汀病），患儿小而呆。垂体前叶合成 GH 时需要 T_4 才能使 GH 产生最大的生理效应。某些机体组织的生长发育特别需要甲状腺激素，如皮肤、骨骼等。

3. 对三大物质代谢的影响

（1）蛋白质代谢：甲状腺激素的基本作用是诱导新的蛋白质（包括特殊酶系）的合成。但甲状腺激素过多时，蛋白质分解，呈负氮平衡。

（2）脂肪代谢：甲状腺激素促进脂肪的合成和降解，以后者更为明显。甲亢时血胆固醇和三酰甘油降低，主要是因为降解加速，甲减时则常增高，主要是因为分解减慢。

（3）糖代谢：甲状腺激素对糖代谢有多方面的影响。主要通过调节儿茶酚胺及胰岛素对糖原的作用。小剂量甲状腺激素可增加糖原合成，大剂量则促进糖原分解。甲状腺激素尚可促进葡萄糖及半乳糖在肠道的吸收，故口服葡萄糖后常出现血糖升高，甲状腺激素可诱发或加重糖尿病。

4. 对水和电解质代谢的影响：甲状腺激素具有利尿作用。甲减有黏液性水肿时，细胞间液增多，体内水钠潴留。甲状腺激素可兴奋破骨细胞和成骨细胞，尤对前者的作用强，故甲亢时出现骨质脱钙、尿钙、磷排泄增加。

5. 对其他各系统的影响：详见“甲状腺功能亢进症”章节。

（袁 刚 余学锋 张木勋）

二、单纯性甲状腺肿

单纯性甲状腺肿(simple goiter)亦称非毒性甲状腺肿(non-toxic goiter)，是因缺碘、致甲状腺肿物质或因先天性甲状腺激素合成酶缺陷等原因所致的甲状腺代偿性肿大，不伴甲状腺功能异常表现。

【病因】

1. 缺碘或碘相对不足：缺碘是引起地方性甲状腺肿的主要原因，但长期过多摄碘也可因阻碍碘的有机化，使甲状腺激素合成发生障碍而引起本病。青春发育期、妊娠、哺乳等因碘相对不足亦可导致本病。

2. 致甲状腺肿物质：过多摄入某些含硫氰酸盐的食物，如萝卜、白菜、大豆等或其他(如硫脲类、磺胺类、锂、过氯酸钾等)具有抑制甲状腺激素合成的药物，使甲状腺激素合成障碍，引起甲状腺肿大。

3. 先天性甲状腺激素合成障碍：家族性甲状腺肿的原因是由于遗传性某些甲状腺激素合成酶缺陷造成的甲状腺激素合成障碍，或因缺乏水解酶使甲状腺激素从甲状腺球蛋白中分离释放困难，这些原因均可导致甲状腺肿。

4. 硒缺乏。

5. 碘过多。

【病理】

本病甲状腺组织学改变因病因或病期不同而有一定差异。早期甲状腺呈弥漫性轻或中度增生肿大、血管增多、腺细胞肥大,但保持原来轮廓。久病或病变反复加重与缓解,甲状腺组织则出现不规则的增生与再生,从而形成结节。

【诊断】

本病除甲状腺肿大外,常无其他症状。甲状腺早期多呈弥漫性轻度或中度肿大,质软、无压痛;后期可形成多结节肿大,质变硬。明显的肿大可引起邻近器官的压迫症状,如压迫气管可引起咳嗽和呼吸困难,压迫食管可引起吞咽困难,压迫喉返神经则可引起声音嘶哑。有结节性肿大者可因结节内突然出血而出现疼痛,使结节明显增大加重压迫症状。有些呈多结节性肿大者可出现自主性功能亢进,即多结节性甲状腺肿伴甲亢。地方性甲状腺肿,如严重缺碘可出现地方性呆小病;与此相反,若过多摄碘可诱发碘甲亢。

甲状腺功能检查一般正常,T_4 正常或稍低,T_3 正常或略高。甲状腺^{131}I 摄取率常高于正常,但高峰不提前。高敏度TSH(sTSH)测定正常。碘营养评价,尿碘低于50μg/g Cr,提示缺碘。

【鉴别诊断】

本病应与慢性淋巴细胞性甲状腺炎鉴别,因后者也可仅表现为甲状腺肿大,但质韧如橡皮或较硬,甲状腺球蛋白抗体(TGAb)、抗甲状腺过氧化物酶抗体(TPOAb)常明显增高,甲状腺针刺活检,可资鉴别。

【治疗】

单纯性甲状腺肿的治疗主要取决于病因。

1. 补碘治疗:因缺碘所致者,应补碘剂,地方性甲状腺肿应用碘剂进行防治。

2. 如能查明导致甲状腺肿的物质,则对应治疗。

3. 目前对单纯性甲状腺肿以观察为主,不主张采取特殊的治疗。

4. 本病一般不采用手术治疗,但当发生压迫症状,或疑有甲状腺癌者或大结节与混合型合并坏死、囊性变、出血及其他退行性变者可做甲状腺切除术。B超证实甲状腺肿钙化者或甲状腺肿合并甲亢者也可手术治疗。术后需长期补充甲状腺激素治疗，以免复发。若不适用于手术治疗者可采用放射性碘治疗，行功能性切除，可以使肿大的甲状腺的体积缩小30%～50%。

（袁　刚　余学锋　张木勋）

三、甲状腺功能亢进症

甲状腺功能亢进症（hyperthyroidism，简称甲亢）系由多种病因引起的甲状腺功能增强，甲状腺激素分泌过多所致的临床综合征。其中Graves病（简称GD）又称毒性弥漫性甲状肿或Basedow病，是甲亢中最常见的一种，属器官特异性自身免疫性疾病。由于甲状腺激素分泌过多，造成机体神经、循环、消化等系统兴奋性增高，代谢亢进等。GD患者可伴有浸润性突眼，少数伴胫前黏液性水肿及指端粗厚。本节重点阐述GD。

【病因】

病因和发病机制尚未完全阐明，近代研究与下列因素有关：

（一）遗传因素

1. 与HLA的某些易感基因有关，但有地区和种族差异，如高加索白人中HLA-A1、B8、DR3，日本人HLA～B35以及国外华人HLA-BW46阳性者本病发生率高。在免疫应答中GD的发生与GM基因有关。

2. GD患者本人或其直系亲属中易患自身免疫性甲状腺疾病或其他自身免疫性疾病。

3. 单卵双生者本病的共显率高达30%～60%，而异卵双生者仅3%～9%。

（二）自身免疫反应

1. 体液免疫：GD患者血清中可检出TSH受体抗体，包括：

（1）甲状腺刺激性抗体（thyroid stimulating antibodies，TSAb）。

（2）甲状腺刺激阻断型抗体，又称TSH结合抑制免疫球蛋白（TSH-binding inhibitor immunoglobuling，TBII）。

近年来研究证明,不同程度的TSAb和TBII及其相互作用导致自身免疫性甲状腺疾病(包括GD)的各种病理生理变化。其证据有:

1) 未治疗的GD患者,TSAb阳性率可高达90%以上,其中大多数TBII亦阳性,并在治疗缓解后减低或转阴。

2) TSAb或TBII阳性的GD患者若停用抗甲状腺药治疗,则复发率较高。

3) GD复发时,TSAb及TBII活性可再度增高。

4) TSAb或TBII阳性的孕妇分娩后,其新生儿可发生GD。

5) GD患者亲属中TBII阳性人群,当发生GD时,TSAb活性明显增高。

2. 细胞免疫:GD存在T细胞亚群紊乱。

(1) 外周血液中淋巴细胞绝对值和百分比增高。

(2) 淋巴组织(如淋巴结、胸腺和脾脏):有淋巴组织增生。

(3) 肿大的甲状腺和眼球后组织有大量淋巴细胞和浆细胞浸润,甲状腺局部有合成分泌促甲状腺受体抗体(TRAb)的淋巴细胞浸润及大量积聚,同时也发现GD患者甲状腺静脉血中TRAb活性较外周静脉血高。

这些都提示甲状腺是GD器官特异自身抗体的主要制造场所,而且存在Ts细胞功能缺陷。

(三) 环境因素

环境因素(应激、感染、创伤等)作为一种诱因作用于免疫系统。

1. 可引起抑制性T淋巴细胞(Ts细胞)的功能和数量减低,加重特异性Ts细胞的损害,从而减低了对甲状腺辅助性T淋巴细胞(Th细胞)的抑制。

2. 特异B淋巴细胞在特异Th细胞的辅助下,产生一组异质性免疫球蛋白,大量自身抗体TSAb和TBII的作用导致甲状腺激素生产过多和甲状腺抗原表达增强而发生GD。

【病理】

1. 甲状腺:多呈不同程度的弥漫性、对称性蝶形肿大,质较柔软,血管丰富,充血扩张,呈鲜牛肉样;滤泡间组织中有淋巴样组织增生,可形成淋巴滤泡或出现淋巴组织生发中心。

2. 眼:突眼者,球后组织常有脂肪、淋巴细胞、浆细胞浸润,纤维组织增多,黏多糖沉积和透明质酸增多,眼肌水肿增大,纹理模糊,透明性变,断裂与破坏。

3. 胫前黏液性水肿:较少见,病变皮肤光镜下见黏蛋白样透明质酸沉积,多有肥大细胞、吞噬细胞及成纤维细胞浸润。电镜下见大量微纤维伴糖蛋白及酸性糖胺聚糖沉积。

4. 非特异性病变累及多种组织。

【诊断】

本病好发于青、壮年女性,男女之比为1:(4~6)。多数起病较缓慢。老年和小儿患者临床表现常不典型。典型者有下列临床表现。

(一) T_3、T_4 分泌增多综合征

1. 高代谢综合征:因怕热、多汗、低热,疲乏无力,食欲亢进而体重减轻。

2. 中枢神经综合征:神经过敏、多言好动、紧张焦虑、烦躁易怒、失眠,偶有(尤其在老年人)寡言抑郁、表情淡漠、双手平伸细速震颤。

3. 心血管系统症状

(1) 自觉心悸、胸闷、气短。

(2) 体征有:①心动过速,常为窦性,多在100次/分以上,静息或入睡时仍快。②心尖部第一心音亢进,常有Ⅰ~Ⅱ级收缩期杂音。③心律失常,以房性期前收缩(房早)多见,可发展成阵发或持续性心房颤动(房颤)或心房扑动(房扑)偶见房室传导阻滞(AVB)。④心脏扩大,可加重心脏负荷,发生心力衰竭(心衰)时以右心衰多见。⑤脉压增大。

4. 消化系统症状

(1) 食多、消瘦,老年甲亢可表现食欲减退、厌食。

(2) 因胃肠蠕动增快,便次增多,呈糊状,不伴腹痛。

(3) 重症甲亢可有肝大及肝功能损害,偶有黄疸。

5. 骨骼肌肉系统症状:多数患者有肌无力及肌肉萎缩。甲亢肌病可表现出下列病症。

(1) 急性甲亢肌病:罕见,起病急、病情重、主要表现为延髓麻痹,如发音不清、呼吸肌麻痹、吞咽困难等。

(2) 慢性甲亢肌病:较多见,起病缓慢,首先受累的主要是肩胛与骨盆带近躯体肌群,表现为上肢持物无力,下肢蹲、坐时起立困难。

(3) 甲亢性周期性麻痹:较多见,多见于东方国家的年轻男性患者,发作时血钾降低,但尿钾不增多,可能由于钾过多地转移至细胞内(主要是肝、骨骼肌)所致,与甲亢时甲状腺激素增加 Na^+-K^+-ATP 酶活性有关。

(4) 少数 GD 患者伴重症肌无力,此与二者同属自身免疫性疾病有关。

(5) 特发性炎性肌病。

(6) 突眼性眼肌麻痹。

以上前 3 种症状与甲状腺激素增高有关,甲亢控制后可消失,第四种与甲状腺激素无关。此外,本病可引起骨质疏松症。

6. 皮肤毛发与肢端症状:皮肤温暖湿润、光滑细腻,缺乏皱纹。颜面潮红或呈红斑样改变,手掌红疹。皮肤色素加深或色素减退,毛发稀疏脱落,白癜风或斑秃。甲状腺皮肤病常发生在小腿的前面侧面,出现非感染的深粉色或紫色的硬化斑块。还可有甲状腺肢端病。

7. 其他系统症状:女性常月经量减少或闭经,男性阳痿;皮质醇半衰期缩短,葡萄糖耐量受损;过多甲状腺激素刺激儿茶酚胺受体使患者呈交感神经亢进征象;周围血白细胞总数常偏低,淋巴细胞绝对值和百分比增高,血小板寿命较短,有时可出现紫癜。

(二) 甲状腺肿大

多呈不同程度的弥漫性、对称性蝶性肿大,质较柔软;可有甲状腺部位震颤或血管杂音,是诊断本病的重要体征。甲状腺肿大程度与甲亢轻重无明显关系。

(三) 眼征

1. 非浸润性突眼:又称良性突眼,占极大数,多无自觉症状。眼征包括:①突眼,突眼度一般 <18mm(正常 <16mm)。

②眼裂增大。③瞬目减少。④双眼聚合能力欠佳。⑤眼下看时上端白色巩膜外露。⑥眼上看时前额皮肤无皱纹。⑦上睑挛缩。⑧惊恐眼神。这些眼征主要与甲亢时因交感神经兴奋，眼外肌群和上睑肌群张力增高所致，甲亢控制后能自行恢复，预后良好。

2. 浸润性突眼：见“甲亢特殊临床表现的诊断与治疗”。

（四）实验室检查

1. 血清促甲状腺激素和甲状腺激素：一般甲亢时 TSH <0.1mU/L，敏感 THS（sTHS）是公认的诊断甲亢的首选指标，可应用于甲亢的筛查。血清游离三碘甲腺原氨酸（FT_3）和游离甲状腺素（FT_4）升高，正常值 FT_3 为 3～6pmol/L，FT_4 为 9～25pmol/L。各实验室略有差异。FT_3、FT_4 能直接反映甲状腺功能状态，其敏感性和特异性均明显优于血清总三碘甲腺原氨酸（TT_3）、总甲状腺素（TT_4）。

2. 血清总三碘甲腺原氨酸和总甲状腺素升高，正常值 TT_3 为 1.54～3.08nmol/L（100～200mg/dl），TT_4 为 51.6～154.8nmol/L（4～12μg/dl）（CPBA 法）。各实验室亦有差异。TT_3 中有 99.5%、TT_4 中有 99.95% 与血清中的球蛋白结合，其中主要与 TBG 结合，故 T_3、T_4 与蛋白结合总量均受 TBG 的影响，分析结果时必须注意。TT_4 是判定甲状腺功能最基本的筛选指标；TT_3 为诊断甲亢较敏感的指标，是诊断 T_3 型甲亢的特异性指标。老年淡漠型甲亢、甲亢伴其他较重的慢性疾病时 TT_3 可不高，应予注意。

3. 血清反 T_3（reverse T_3，rT_3）升高，rT_3 无生物活性，主要在外周组织由 T_4 转变而来。少数甲亢初期或复发早期仅有 rT_3 升高而可作为较敏感的指标。有严重营养不良或某些较重的全身疾病时，可出现 TT_3 明显降低，rT_3 明显增高。为低 T_3 综合征（甲状腺功能正常的病态综合征）的主要指标。

4. 甲状腺自身抗体：甲状腺刺激抗体（TSAb）是 Graves 病的致病性抗体，在 GD 中的检出率可高达 80%～95%，该抗体阳性的甲亢的病因为 Graves 病。如存在甲亢，TSH 受体抗体（TRAb）阳性可视为 TSAb 阳性，可作为判断 Graves 病预后和抗甲亢药物治疗停药的指标。

5. 甲状腺摄^{131}I率：甲亢时摄取率增高，高峰提前，诊断的符合率可达90%。但需注意下列事项：

(1) 缺碘，女性长期使用避孕药物时亦可升高，但一般高峰不提前。

(2) 富含碘的食物、药物(包括中药)以及抗甲状腺药物等均可使之降低。

(3) 本法不能反映甲亢病情的严重程度与治疗中的病情变化。

(4) 孕妇和哺乳的妇女禁用。

【鉴别诊断】

根据临床表现及实验室检查，诊断一般不难。但早期轻型、特殊类型的本病，及老年或小儿患GD时，诊断更需依据实验室的检查。此外甲亢诊断成立后，GD应与其他病因的甲亢，如多结节性甲状腺肿伴甲亢、自主性高功能性甲状腺腺瘤性甲亢、甲状腺癌性甲亢、碘甲亢、垂体性甲亢、甲状腺炎[亚急性、慢性淋巴细胞性甲性腺炎(桥本病)、放射性甲状腺炎性甲亢]、药源性甲亢等相鉴别。

1. 单纯性甲状腺肿：无甲亢症状，^{131}I摄取率虽增高，但高峰不提前，TT_3、TT_4正常或TT_3偏高，sTSH正常。

2. 神经官能症：有与甲亢相似的神经精神症状，但无甲亢的高代谢综合征、突眼及甲状腺肿，甲状腺功能检查均正常。

3. 其他疾病：消瘦、低热应与结核、癌症鉴别，心律失常应与风湿性心脏病、冠状动脉硬化性心脏病及心肌病鉴别，单侧突眼应与眶内肿瘤鉴别。

【治疗】

(一) 一般治疗

1. 消除精神紧张和心理上的负担，避免情绪波动，初治阶段可适当休息。

2. 饮食宜三高饮食：高能量、高蛋白、高维生素等。

3. 对症和支持疗法：如交感神经兴奋、心动过速可用β受体阻滞剂，失眠可用艾司唑仑等镇静药物，过度消瘦可经静脉补充营养液等。

4. 低碘饮食。

5. 戒烟。

（二）甲亢的治疗

1. 抗甲状腺药物

（1）常用药物：主要有甲硫氧咪唑（MMI）和丙硫氧嘧啶（PTU）。由于 PTU 有潜在的严重肝脏毒性，大多数甲亢患者的药物治疗首选 MMI，除非是在妊娠的最初 3 个月。

（2）作用机制：①通过抑制过氧化酶活化，使无机碘氧化为活性碘减少，阻止甲状腺激素合成。②PTU 还可抑制 T_4 在外周组织中转化为 T_3。③有轻度抑制免疫球蛋白生成，使 TSAb 下降的作用。

（3）适应证：①病情轻，甲状腺肿较轻者。②年龄在 20 岁以下、孕妇、年迈体弱者，或合并严重心、肝、肾等病者不宜手术者。③术前准备。④甲状腺手术后复发而又不宜用 ^{131}I 放疗者。⑤做 ^{131}I 放疗前后的辅助治疗。

（4）剂量与疗程：长期治疗分下列三期。

1）初治期：MMI 30～45mg/d 或 PTU 300～450mg/d，分 3 次口服，至甲亢症状基本消失，FT_3（或 TT_3）、FT_4（或 TT_4）恢复正常即可进入减量期。

2）减量期：每 3～4 周减量 1 次，每次减量 MMI 5～10mg/d，PTU 50～100mg/d。待症状消失、体征明显好转后减至最小维持量，如 MMI 5～10mg/d、PTU 50～100mg/d 进入维持期。

3）维持期：上述最小维持量维持 1～1.5 年，停药前维持量还可减半。

上述长期治疗中如无严重不良反应不能任意中断治疗。停药使甲状腺缩小及 TRAb 阴性者复发率低，反之，则复发率高。

（5）治疗中的注意事项

1）减量或维持期间病情又有加重，可适当再加大抗甲状腺药物剂量；如症状缓解甲状腺肿加重或突眼恶化（此点有争论），可加用小剂量的甲状腺片 20～40mg/d，或 L-T_4 50～

100μg/d。

2）Graves 病是一种自身免疫性疾病，确诊但尚未用抗甲状腺药物前，不少病例常白细胞总数较低（$<4\times10^9$/L），此非药物所致，仍可小心试用中等剂量的抗甲状腺药物，加用升白细胞药物，严密观察，绝大多数患者白细胞总数可增至正常。亦可加用肾上腺糖皮质激素。

3）抗甲状腺药物的不良反应：①粒细胞减少：MMI 较 PTU 多见，多发生在最初用药后 2～3 个月内，故治疗初期每 1～2 周、以后每 2～4 周查白细胞总数及分类，若白细胞总数降至 3.0×10^9/L 或中性粒细胞降至 1.5×10^9/L 时，应减少抗甲状腺药物用量，并加用升白细胞药物，严密观察。如继续下降应停药，最好做骨髓检查，以了解造血功能。在众多的升白细胞药物中，糖皮质激素作用较好，要注意防治继发感染。②药疹：较为常见，轻者可用抗组胺药物，严重者停药。③肝功能损害：MMI 多导致胆汁淤积，PTU 多导致肝炎型损害并有致死报道。

（6）停药与复发问题：经上述有规则长期治疗，轻、中度 GD 患者的缓解率 50%～60%，其余则常在停药后 3 个月至 1 年内复发。停药时除临床表现及甲状腺激素和 TSH 正常外，血清 TSAb 或 TRAb 明显下降或转阴则是减少复发的关键。

2. 放射性碘治疗（见《中国甲状腺疾病诊治指南 2007 年版》）

（1）适应证：①成人 Graves 甲亢伴甲状腺肿大Ⅱ度以上。②ATD 治疗失败或过敏。③甲亢手术后复发。④甲状腺毒症心脏病或甲亢伴其他病因的心脏病。⑤甲亢合并白细胞和（或）血小板减少或全血细胞减少。⑥老年甲亢。⑦甲亢合并糖尿病。⑧毒性多结节性甲状腺肿。⑨自主功能性甲状腺结节合并甲亢。

（2）相对适应证：①青少年和儿童甲亢，用 ATD 治疗失败、拒绝手术或有手术禁忌证。②甲亢合并肝、肾等脏器功能损害。③Graves 眼病，对轻度和稳定期的中、重度病例可单用 ^{131}I 治疗甲亢，对病情处于进展期患者，可在 ^{131}I 治疗前后加用泼尼松。

（3）禁忌证：妊娠和哺乳期妇女。

3. 手术治疗

(1) 适应证:①中、重度甲亢,长期治疗无效,或停药后易复发,或对抗甲状腺药物有严重不良反应不能使用者。②甲状腺明显肿大,尤伴有压迫症状者。③结节性甲状腺肿伴功能亢进者。④胸骨后甲状腺肿伴甲亢者。⑤不愿长期服药而盼迅速控制病情者。⑥疑与甲状腺癌并存者。⑦儿童甲亢药物控制不佳者。⑧妊娠期甲亢药物控制不佳者,可在妊娠中期手术治疗。

(2) 禁忌证:①伴严重浸润性突眼者。②有较重心、肝、肾等疾病不宜手术者。③伴早、晚期妊娠者。

4. 其他抗甲状腺药物

(1) 碘剂:碘剂不宜长期用于甲亢的治疗,仅用于:①甲亢手术前准备。②甲亢危象的抢救。当前有些人常用富含碘的中草药治疗甲亢,应予注意和否定。

(2) 过氯酸钾和碳酸锂:可阻止甲状腺摄取碘,减少甲状腺激素的合成与释放,但疗效差,不良反应大,偶可短期用于对硫脲类或咪唑类药物有严重反应的甲亢患者。

(袁　刚　余学锋　张木勋)

四、甲亢特殊临床表现的诊断与治疗

甲状腺危象

甲状腺危象(thyroid storm)是指甲亢未能及时有效地得到控制的患者,在某种诱因作用下病情急剧恶化,危及生命的状态。

【诱因】

1. 感染:以急性呼吸道感染最为常见。

2. 外科手术:即使像阑尾炎切除术、产钳引产、拔牙等小手术亦可引发危象,特别是甲亢术前准备不充分的次全切除术。

3. 神经、精神因素:也是常见的诱因。

4. 放射性^{131}I治疗：重症甲亢^{131}I放疗中5%～10%的患者可有甲亢加重，少数可出现危象。

5. 其他诱因：如甲状腺过度挤压、突然停用抗甲状腺药物等。

6. 无诱因者：常见于重症甲亢病例。

【发病机制】

甲状腺危象发病机制未完全阐明，较多学者认为有以下两点：

1. 单位时间内甲状腺激素分泌和释放过多：危象几乎均发生在甲亢未被控制的患者身上，因上述诱因致使单位时间内甲状腺激素分泌和释放过多。

2. 肾上腺皮质功能减退：甲亢患者肾上腺皮质储备功能不足，一旦发生甲状腺危象易致功能衰竭。甲状腺危象中的不少诱因和某些症状与肾上腺皮质危象相似，糖皮质激素在甲状腺危象的治疗中有良好疗效也支持本观点。

【诊断】

1. 多数患者原有甲亢病史，且未得到有效控制。

2. 发热：多数患者有高热或超高热，皮肤湿润，大汗淋漓。

3. 心血管症状：心动过速，一般在120～140次/分或更快，心律失常（室上性心动过速、房颤、房扑），可发展为心衰、休克。

4. 神经、精神症状：多数患者有烦躁、焦虑、幻觉、震颤，严重患者可出现谵妄、惊厥、昏迷。少数老年人呈"淡漠"型，表现为淡漠、反应迟钝、嗜睡、腱反射消失或减弱，可成恶病质或木僵状态。

5. 胃肠道症状：食欲减退、恶心、呕吐及腹泻，因伴大量出汗易致严重失水，不少患者可有黄疸和肝功能异常。

6. 实验室检查：血清TT_4增高，但并不异于一般甲亢患者。少数患者由于TBG浓度下降使TT_3、TT_4下降，此时测FT_3、FT_4更有价值。有些患者可能有黄疸和肝功能异常。

【治疗】

1. 快速抑制T_3、T_4合成：因PTU兼有抑制T_4向T_3转化，故首选PTU，首剂600mg，口服或由胃灌入，如无PTU可用MMI

60mg；以后每次 PTU 200mg、MMI 20mg，每日 3 次，口服。待危象消除后改用常规剂量。

2. 阻止甲状腺激素释放：服用抗甲状腺药 1～2 小时后，用碘化钾，首剂 30～60 滴，以后 5～10 滴，每 8 小时 1 次，口服或由胃管灌入，或碘化钠 0.5～1.0g 加 5% 葡萄糖盐水 500ml 中，缓慢静脉滴注 12～24 小时，视病情好转后逐渐减量，危象消除即可停用。

3. 降低周围组织对甲状腺激素反应：应用肾上腺素阻滞药普萘洛尔，若无心功能不全，40～80mg，每 6～8 小时口服 1 次，或 2～3mg 加于 5% 葡萄糖盐水 250ml 中缓慢静脉滴注，同时密切注意心率、血压变化。一旦危象解除改用常规剂量。

4. 拮抗应激：可用氢化可的松 100mg 或地塞米松 2mg 加入 5% 葡萄糖盐水 500ml 中静脉滴注，每天可用 2～3 次。危象解除后可停用或改用波尼松（强的松）小剂量口服，维持数日。

5. 寻找和去除诱因，抗感染、监护各重要器官功能和防治各种并发症。

6. 支持和对症治疗。

（1）吸氧：视病情需要给氧。

（2）镇静药的应用：可选用或交替使用地西泮 10mg，肌内注射或静脉注射，或苯巴比妥钠 0.1g 肌内注射，10% 水合氯醛 10～15ml 灌肠，必要时可用人工冬眠Ⅱ号半量或全量肌内注射。

（3）积极物理降温：冰袋，酒精擦澡，冷 0.9% 氯化钠溶液保留灌肠，输入低温液体等。

（4）纠正水、电解质紊乱：一般予 5% 葡萄糖盐水，24 小时内可输入 2000～3000ml，根据血钾、尿量合理补钾。

7. 如上述治疗的效果不满意，可采用血液透析与血浆置换，以迅速降低血浆甲状腺激素的水平。

甲状腺毒症性心脏病

甲状腺毒症性心脏病（thyrotoxic heart disease，亦称甲亢心）是指甲状腺功能亢进时，过量的甲状腺激素对心脏的直接毒性作用或间接影响,引起心脏扩大、心力衰竭、心律失常和心绞痛等一系列心血管症状和体征的一种内分泌代谢紊乱性心脏病。

【发生率及其促进因素】

甲亢心的发生率各家报道不一,国外报道约 10%,国内报道 23%~25%。甲亢心的发生率与甲亢患者的下列因素有关。

1. 多见于男性,与患者的年龄呈正相关,<40 岁与>40 岁的甲亢年龄组比较,后者是前者的 2~3 倍。

2. 与甲亢的病情和病程呈正相关。

【诊断】

(一) 临床表现

甲亢症状常不典型,尤其在老年甲亢患者,可以心血管系统的某一症状为其突出的主要表现。

1. 心律失常:甲亢心的心律失常可表现为多种形式,如频发房早、房颤、房扑和 AVB 等,但以房颤为最常见,占 50%~70%。有人在统计孤立性房颤的病因分析中发现 1/3 是由甲亢所致。其特点常由频发房早发展到阵发房颤,最后发展到持续性房颤。房颤时心室率快,大多在 120 次/分以上(此点与冠心病房颤时心室率较慢不同),一般不伴有左心衰及肺淤血等征象。对洋地黄减慢心室率(或转为窦性心律)反应差,易中毒。也不宜电复律纠正,甲亢控制后多能自行消失。

2. 心脏扩大:多为轻、中度增大(不如扩张型心肌病明显)。X 线透视下,可见扩大的心脏心搏快而有力。

3. 心力衰竭:甲亢心发生心衰时,可表现为全心衰,但多以右心衰为主,常四肢温暖,脉压大,测定循环时间正常抑或缩短,对洋地黄疗效差,易中毒。多数表现为高排性心衰,在甲亢控制后容易纠正;少数表现为低排性心衰(心脏泵衰竭),治疗较为棘手。

4. 甲亢心的某些特殊临床表现

(1) 甲亢合并缺血性心脏病:①可表现为心绞痛或心肌梗死,机制不甚明了。可能与冠状动脉痉挛、栓塞、微循环障碍、舒张压降低、舒张期时间缩短等引起冠状动脉供血不足、乳酸蓄积及甲亢时心脏病耗氧量明显增高有关。冠状动脉(冠脉)造影常未见异常。②其心绞痛的特点为:休息时痛,特别卧位时发心绞痛(约占甲亢心心绞痛的75%);心绞痛发展迅速而甲亢控制后心绞痛缓解或消失。

(2) 甲亢合并二尖瓣脱垂(MVP):国外报道甲亢并MVP高达42.5%,多为暂时性,随甲亢痊愈而消失,机制不明。当甲亢患者出现胸痛、气短或极度忧虑等神经、精神症状,特别是在心前区听到非喷射性喀喇音时,要高度怀疑MVP的存在,应进行超声心动图检查。

(3) 甲亢合并缓慢心率:近10年来有关这方面的报道并不少见,如甲亢合并病态窦房结综合征、窦房阻滞、AVB等。其机制可能与甲亢同时合并心肌病变,引起心脏传导组织的水肿、淋巴细胞浸润等有关。

(二) 诊断标准

一般能符合下列几点者可以确诊:①甲亢诊断明确。②有上述一项或一项以上的心脏异常。③能排除其他病因的心脏病。④甲亢控制后心脏异常消失或明显好转。

【甲亢心的防治】

积极有效地治愈甲亢是防止甲亢心发生和发展的主要措施。在并发甲亢心时,可采取下列措施。

1. 控制甲亢的治疗:以抗甲状腺药物、^{131}I放疗为宜。应首先给予足量的抗甲状腺药物,控制甲状腺功能至正常。然后再给予^{131}I放疗,具体剂量要根据患者的心功能状况而定,因为^{131}I所导致的甲状腺组织破坏会释放大量的甲状腺激素而加重心脏的病变;必要时可以加用普萘洛尔以控制心动过速。

2. 心衰治疗:洋地黄宜小剂量、多次使用,用短效剂型(如毒毛花苷K、毛花苷C),以防止中毒反应。

3. 控制心律失常:房颤、快速心室率为有效控制易诱发心衰。

(1) β受体阻滞药有较好疗效,但因其有抑制心室收缩力的作用而有诱发或加重心衰的可能。因此,应慎用并严密监测,可与小剂量、快速、短效的强心药合用,或选用对心肌抑制作用较弱的药物,如美托洛尔、比索洛尔。

(2) 最近有文献报道甲亢房颤时选用胺碘酮有较好疗效。该药本身是一种抗心律失常药,同时因含有大剂量碘剂,经甲状腺摄取后能抑制甲状腺激素的合成(Wolff-Chaikoff 效应)和释放,在肝脏内阻止 T_4 转化成 T_3,从而减少对心脏的影响。但疗程不能过长(一般只用 2 ~ 3 周),否则会失去上述作用,且对以后用抗甲状腺药物治疗甲亢造成困难。

(3) 也有用钙拮抗药(如维拉帕米)治疗甲亢房颤取得良好疗效的报道。

妊娠伴甲状腺功能亢进症

无论甲亢治疗期间合并妊娠还是妊娠期间患甲亢,皆为妊娠伴甲亢,诊断和治疗有其一定特点。

【诊断】

1. 正常妊娠时,由于垂体生理性肥大和胎盘绒毛促甲状腺激素分泌过多,使甲状腺活性增强,出现某些代谢亢进表现。如怕热、心衰、食欲增大,甲状腺亦可轻度肿大,称为绒毛膜促性腺激素(hCG)相关性甲亢。妊娠时因为雌激素增高而导致 TBG 的成倍增加,可致 TT_4 明显增高、TT_3 轻度增高。因此妊娠早期伴轻、中度甲亢诊断有时较困难。

2. 下列各项有助妊娠伴甲亢的诊断

(1) 静息或入睡时心率仍>100 次/分。

(2) 有的患者可表现为顽固性呕吐。

(3) 如有胫前黏液性水肿、浸润性突眼、甲亢指端粗厚,不但有助于甲亢诊断,而且提示为 Graves 病。

(4) 实验室检查对诊断甲亢有价值的有:①在 sTSH 正常或降低的情况下,FT_4、TT_4 仍明显增高。②FT_3、TT_3 增高有助于 T_3 型甲亢的诊断。③TRAb 阳性。

【治疗】

有效地控制孕妇甲亢,对孕妇、胎儿及新生儿都十分重要。治疗包括药物和手术,^{131}I 放疗属禁忌。

（一）抗甲状腺药物治疗

1. 妊娠早期首选 PTU，虽然 PTU 可通过胎盘，但因其与血浆蛋白结合率高，通过胎盘的量明显小于 MMI。有研究发现其通过胎盘的量仅为 MMI 的 1/5～1/4，但有个体差异。

2. 由于有 PTU 导致致死性肝功能损害的报道，故在妊娠中晚期推荐使用 MMI，因为此时胎儿甲状腺已经开始分泌甲状腺激素。若肝功能正常者亦可使用 PTU，肝功能异常者推荐使用 MMI，用最小有效剂量维持甲状腺功能在正常偏高。

3. PTU 不在乳汁中聚集，故产后 PTU 治疗的产妇仍可喂奶，建议每次喂奶后服药。

（二）β 受体阻滞药

妊娠伴甲亢是否使用 β 受体阻滞药存在争论。有人认为 β 受体阻滞药与自发性流产有关，可引起胎儿生长发育迟缓、产程延长（造成宫口扩张延缓）、新生儿中枢神经抑制状态和心动过缓，故应慎用。

（三）补充小剂量甲状腺激素

不主张在妊娠期使用甲状腺激素。原因是甲状腺激素通过胎盘量极少，因此补充甲状腺激素不能防止孕妇甲减及 PTU 引起的胎儿甲减；相反，补充甲状腺激素后掩盖了孕妇甲减，误导医生维持和增加 PTU 剂量。

（四）手术治疗

对抗甲状腺药高度过敏或治疗失败病例，可考虑手术治疗，时间应选择在妊娠中期（第 4～6 个月）。碘剂做术前准备时，因碘剂能通过胎盘，引起胎儿甲状腺肿大（甲肿）或甲减，出生时可引起新生儿窒息而死亡，故应快速准备，及时手术。术后应补充小剂量甲状腺激素。

（五）HCG 相关性甲亢无需治疗

内分泌浸润性突眼

内分泌浸润性突眼（endocrine infiltrative exophthalmos），又称为恶性突眼；如见于甲状腺功能正常者，则称 Graves 眼病。

与甲状腺激素无关,目前认为其也属一种自身免疫性疾病。

【病因】

发病机制尚未完全阐明,近年来的研究认为与下列机制有关。

1. 体液免疫:本病一般认为系自身免疫性疾病,眼部可能存在与 Graves 病相似的体液免疫基础。最近研究发现眼窝组织内存在脏器特异性抗原,血清中已检出眼外肌的 64kDa 蛋白及其特异性抗体,推测该蛋白与突眼发病有关。

2. 细胞免疫:患者眼外肌内浸润的 T 细胞有识别眼外肌抗原的功能,能刺激 T 细胞增生和产生移动抑制因子。约有半数患者存有抗体依赖性细胞介导的细胞毒作用。自然杀伤细胞活性多低下,故自身抗体生成亢进。

3. 球后成纤维细胞的作用:胰岛素生成因子-1(IGF-1)和成纤维细胞生成因子(FGF)有刺激成纤维细胞的作用。免疫组化染色证明,本征患者眼外肌、脂肪细胞、炎症浸润细胞中存在 IGF-I,考虑与发病有关,成纤维细胞活性增强与突眼有密切关系,使黏多糖、胶原、糖蛋白分泌增多,尤前者吸水性较强,使脂肪组织、眼外肌间质水肿。

【诊断】

1. 恶性突眼病较少见,约占 Graves 病的 5%,男性相对多于女性,如甲状腺功能正常者,则称 Graves 眼病。

2. 有或无(如 Graves 眼病)其他的甲亢临床表现。

3. 眼征:常有视力疲劳、异物感、怕光、流泪、复视,甚至视力减退。因眼外肌麻痹而使视野缩小。突眼度一般在 19mm 以上,有时可高达 30mm,两眼突眼程度可不等,可仅一侧突眼。严重突眼者因结膜、角膜外露易引起充血、水肿、溃疡、眼球炎,或者视神经损害以致失明。

4. 实验室检查:同普通型 Graves 病。即使甲状腺功能正常,但可看见某些异常改变:①T_3 抑制试验不能被抑制,TRH 兴奋试验不能被兴奋。②甲状腺增大或有结节。③TRAb 阳性。

5. 应行眶后 CT 或 MRI 检查以排除眶内肿瘤。另外,要排除甲状腺结节性疾病、中枢神经或脑神经病变、糖尿病性单神经病变等。

【治疗】

1. 一般治疗：戒烟、高枕睡眠，低盐饮食，适当使用利尿药。充血、水肿者可交替滴用抗生素及皮质激素眼药水。异物感者滴甲基纤维素眼药水可减轻眼局部刺激症状。外出戴茶色眼镜。上睑挛缩、凝视者滴5%胍乙啶眼药水。眼睑不能闭合者使用眼罩，夜睡时涂抗生素眼膏。结膜水泡样膨出时暂时缝合上下眼睑。

2. 甲亢治疗推荐使用抗甲状腺药物治疗，能否使用^{131}I放疗或手术治疗有争议。在用抗甲状腺药物治疗中可加用免疫抑制药。可加用小剂量甲状腺激素以防止药物性甲减导致的TSH增高，可能对突眼有利。

3. 糖皮质激素：目前多推荐使用甲泼尼龙冲击治疗，500～1000mg静脉注射每日或隔日1次，共3次。亦可用口服泼尼松，起始剂量要大（60～80mg/d，甚至更大），连用1～3个月，见效后逐渐减量，不能骤停，疗程常为3个月以上，或眼球后注射甲泼尼龙10mg，每月1～2次，可提高疗效，减少激素用量。应注意不良反应和严格的无菌操作。

4. 抗CD20淋巴细胞药物。

5. 上述治疗无效者可使用环孢素、血浆置换疗法。

6. 有报道，浸润性突眼患者局部IGF-1浓度增高，用长效生长抑素奥曲肽有良好疗效。

7. 以上治疗无效或不能耐受者可做眶后放疗：如影响视力者可考虑做眶部手术减压术。

8. 病情稳定后，持续复视者可眼科矫正手术。

（袁　刚　余学锋　张木勋）

五、甲状腺功能减退症

甲状腺功能减退症（hypothyroidism，简称甲减）是指由多种原因引起的甲状腺激素合成、分泌或生物效应不足，导致以全身新陈代谢率降低为特征的内分泌疾病。本病如始于胎儿期或婴儿期时称为克汀病或呆小病；始于性发育前儿童称为幼儿型甲减，严重者称为幼年黏液性水肿；成年发病则称为甲减，严重时称为黏液性水肿。按病变部位可分为甲状腺性、垂体性、下丘脑性和受体性甲减。

【病因】

病因有多种，以甲状腺性最多见，其次为垂体性，下丘脑性及甲状腺激素受体性少见。

1. 甲状腺性甲减：占90%以上，大多数因后天获得性甲状腺组织遭破坏，由遗传因素引起甲状腺激素酶系失常者少见，其病因可为：①炎症，如免疫反应或病毒感染等所致，桥本甲状腺炎是自发性甲减中最常见的病因。②放疗，常见于^{131}I放疗后。③甲状腺大部或全部手术切除后。④严重缺碘或长期过度摄碘。⑤某些单价阴离子，如含SCN^-、ClO_4^-、NO_3^-的盐类，以及含硫氢基前体的食物均可抑制甲状腺摄碘，引起甲状腺肿或甲减。⑥某些遗传因素引起的甲减。⑦其他原因等。

2. 垂体性甲减：由于垂体疾病引起TSH不足而发生继发性甲减，其病因可由肿瘤、手术、放疗和产后垂体缺血坏死所致，后者腺垂体被广泛破坏。多表现为多种垂体促靶腺激素分泌减少。

3. 下丘脑性甲减：TRH分泌不足可致TSH及甲状腺激素分泌功能低下而引起三发性甲减。病因可由下丘脑肿瘤、炎症、肉芽肿和放疗等所致。

4. 受体性甲减（亦称甲状腺激素抵抗综合征）：少见。特点是体内靶组织器官对甲状腺激素的反应降低或丧失，分为全身型、周围型和中枢型。除中枢型外，血中T_3、T_4多正常或增高，临床表现为明显的甲减综合征。

5. 消耗性甲减：可发生于患血管瘤或其他肿瘤的儿童和体外循环心脏手术患者。

6. 医源性甲减。

【病理】

（一）甲状腺

因病因不同：①萎缩性病变，多见于慢性淋巴细胞性（桥本）甲状腺炎，早期腺体内有大量淋巴细胞、浆细胞等炎性浸润，然后腺泡受毁代以纤维组织，残余腺泡细胞变小，腺泡内胶质显著减少。放疗和术后的甲减患者甲状腺亦明显萎缩。继发性甲减患者也表现出上述程度较轻的变化。先天性甲状腺激素合成障碍甲减者，则甲状腺增生肥大。②甲状腺肿大伴多发性结节者多见于地方性甲状腺肿，因缺碘所致；桥本甲状腺炎后期也可伴结节；药物所致者，腺体多呈代偿性弥漫性肿大。

（二）垂体

甲状腺性甲减者因甲状腺激素减少使 TSH 细胞增生肥大，嗜碱性细胞变性，久之腺垂体增大，甚或发生腺瘤，可同时伴有高催乳性血症。垂体性甲减者，其垂体萎缩，有肿瘤或肉芽等病变。

（三）其他

1. 皮肤：角化，真皮层有黏多糖沉积，有黏液性水肿形成。

2. 肌肉：骨骼肌、平滑肌、心肌均有间质水肿，肌纹理消失，肌纤维肿胀断裂等。

3. 心脏：常扩大、间质水肿，可有心包积液。另外值得关注的是甲减的患者可出现血清总胆固醇和 LDL 水平的升高，导致动脉粥样硬化和冠心病的发生。

4. 肾脏：可有肾小球、肾小管基膜增厚而出现蛋白尿。

5. 脑：脑细胞萎缩、胶质化和灶性衰变。

6. 其他脏器：①肝有水肿，肝小叶中央性纤维化。②肾脏细胞间有黏多糖沉积，浆膜腔内有黏液性积液。③胃肠黏膜、肾上腺皮质萎缩、睾丸衰变和大血管有动脉硬化。

【诊断】

（一）成年型甲减

成年人甲状腺激素缺乏主要影响代谢和脏器功能，及时诊治多属可逆性。多见于中年女性。

1. 起病缓慢：除手术切除或 ^{131}I 放疗引起的甲减外，多起病缓慢，早期缺乏特征，有的在10年以后方有典型特征。

2. 一般表现：畏寒、少汗、乏力、懒言少动。典型黏液性水肿者呈表情淡漠、面色苍白、水肿。皮肤干燥、增厚、粗糙、脱屑，踝部呈非凹陷性水肿，毛发干燥稀疏。因贫血或胡萝卜素血症，手足掌呈姜黄色。体重增加。

3. 神经、精神系统：嗜睡、记忆力及智力低下、反应迟钝、精神抑郁，有些呈神经质表现，严重者发展为猜疑性精神分裂症。后期多痴呆、幻觉、木僵或昏迷，20%～25%的重症患者可发生惊厥。因黏液蛋白沉积可致小脑功能障碍，呈共济失调、眼球震颤等，跟腱反射减退。

4. 心血管系统：心动过缓(<60次/分)、心音低弱、心界扩大，超声心动图常提示心包积液，一般为高蛋白浆液性渗出物，很少发生心脏压迫症状。也可发生心肌病变，心排血量减少，但心脏耗氧量亦相应减少，故发生心绞痛与心力衰竭者罕见(参见第三章六、甲状腺功能减退心脏病)。

5. 消化系统：食欲减退、腹胀、便秘，严重者可出现麻痹性肠梗阻。可有肝功能异常，表现为天冬氨酸氨基转移酶(AST)、乳酸脱氢酶(LDH)、肌酸磷酸激酶(CPK)增高，易误诊为心肌梗死。

6. 其他系统：性欲减退，男性阳痿，女性不育。女性可有月经紊乱，约1/3的患者可有溢乳、呼吸困难、嗓音嘶哑、听力损伤。如原发性甲减伴自身免疫性所致的肾上腺皮质功能减退和1型糖尿病，称为Schmidt综合征。由于肌无力，可出现肌肉阵发性短暂性疼痛、痉挛或强直，黏液性水肿患者可伴关节病变。因代谢低下，胃酸缺乏或维生素B_{12}吸收障碍，2/3的甲减患者可有轻、中度正色素性或低色素性小红细胞型贫血，少数患者有恶性贫血。

7. 甲减性危象(参见第三章七、甲状腺功能减退昏迷)。

（二）呆小病

1. 新生儿：有下列表现时应注意甲减可能，少哭笑、反应迟钝、活动少、体温低、厌食、便秘、黄疸时间延长、体格智力发育差。

2. 典型的呆小病：外貌丑陋、表现呆滞、面色苍黄、皮肤粗厚多皱褶、前额多皱纹、唇厚、流涎、舌大常外伸、两眼距宽、四肢粗短、身材矮小、腹饱满膨大伴脐疝、骨骼(牙)发育差、性器官发育延迟。

地方性呆小病典型呈三组综合征:

(1) 神经型:脑发育障碍、智力低下、聋哑、生活不能自理。

(2) 黏液性水肿型:以代谢障碍为主。

(3) 混合型:兼有两型表现。

(三) 幼年型甲减

介与成人型和呆小病之间。幼儿多表现为呆小症,较大儿童则与成年型相似。

(四) 甲减的实验室检查

1. 血清 TSH(或 sTSH)升高

(1) 是甲状腺性甲减最早、最敏感的改变,多>10U/L。

(2) 在怀疑原发性甲减的患者中,若 TSH 正常则可以排除原发性甲减;若 THS 明显升高(>20U/L)则可确诊为甲减。

(3) 若血清 TSH 轻度升高(<20U/L),既可能是非甲状腺疾病所致,也可能是亚临床甲减(指的是甲状腺功能受损但 TSH 的分泌增加,从而能维持 T_4 在正常的范围内。这些患者可能仅有非特异性的甲减症状,血总胆固醇和 LDL 的水平轻度升高,要测定 T_4 以明确诊断)。

2. 血清 TT_3 或 FT_3 下降:仅见于甲减后期或重症者。

3. 血清 TT_4 或 FT_4 降低:早于 TT_3 或 FT_3 的下降。

4. 血清 rT_3 明显降低:有助对“低 T_3 综合征”的鉴别。

5. 甲状腺摄^{131}I 率低下。

6. TRH 兴奋试验可判定垂体性或下丘脑性甲减,垂体性甲减 TSH 无反应;下丘脑性甲减的患者 TSH 呈延迟升高。

7. 过氯酸钾排泌碘试验:阳性见于 TPO 缺陷所致的甲减和 Pendred 综合征(以甲状腺肿大、先天性感觉神经性耳聋和碘的有机化障碍为主要特征的常染色体隐性遗传病),现多用候选基因突变分析代替过氯酸钾排泌碘试验。

8. 抗体测定:抗甲状腺球蛋白抗体和抗微粒体抗体阳性、

效价增高者,考虑病因与自身免疫有关。

9. 一般检查:甲减患者常呈轻、中度贫血,多数呈正细胞正色素性,部分呈小细胞低色素性,少数呈大细胞高色素性贫血。甲状腺性甲减者常伴有高脂血症,表现为血清总胆固醇和三酰甘油水平的升高。也有的患者会出现肌酸激酶的升高。

【鉴别诊断】

甲状腺功能减退症诊断思路见图 3-1(《中国甲状腺疾病诊治指南 2007 年版》)。

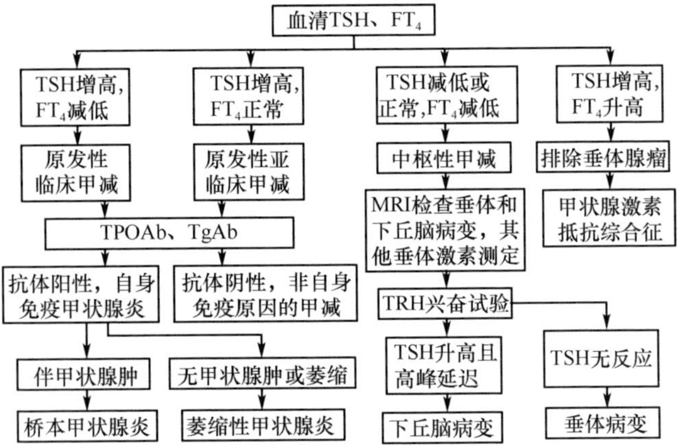

图 3-1 甲状腺功能减退症诊断思路

TSH. 促甲状腺素;FT_4. 游离 T_4;甲减. 甲状腺功能减退症;TPOAb. 甲状腺过氧化物酶抗体;TgAb. 甲状腺球蛋白抗体;TRH. 促甲状腺激素释放激素

1. 确诊甲减者,进一步按上述检查鉴定病变部位,并尽可能做出病因诊断。

2. 伴垂体增大、高催乳素血症者,应排除催乳素瘤。甲状腺性甲减伴溢乳甚至垂体增大者,补充甲状腺激素治疗后可恢复正常。

3. 早期轻型甲减多不典型,易被漏诊或误诊为贫血、肾炎、特发性水肿、冠心病等。还应排除某些慢性疾病,如肝硬化、肾炎等低血浆蛋白所致的低 T_3 综合征。后者低 T_3、高 rT_3、TSH 正常是其特点。

【治疗】

1. 替代治疗：治疗的目标是维持 TSH 水平在正常范围，若不能以 TSH 作为衡量指标（如垂体和下丘脑疾病所致的继发性甲减），目标则为 T_4 水平维持在正常范围。无论何种甲减均需甲状腺激素治疗，永久性者需终身服药。开始用量和最佳维持量应个体化。常用制剂：①左甲状腺素钠（L-T_4），作用较长（$t_{1/2}$ 为 7 日）而稳定，列为首选，起始剂量为 25 ~ 50μg/d，1 次/日；每 1 ~ 2 周增加 25μg，在第一次随访前的剂量不要超过 100μg/d。在起始治疗后 4 ~ 6 周要测定 TSH 和甲状腺激素的水平，并根据 TSH 的水平来调整 L-T_4 的剂量，每 4 ~ 6 周调整剂量 1 次，每次增加的剂量≤25μg/d。②甲状腺片目前基本不推荐使用，因其口服吸收缓慢，生物效应不稳定，起始剂量为 10 ~ 20mg/d，视病情每周增加为 10 ~ 20mg/d，维持量为 60 ~ 180mg/d。③对外周型甲状腺激素抵抗综合征，宜补充较大剂量的甲状腺激素。④对于 Graves 病治疗后导致的甲减，治疗剂量应减少（75 ~ 125μg/d）。亚临床甲减的治疗：若出现以下表现之一，则应对轻度甲减的患者采用 L-T_4 治疗：①有甲减的症状；②甲状腺肿大；③高胆固醇血症；④妊娠；⑤血清 TSH >10U/L。

2. 对症治疗：有贫血者应补充铁剂、维生素 B_{12}、叶酸等。

3. 病因治疗及预防：有些病因的甲减，如碘、手术、^{131}I 放疗通过早期防治可减少发病；对抗甲状腺药物引起的药物性甲减，通过及时调整剂量可以避免；胎儿、新生儿的甲减应大力通过筛选诊断，及时给予治疗。

（袁　刚　余学锋　张木勋）

六、甲状腺功能减退心脏病

甲状腺功能减退心脏病（简称甲减心）并不少见，常因甲状腺激素不足或缺如而引起代谢障碍。临床主要表现为甲减症状和心脏的异常改变,如心包积液、心脏扩大、心律失常和心功能不全等。

【甲减心的发生率和误诊】

甲减心的发生率国内报道高达55%~66%。成年人甲减病情常隐匿、发展缓慢,临床表现多样化,故临床上有较高的误诊、漏诊率,因而也极易导致误诊和漏诊。

【诊断】

甲减临床表现以临床重型或以某系统症状为主,本文重点阐述心血管方面的特点。

(一)心包积液

发生率高,国外报道为30%~80%,武汉同济医院的资料显示为54%,是甲减性心脏病的主要原因。超声心动图检查心包积液比X线敏感。积液清亮呈草黄色,胆固醇、蛋白质含量极高,红、白细胞少见。积液量多少不一,多者可达数升。但由于积液积聚缓慢,心包逐渐扩张,一般不引起心脏压塞症状。形成心包积液的机制与毛细血管通透性增加、局部淋巴液回流缓慢、黏多糖堆积以及全身的水钠潴留等因素有关。

(二)心肌病变

临床检查、X线检查证实有心脏增大,超声心动图检查无心包积液时,可能系心肌病引起的心室扩张。甲减心病理学检查外观苍白、松软、扩张;镜检可见心肌纤维水肿、变性、坏死、纤维化、间质水肿、含有过多的黏多糖和蛋白质。

(三)甲减心血流动力学改变

甲减心血流动力学研究表明,心排血量减少,心脏射血指数比正常人平均减少47%,但总的耗氧量亦减少37%,外周阻力正常或轻度增加。动物实验研究证明,甲减大冠状动脉血流量和心肌耗氧量成正比例地减少。因此,临床上很少认为甲减心患者会出现心功能不全。甲减心的机制还未十分明了,近年来研究认为是由于心肌儿茶酚胺的受体减少所致。最近的研究指出,甲减时因心肌肌质网功能和肌凝蛋白的三磷腺苷

(ATP)酶活性降低所致;离体甲减兔发现心肌肌质网中 Ca^{2+}-ATP 的摄取和转运降低,而 Ca^{2+}-ATP 是促使肌纤维蛋白向肌凝蛋白滑动,产生心肌收缩的主要物质之一,据此解释甲减心心肌收缩力的减弱。

(四) 甲减心检查

1. 心电图(ECG)改变:甲减心 ECG 检查几乎均有异常改变。典型的变化为窦性心动过缓,QRS 波低电压,T 波低平或倒置。此外少数可出现 P 波低电压,PR 或 QT 间期延长,偶见不完全或完全性右束支传导阻滞等。P 波或 QRS 波低电压、T 波低平或倒置可由心包积液引起,如积液消失后仍然存在,则提示为甲减所致的继发性心肌损害;若用甲状腺激素治疗后不能恢复正常,则提示为永久性心肌损害或合并有冠心病。

2. 心功能检查:甲减病例在上述检查无明显心脏异常时,非创伤性收缩时间间期(STI)测定可发现收缩前间期(PEP)延长、左心室射血时间(LVET)缩短、PEP/LVET 比值增高,但为可逆性改变,甲状腺激素治疗后可以恢复正常。STI 为一敏感指标,有助于早期发现甲减心。

(五) 甲减心与冠心病及其鉴别诊断

甲减患者因脂质代谢紊乱易产生高脂血症,近年来的研究证明,甲减时由于红细胞内 2,3-二磷酸甘油酸水平降低,导致携带氧功能障碍,黏多糖代谢异常,因此甲减患者易患冠心病。在武汉同济医院的病例中,曾有患者发生典型的心绞痛,经 ECG 证实有明显的心肌缺血性改变,但经甲状腺激素补充治疗后症状明显好转,最后心绞痛消失,ECG 完全恢复正常的病例。国外亦有不少报道,甲减心伴心绞痛者经冠脉造影未见有冠状动脉狭窄的依据。甲减心发生心绞痛的机制可能因甲减导致心肌组织供氧不足,心肌缺氧导致代谢不全引起,因此二者鉴别在临床治疗和判断预后上甚为重要。

【诊断标准】

1. 甲减诊断明确。

2. 有下列 1 项或 1 项以上的心脏异常改变:①明显的心律失常。②低电压。③心肌损害。④心脏扩大或心包积液。

3. 能排除其他原因的心脏病。

4. 甲状腺激素治疗后多数痊愈或显著好转。

【治疗】

包括病因治疗和对症治疗。

甲减的特效治疗是应用甲状腺激素，甲减心时应强调从小剂量开始(尤其在老年人)，逐渐增加剂量，症状明显改善后改服每天维持量，终身服用。一般开始剂量为甲状腺激素20mg/d或L-T_4 100μg/d，最后可达80～120mg/d或L-T_4 150～300μg/d。不少文献报道甲减心患者经甲状腺激素治疗后，随甲减的好转，原来异常的心功能、贫血、高血脂等均可恢复正常。

甲减心患者因胃酸缺乏和(或)月经过多、甲状腺激素不足、骨髓造血功能受到抑制以及因胃内因子缺乏，可造成缺铁性、正常细胞性或大细胞性贫血。一般多为轻、中度贫血，明显贫血时应加用铁剂、叶酸、维生素B_{12}或肝制剂。

甲减心患者多有水钠潴留，血清钠浓度降低，倾向于稀释性低钠血症，主要补充甲状腺激素治疗，其次应适当限制水分摄入，若静脉滴注输液时应不含钠溶液。

甲减心出现心功能不全时，因对洋地黄的耐受性很差，仅可考虑用小剂量快速、短效的强心药(如毒毛花苷K、毛花苷C)治疗。

(袁　刚　余学锋　张木勋)

七、甲状腺功能减退昏迷

甲状腺功能减退昏迷亦称为黏液性水肿昏迷，甲减尤其是临床重型甲减(黏液性水肿)在某些诱因下，特别在寒冷的冬季节，可导致体温过低、二氧化碳潴留、大脑功能障碍甚至昏迷等，称甲减危象。预后差，病死率高达50%。

【诱因】

1. 寒冷：严寒的冬季因外界气温降低，患者对甲状腺激素的需求增加，但又不能代偿性地分泌增加，以致诱发昏迷。

2. 感染：各种感染，尤其是肺炎，应强调的是甲减患者感染时可无发热。

3. 其他：如创伤、手术、麻醉及镇静药、安眠药应用等。

【发病机制】

甲减性昏迷发生机制较为复杂，迄今尚未完全阐明，综合各种意见分述如下。

1. 体温过低：气候寒冷是导致本症的主要诱因。据研究，当体温下降至24℃以下时，体温调节中枢即丧失功能，体温不能自行恢复正常；患者体温下降多不伴有寒战，用加温法可使体温回升。此据说明患者有体温调节中枢衰竭。尸解可发现下丘脑有黏液性水肿的变化和沉淀物，此可能是产生体温过低的一种因素。

2. 二氧化碳潴留：甲减性昏迷时患者并非都有体温过低。本症患者昏迷时常伴有呼吸频率慢而微弱，加上咽喉部黏液水肿，以致阻塞性通气障碍，出现 PCO_2 分压增高，PO_2 分压下降，因此 CO_2 中毒是产生甲减性昏迷的原因之一。

3. 大脑酶系功能障碍：由于甲状腺激素严重的缺乏，使大脑许多重要的酶系统活性下降、功能障碍，因而影响大脑的功能。甲减患者反应迟钝、精神症状及昏迷与大脑酶活性降低有关。

4. 糖代谢障碍：有研究表明甲减性昏迷与患者对糖原的储存功能，以及组织细胞对葡萄糖的吸收利用障碍有关。

5. 低血钠及水肿：甲减患者有水利尿障碍，钠的慢性丧失可引起稀释性低钠血症，可能同时伴有不适当的抗利尿激素（ADH）分泌过多，因此低血钠及水中毒也是引起甲减性昏迷的原因之一。

【诊断】

1. 多数患者原有甲减病史，临床有特征性的黏液性水肿表现。

2. 低体温：80%以上的本症患者都有明显的体温降低，当体温降至34℃以下时必须用实验室温度计测定，以肛温最为准确，以免贻误病情。

3. 神经、精神障碍突出：多数患者昏迷逐渐形成，约1/4病例昏迷前可有癫痫样大发作，开始呈嗜睡状态，异常安静，不说话，严重者呈木僵状态等，数日内即可进入完全昏迷状态。一般昏迷程度深、呼吸微弱、无自主运动、肌张力松弛、腱反射消失，巴宾斯基（Babinski）征阳性。

4. 实验室检查：血清 FT_3、FT_4、TT_3、TT_4 降低，如为甲状腺性甲减，则 TSH 明显增高（为最敏感指标）；血电解质测定多数表现血钠、氯降低，血钾降低、正常或偏高，有些患者血糖过低，血气分析示 PCO_2 增高，PO_2 降低；ECG 典型呈窦性心动过缓，肢体导联低电压，T 波低平或倒置。

【治疗】

1. 给氧，保持呼吸道通畅，必要时用人工呼吸器。

2. 甲状腺激素治疗：首选左甲状腺素钠（L-T_4），因患者常伴有周围循环衰竭以及 L-T_4 口服胃吸收不全，故静脉注射作用优于肌内注射或口服，首剂 L-T_4 400～500μg，静脉注射，以后静脉注射 50～100μg/d。如无 L-T_4 制剂，可用 L-T_4 甲状腺片 40～60mg，每 4～6 小时口服 1 次，因其发挥作用所需时间太长，可能会耽误抢救时机。一般选用 L-T_4 制剂经上述剂量和方案治疗，有望使心率、血压、体温及精神状态在 24 小时内迅速得到改善和恢复，待患者清醒后可改为口服，最佳维持剂量因人而异，一般 L-T_4 100～200μg 或甲状腺片 60～120mg/d，分次口服，终身服用。另一种选择是使用碘塞罗宁（T_3）静脉注射或鼻饲，因为黏液水肿性昏迷使 T_4转化成 T_3 的能力受损，但要注意的是剂量过大可引发心律失常。或者将左甲状腺素钠和碘塞罗宁合用。

3. 糖皮质激素：甲减性昏迷时作为针对应激反应，可用氢化可的松 100～300mg/d（或相应量的地塞米松）静脉滴注，待病情好转后迅速减量，数天后停用。

4. 其他治疗：积极控制感染；应注意保暖，但不主张做加温处理；患者存在稀释性低钠血症，无须补充过量液体，尤其静脉补液应予限制。若血钠低于 120mmol/L，可考虑使用袢利尿剂。

（袁　刚　余学锋　张木勋）

八、甲 状 腺 炎

甲状腺组织变性、坏死、增生、渗出等炎症病理改变而引起的一系列临床表现称为甲状腺炎(thyroiditis)。按病因和病程可分为下列四类。

急性化脓性甲状腺炎

急性化脓性甲状腺炎少见。病因是由化脓性细菌血行播散或临近组织感染扩散蔓延到甲状腺所致。临床表现为骤起寒战、高热和甲状腺部位红、肿、热、痛,如脓肿形成有波动感;白细胞总数及中性粒细胞比例增高。治疗用抗菌药物、穿刺或手术切开引流等。

亚急性甲状腺炎

亚急性甲状腺炎(subacute thyroiditis,简称亚甲炎)可能系与病毒感染有关的变态反应性甲状腺暂时性炎症。本病命名甚多,如 De Quervain 甲状腺炎、肉芽肿性甲状腺炎、巨细胞性甲状腺炎,直至 1970 年被公认命名为亚急性甲状腺炎。

【病因】

亚甲炎病因尚未完全阐明,多数人认为与病毒感染有关,近年来有人提出自身免疫反应可能亦起一定作用。证据有以下几点。

1. 本病发病前患者常有上呼吸道感染史,尤其是某些病毒的感染。

2. 患者血清中存在某些病毒抗体,其效价滴度与病期相一致。常见的有柯萨奇病毒、腮腺炎病毒,其次为腺病毒、流感病毒等。但在本病患者甲状腺组织切片中迄今未能找到病毒包涵体或重复培养出病毒。

3. 近年来有人发现部分亚甲炎患者有自身免疫抗体存在,如 TGAb、TPOAb 滴定度增加,但为暂时性,一般几个月后自行消失。此种现象是由于亚甲炎时,甲状腺滤泡细胞被破坏,释放出甲状腺抗原所致。近来有人研究发现中国人、日本人的亚甲炎与 HLA-BW35 有关。另有人发现 50 例无痛性甲状腺炎伴甲亢的患者中,有 17 例为典型的亚甲炎,其 71% 的 HLA-BW35(+),认为无痛性亚甲炎的病因是自身免疫反应。

【病理】

甲状腺呈双侧弥漫性或局限性或结节性肿大,质较坚硬。显微镜检病变的甲状腺正常结构被破坏,有单核细胞浸润,突出的病理表现为组织细胞围绕胶体形成“巨细胞”,构成巨细胞病毒,以致甲状腺腺泡为肉芽肿组织所替代,经过几周或几个月,出现再生的滤泡细胞。

【临床表现】

本病多见于青壮年,女多于男。起病形式和病情严重程度不一,不少患者起病时常有上呼吸道感染史。典型病例整个病程大致可经历三个阶段。

1. 早期:多急骤起病,呈畏寒、高热,疲乏无力,食欲减退。病变的甲状腺可一侧或双侧或先一侧后转移到另一侧。由于局部的炎症,甲状腺肿大、坚实、疼痛和压痛,常向颌下、耳后或颈部等放射。病变广泛的亚甲炎,由于从甲状腺滤泡中排出较多的甲状腺激素,临床可呈甲亢症状,由于甲状腺激素反馈抑制 TSH 的分泌,因而 ^{131}I 摄取率或 ^{99m}Tc 扫描显示甲状腺功能明显低下,与血清甲状腺激素浓度增高呈分离现象。此期的 TRH 兴奋试验类似甲亢改变。

2. 中期:当甲状腺滤泡内储存的甲状腺激素逐渐耗竭,血中的甲状腺激素被代谢,而甲状腺实质细胞在尚未修复以前,血清甲状腺激素浓度可降低到甲减的水平,因此临床上也可呈现甲减的表现。此时 TSH 增高,TRH 兴奋试验反应活跃。有统计表明亚甲炎中期甲减的发生率可达 25%。

3. 后期:甲状腺炎症逐渐恢复正常,甲状腺肿或结节逐渐消失,症状逐渐好转。此时甲状腺激素恢复到正常。本病最后导致永久性甲减者罕见。

在轻度或不典型病例中,全身症状轻微,不发热,甲状腺仅轻度肿大、疼痛和触痛,可无甲亢或甲减症状。病程长短不一,可数周至半年,一般 2 ~ 3 个月,有复发倾向。反复发作后可遗留炎性甲状腺结节或永久性甲减。

【诊断与鉴别诊断】

患者有畏寒、发热，短期内甲状腺肿大伴结节，质坚硬、疼痛和压痛，病程中，早、中期分别出现甲亢和甲减的临床表现，甲状腺激素增高，^{131}I 摄取率或^{99m}Tc 扫描显示功能降低，红细胞沉降率（血沉）明显增快，诊断可确立。当甲状腺局部症状不明显（无痛性亚甲炎）者应与上呼吸道感染鉴别；仅有甲状腺局部表现时，应与结节性甲状腺肿出血、甲状腺腺瘤或腺癌鉴别。血清甲状腺激素与^{131}I 摄取率或^{99m}Tc 扫描呈分离现象，甲状腺细针穿刺组织学检查、泼尼松治疗试验对本病有明显疗效，均有诊断和鉴别诊断意义。甲状腺球蛋白含量测定对本病的诊断和了解病情演变有意义。

【治疗】

1. 早期以减轻炎症反应及缓解疼痛为主。轻症可选用非甾体类消炎药如阿司匹林（1～3g/d，分次口服）、吲哚美辛（75～150mg/d，分次口服）或环氧化酶-2 抑制剂。

2. 对疼痛剧烈，体温升高、用上述药物无效者，可选用糖皮质激素。如泼尼松 10mg/次，3～4 次/天，用药 2～3 日内发热和甲状腺疼痛常迅速缓解，一周后甲状腺常显著缩小。取得明显疗效后每周递减 5mg/d，整个疗程常需 1～2 个月，停药后如复发，可重复治疗。

3. 亚甲炎有甲亢症状时可用普萘洛尔（心得安）治疗，10～20mg/次，3 次/天，甲状腺功能一旦恢复正常即可停用。

4. 对有甲状腺功能减退者可加用甲状腺激素，甲状腺片 40～120mg 或 L-T_4 100～200μg/d，注意避免抑制 TSH 过低。几个月后逐渐减量，最后停用。

5. 上呼吸道感染的治疗。

慢性淋巴细胞性甲状腺炎

慢性淋巴细胞性甲状腺炎（chronic lymphocytic thyroiditis），又称桥本甲状腺炎或自身免疫性甲状腺炎。病理上以甲状腺实质淋巴细胞浸润及纤维化为特征，伴有血清中存在抗甲状腺抗体及甲状腺功能异常。

【病因】

本病病因和发病机制虽尚未完全清楚。但公认是一种自身免疫性疾病,有以下依据。

由遗传因子传递的体质性和免疫监护功能缺陷,体液免疫和细胞免疫所产生的抗体或抗原-抗体复合物作用于甲状腺细胞后,激活抗体介导的和补体介导的细胞毒作用,使甲状腺破坏而致病。自身免疫错综复杂,病程中体液免疫和细胞免疫的不均衡性,如兴奋性抗体占优势,则出现甲亢表现;若抑制性抗体占优势,则表现为甲减。

【病理】

甲状腺肿大,表面苍白而硬,有细结节;切片见腺体有弥漫性淋巴细胞浸润、淋巴滤泡和生发中心形成,甲状腺滤泡有破坏,可见 Askanazy 细胞。本病的甲状腺炎组织学改变从轻度淋巴细胞性甲状腺炎,经过典型的"嗜酸"型中间型,最后可导致严重的"纤维化"型。

【临床表现】

1. 本病可发生于任何年龄,但以中年妇女为最多见,起病隐匿,发展缓慢。

2. 甲状腺肿大可达正常的 2 ~4 倍,表面光滑,明显肿大者可呈分叶状,质坚韧如象皮,无压痛,有些病例中因肿大的甲状腺压迫气管、食管、喉返神经而出现相应症状。

3. 甲状腺功能在发病之初多正常,少数呈桥本甲状腺炎性甲亢;后期因腺体有较多的破坏,而出现甲减表现。

4. 本病可伴有其他的自身免疫性疾病。

5. 患者血清 TGAb、TPOAb 阳性及效价明显增高,甲状腺细针穿刺活检对本病有很高的诊断价值。

6. 血沉增速、γ 球蛋白比例增高等亦可作为本病的佐证。

7. 对于甲状腺迅速增大的患者,应注意排除肿瘤如甲状腺淋巴瘤等。

【诊断】

凡甲状腺弥漫性肿大,特别是峡部锥体叶者,不论甲状腺功能如何，均应怀疑此病。如血清 TGAb、TPOAb 阳性，即可诊断。甲状腺细针穿刺检查有确诊价值。

【治疗】

1. 对轻度甲状腺肿大而无症状者可不予治疗，应进行随访观察。

2. 对甲状腺迅速肿大并伴有局部疼痛或压迫症状的患者，可用中、短程糖皮质激素做抑制性治疗。

3. 为减少甲状腺肿大或纠正甲减可用甲状腺制剂做永久性治疗。年轻患者服用甲状腺片，每天 80～120mg，年迈者应强调从小剂量开始，用左甲状腺素钠（$L\text{-}T_4$）更好。

4. 对伴有桥本甲亢者可用中、小剂量的抗甲状腺药物及普萘洛尔制剂。

5. 肿大的甲状腺有邻近器官的压迫症状或疑为癌肿时应做手术治疗。

硬化性甲状腺炎

硬化性甲状腺炎（Riedel's thyroiditis）又称里德尔（Riedel）甲状腺炎，罕见。甲状腺质坚如木，故又称木样甲状腺炎。受累部位的甲状腺组织遭破坏由纤维组织所代替，病变常超出甲状腺包膜，侵袭周围组织，故也称为侵袭性纤维性甲状腺炎。

【病因】

病因至今仍不明，可能是一种自身免疫性疾病，但还缺乏有关证据。

【病理】

甲状腺一叶或其一部分受累，也有累及两叶者。病变甲状腺质硬如木，腺体结构被破坏有纤维组织所代替。病变常超出甲状腺包膜，向周围组织侵袭。光镜下见甲状腺滤泡破坏、萎缩，被致密的炎性纤维所代替。

【诊断】

1. 甲状腺正常至中度肿大，质坚如石，无压痛。

2. 起病隐袭，一般无明显的甲状腺功能异常表现。

3. 可有不同程度的气管压迫症状。

4. 颈部淋巴结不肿大。

5. 甲状腺功能大多正常，当两叶甲状腺广泛受累时，可能会出现甲减症状。

6. 手术切取活组织检查可最后确诊。

【鉴别诊断】

1. 应与慢性淋巴细胞甲状腺炎相鉴别。本病腺体小叶结构完全破坏，病变超过腺体包膜向周围侵袭，无嗜酸性颗粒状的胡尔特尔（Hurthle）细胞，无淋巴滤泡细胞。

2. 应与亚急性甲状腺炎鉴别。本病病理上无巨细胞反应、无假结核性肉芽肿形成。

【治疗】

1. 可试用大剂量糖皮质激素，但疗效不肯定。

2. 可试用甲状腺激素：甲状腺片，每天 80 ~ 120mg，或 L-T_4 100 ~ 200μg，分次口服，如无效，甲状腺有增大的可考虑手术治疗。

3. 有压迫症状时手术治疗，术后应补充甲状腺激素。

（袁　刚　余学锋　张木勋）

九、甲状腺肿瘤

甲状腺肿瘤（thyroide neoplasms）依其分化程度和生物学特性可分为良性和恶性两大类。病因不明，二者可能相同，其发生的因素可能与慢性 TSH 刺激、缺碘、放射损伤等导致细胞不可逆突变、甲状腺细胞增生癌变有关，部分可发展成癌变。文献报道甲状腺瘤约有 20% 的癌变率。

【诊断】

（一）甲状腺良性肿瘤

1. 甲状腺肿瘤是甲状腺良性肿瘤中常见的一种。可发生于任何年龄，女性多见。多数为单结节性，少数呈多结节状。

2. 临床上可多年无症状，当肿瘤直径>1cm 时才能触及，随甲状软骨的吞咽活动，上、下移动，大小不等。圆形或椭圆形，触之有弹性感，不与气管粘连，无邻近淋巴结节转移肿大。如继续增大到3cm以上时，可发生气管或食管或上腔静脉压迫症状。少数腺瘤因甲状腺激素分泌增高，出现甲亢表现，称高功能或毒性腺瘤。

3. 腺瘤一般有完整包膜。根据其组织学特征可分为三种主要类型：①滤泡性腺瘤，最常见。②乳头状瘤，较少见。③Hurthle细胞性，更少见。肿物发展缓慢，可发生退行性变，少数可发生恶变。

（二）甲状腺恶性肿瘤

可发生于任何年龄，女性多见，在单结节甲状腺肿中远比多结节甲状腺肿多见。形态可分以下几种：

1. 乳头状癌

（1）此类癌包括单纯性乳头状癌和混合性甲状腺癌，临床最常见，恶性度最轻，占甲状腺癌的50%～70%。

（2）任何年龄均可发病，但多见于儿童和年轻女性，男女之比为1∶(2～3)，有些患者儿童时期可有颈部放射治疗史。

（3）为甲状腺中生长最慢者，多年可局限在甲状腺内，但可经腺内淋巴管扩散至腺体的其他部位或局部淋巴结。随年龄的增大，肿瘤可变成恶性，偶可转化为未分化癌，预后极差。

（4）临床上除触及甲状腺结节及局部淋巴结肿大外，其他表现极少，有时癌瘤小，位于甲状腺深部而不能触及。

（5）病理上可见分化良好的柱状上皮呈乳头状突起。核清晰伴嗜酸性细胞质，常见同心圆的钙盐沉积。癌瘤浸润周围组织较常见，如广泛地向甲状腺前肌、气管、食管、喉返神经等浸润，但远外转移少见。

2. 滤泡细胞癌

（1）此类癌可单纯或多数与乳头状癌混杂，以混合型存在，恶性程度不一，但大于乳头状癌，占甲状腺癌的15%～20%。

（2）多见于中年以上女性，男女之比亦为1∶(2～3)，儿童时期常有颈部放疗史。

(3) 很少有淋巴转移,但亦有血性远处扩散,特别扩散至骨骼、肺、肝等脏器。有时治疗剂量的甲状腺激素抑制其扩散有较好的作用。

(4) 临床上主要表现为结节性甲肿,单结节多见,质硬如石,可累及整叶甲状腺,后期可出现邻近组织的侵蚀、疼痛,以及远处转移。滤泡细胞癌及其转移灶有摄碘功能,偶可引起甲亢。

(5) 病例所见各部位不一,有的组织几乎正常,有的仅见有核分裂,可见到 Hurthle 细胞,常见到血管和血管附近组织的侵蚀,老年患者更为显著。多数与乳头状癌混杂形成混合类型。

3. 未分化癌

(1) 约占甲状腺癌的 10% ,多为 50 岁以后发病,女性略多于男性。恶性程度高,多数患者于确诊 6 个月内死亡。可分若干亚型,但以小细胞癌和巨细胞癌最为重要。

(2) 临床上主要表现为甲状腺肿块迅速增大、疼痛。侵蚀邻近组织,引起声音嘶哑、呼吸窘迫和吞咽困难。肿块大有压痛,质硬如石,与周围组织粘连固定,局部淋巴结肿大,也可远处转移。

(3) 病理上所见主要为含有许多核分裂的不典型细胞和多核巨细胞,恶性程度大。以小细胞为主时不易与淋巴瘤区别,有时可见有乳头状癌和滤泡细胞癌的成分,提示部分未分化癌是其二者的退行性变(间变)。

4. 甲状腺滤泡旁细胞癌

(1) 又称甲状腺癌髓样癌,占甲状腺癌的 1% ~ 2% ,多在 50 岁以上年龄发病,女略多于男。恶性程度高于滤泡腺癌。

(2) 临床上一般先有甲状腺坚硬结节或局部淋巴结肿大,也可经血行向远处扩散。其可分泌降钙素,但一般血钙正常,不出现低血钙症状;亦可分泌前列腺素、肾素和血管活性肠肽引起相应症状;也可分泌血清素和 ACTH,表现有类癌细胞症状和库欣综合征;可 100% 存在于多发性内分泌肿瘤形成(MEN)的 2 型和 3 型中,20% ~ 30% 有腹泻,原因不明,可能与血清素、前列腺素 E_2 和 F_{2a} 有关。

(3) 病理可见细胞形态、排列、分化不一,但无坏死或多核细胞浸润，腺体的其他部位也可见癌性病灶，有血管侵蚀。

5. 甲状腺淋巴癌

（1）甲状腺淋巴癌临床上罕见，多在桥本甲状腺炎的基础上发病，是淋巴癌中唯一以女性发病为主的肿瘤，故女性多见。

（2）临床上有桥本甲状腺炎或甲亢患者，如有迅速增大的甲状腺肿块则应考虑本病。

（3）病理上呈间质内异型淋巴细胞弥漫性浸润，淋巴滤泡生发中心萎缩消失，淋巴细胞成堆或环状浸润；甲状腺滤泡上皮在滤泡腔内呈瘤样损害；血管壁浸润，尤其在含肌层的小血管壁有淋巴细胞浸润。

（三）实验室及特殊检查

1. 甲状腺功能检查：血清甲状腺激素、TSH 一般正常，但甲状腺腺瘤增大、释放甲状腺激素过多或少数滤泡细胞癌有过多甲状腺激素形成时，则甲状腺激素增高，TSH 降低，TSH 对 TRH 兴奋试验无反应。

2. 甲状腺髓样癌时血清降钙素水平增高。甲状腺淋巴瘤时免疫球蛋白标记为轻链单克隆性。

3. 甲状腺球蛋白测定：在分化良好的甲状腺癌，可作为一个手术后肿瘤复发的标志。

4. 超声检查：低回声、结节内血供丰富、不规则边缘、结节内微小钙化、晕圈缺如或结节高度超过宽度等以及颈部淋巴结浸润病变等提示恶性病变。超声引导下细针穿刺活检是性价比最高和最准确的术前评估方法，一般用于>1cm 的结节，可疑的>5mm 的结节也可使用。

5. 甲状腺闪烁扫描

（1）大约 90% 的良性甲状腺瘤不能浓聚 ^{99m}Tc 或 ^{131}I，扫描结果为功能丧失或“冷结节”，易误诊为癌，但术后和病理证实为低功能腺瘤、腺瘤出血和甲状腺囊肿。少数腺瘤扫描呈“温结节”，其中有些腺瘤进一步增大具有自主性，甲状腺激素释放增加，TSH 下降，扫描呈“热结节”，临床上可有甲亢表现，称为高功能自主性腺瘤或毒性腺瘤。

（2）甲状腺癌中除滤泡细胞癌及其转移病灶有摄碘功能，

扫描呈“温结节”或“热结节”外，上述其他型癌均呈“冷结节”。

6. 甲状腺细针活检和手术切除后病理检查可做出明确诊断。

【鉴别诊断】

1. 甲状腺结节中，病因包括：①单纯性甲状腺肿。②甲状腺炎。③甲状腺囊肿。④甲状腺腺瘤。⑤甲状腺癌。因此诊断甲状腺肿瘤时，应排除其他原因的甲状腺结节（见有关章节）。

2. 甲状腺肿瘤应进行良、恶性的鉴别，以下几点可供参考：

（1）甲状腺癌可发生于任何年龄，但多见于年龄大的人，女性多于男性。

（2）甲状腺癌在单个结节性甲状腺肿中远比多个结节性甲状腺肿多见。

（3）一个质地较软、光滑、可活动、邻近无颈淋巴结肿大的结节，一般为良性。一个坚硬、不痛、固定、邻近有颈淋巴结肿大的结节，恶性的可能性大。

（4）钙化的结节，如能排除髓样癌，则癌的可能性小。

（5）结节生长快的提示癌肿，但急骤长大伴疼痛的结节性甲状腺肿多系腺瘤内出血或急性甲状腺炎，而非癌肿。

（6）足量甲状腺激素抑制治疗 2 ~ 4 个月，结节无明显缩小或反而增大者，应考虑为癌。

（7）甲状腺扫描（见实验室及特殊检查5. 甲状腺闪烁扫描）。

（8）实验室检查（见实验室及特殊检查）。

（9）甲状腺细针活检和手术切除病理检查。

【治疗】

1. 甲状腺肿瘤确诊后，一般均手术切除，术前用甲状腺激素进行抑制性治疗，既可使手术容易进行，又可减少肿瘤扩散。手术时应做快速冷冻切片，以决定手术范围。

2. 如为甲状腺癌，根据肿瘤大小、周围浸润、淋巴结转移和远处转移判断复发风险，决定术后随访和治疗方案。

（1）根治术后^{131}I 治疗，分为^{131}I 清除甲状腺癌术后残留甲状腺组织阶段（简称为清甲）和^{131}I 治疗甲状腺癌转移病灶阶段（简称为清灶），无论是清甲还是清灶，^{131}I 治疗的整个操作过程都包括准备、给药、给药后扫描以及^{131}I治疗后的甲状腺激素抑制治疗等具体步骤。每次^{131}I治疗前的准备工作非常重要：①停服L-T_4 2～3周、或改服三碘甲状腺原氨酸(L-T_3)2～4周后再停服L-T_3约2周，测定TSH＞30mU/L时满足要求(B级)；②^{131}I治疗前1～2周免碘饮食(B级)。清甲治疗在L～T_4撤药或rTSH刺激后进行。^{131}I剂量的选择：①低危的患者可以选择30～100mCi(B级)；②高危的患者可以选择100～200mCi(C级)。RAI治疗后第2或第3天恢复优甲乐(左甲状腺素)治疗。建议清甲2～10天后行扫描复查。

(2) 患者每2～3个月(包括血清甲状腺球蛋白测定)详细检查一次。甲状腺全切后，或者近全切+RAI治疗后，检测Tg对于判断分化型甲状腺癌复发或残留敏感性和特异性最高。如无复发，继续使用甲状腺激素抑制治疗，直至下一次扫描检查前4周，改用L-T_4，后者在扫描前10日停用。如有复发，则需用较前更大剂量的^{131}I放疗，总剂量宜在500Ci以下。

(3) 有些患者扫描无功能性转移灶，但血清甲状腺球蛋白升高，应用X线和骨扫描查明分泌甲状腺球蛋白的转移癌部位。

(4) 甲状腺激素抑制治疗：①有残留病灶，无特殊禁忌，TSH<0.1mU/L；②临床和生化无瘤的高危患者，维持TSH 0.1～0.5mU/L 5～10年；③临床和生化无瘤的低危患者，维持TSH 0.3～2mU/L；④未行RIA，临床无瘤，TG正常，超声正常，TSH 0.3～2mU/L。

3. 对于疑似肿瘤患者而不能或不愿做活检者，可用甲状腺激素抑制治疗3个月。如结节缩小，则应长期继续使用；如未缩小或更增大，应即考虑手术治疗。有功能结节，虽无恶性证据但有甲亢时，也应手术治疗，高功能腺癌也可用^{131}I放疗。

4. 其他治疗：①化疗；②外放疗；③经皮乙醇注射治疗；④对症治疗；⑤分子靶向治疗。

(袁　刚　余学锋　张木勋)

第四章　骨和矿物质代谢异常

一、概　　述

（一）甲状旁腺

正常人通常有4个甲状旁腺，总重量约120mg。上甲状旁腺由第4对鳃囊分化而来，最终定位于甲状腺上极背面；下甲状旁腺来自第三对鳃囊，最终多定位于甲状腺下极附近，但变异甚多。

甲状旁腺主要由主细胞和嗜酸性细胞组成，其中以主细胞为多，分泌甲状旁腺激素（parathyroid，PTH），而嗜酸性细胞的功能仍不清楚。主细胞首先合成PTH前激素原，含115个氨基酸，前激素原的氨基端裂解一个含25个氨基酸的疏水前导肽后即为激素原，后者再由氨基端切下一个碱性的6肽，最终成为含84个氨基酸的成熟激素——$PTH_{1\sim84}$，才从主细胞以胞吐方式释放入血。

分泌的PTH，70%在肝脏、20%在肾脏快速分解成氨基端（N-PTH）、中间段（M-PTH）和羧基端PTH（C-PTH）。C-PTH的半衰期约60分钟，长于N-PTH（约5分钟），仅含有N-末端的PTH才具有生物活性。

PTH的分泌主要受细胞外液离子钙浓度的调节。正常情况下，PTH分泌以“调定点”方式来控制，以维持血清钙离子在一个很窄的范围内。当血清离子钙低于调定点时，刺激PTH分泌；高于调定点时，抑制其分泌。此外，PTH分泌还受到血镁和1,25 -二羟胆骨化醇[1,25-$(OH)_2D_3$]的影响。

PTH直接作用于肾和骨，间接作用于小肠，维持血清钙离子在正常水平。PTH首先必须与靶细胞膜受体结合。目前已知，至少存在高、低亲和力2种不同受体和2种不同的细胞内G

蛋白信号转导途径。其中参与磷脂酶 C-钙-蛋白激酶 C(PLC/PKC)信号转导途径的是高亲和力受体,参与腺苷酸环化酶-cAMP-蛋白激酶 A(AC/PKA)信号转导途径的则是低亲和力受体。通过胞内信号转导、级联效应,发挥生理作用。

血循环中的 PTH 有多种分子片段,除完整分子(W-PTH)和 N-PTH 具有生物活性外,其他代谢片段大多缺乏生物活性,但都具有免疫活性。因此,临床采用放射免疫分析法所测得的免疫活性 PTH(iPTH)并不能真实反映其生物活性。事实上,血中 iPTH 大部分是无生物活性的 M-PTH 和 C-PTH。这些片段主要通过肾脏被清除。当肾脏损伤后可使其蓄积;即使肾功能正常,在甲状旁腺功能亢进症和其他非甲状旁腺介导的高钙血症之间亦存在相当部分的重叠。为了克服上述缺点,必须采用“第三代”高灵敏的“双抗”免疫放射分析法测定。其中一个抗体针对 PTH 氨基端区,另一抗体针对羧基端区,只有完整 PTH 分子(W-PTH)才被检测出来。若条件许可,亦可采用化学发光法测定完整 PTH,据信所测结果或为 Bio-PTH,与“第三代”免疫放射分析法具有很好相关性。

（二）骨代谢

骨是具有生命活力的动态组织,2/3 由矿物质(主要是由钙、磷结晶构成的羟磷灰石)、1/3 由有机质(如 I 型胶原、骨钙蛋白等)以及特化细胞所组成。目前发现至少有 4 种特化细胞,即成骨细胞、破骨细胞、骨细胞和骨衬细胞等,是合成、塑型和重建细胞外机质所必需的。骨终身都在不断地进行着重建,使骨骼的强度和密度能适应机体运动与负荷的需要。此外,骨还是钙、磷、镁的储存库。

1. 骨重建(Remodeling):是发生于骨表面的、由多个骨重建单位所体现的骨吸收和骨形成程序化的循环过程。骨重建单位(bone remodeling unit,BRU)是从破骨细胞开始的,前破骨细胞被激活并吸引到骨重建部位、融合成破骨细胞,进而骨被吸收形成骨陷窝;到一定程度,成骨细胞通过某种未知的机制被吸引到骨吸收的部位(此过程被称为“偶联”),取代破骨细胞,合成新骨、填充骨陷窝,最后进入休止期。整个重建过程约需4～8个月，受许多全身激素或局部因子的影响（表4-1）。其共同通路是核因子-κB受体激动剂（receptor activator of NF-κB，RANK）及其配体（RANKL）和骨保护蛋白（osteoprotegerin，OPG）系统，简称为RANK-RANKL-OPG系统。

表4-1 影响骨重建的激素与因子

影响因子		破骨细胞	成骨细胞
激活因子	全身性的	PTH	睾酮
		1,25-$(OH)_2D_3$	胰岛素
		前列腺素 E_2	
	局部性的	单核细胞因子（如白介素-1）	骨衍化生长因子
		淋巴毒素或肿瘤坏死因子-β	胰岛素样生长因子等
抑制因子	全身性的	降钙素	糖皮质激素（药理剂量）
		雌激素	
	局部性的	α干扰素	

2. 皮质骨和小梁骨：皮质骨是形成长骨的外壳及其他骨皮质的主要部分，小梁骨是由骨小梁交错构架的网络，为骨骼的细微支持结构。由于小梁骨的表面面积与体积的比值高（表4-2），其代谢活跃、转换快、易受环境因素的影响。通常，不同部位骨骼的皮质骨和小梁骨所占的份额是不一样的，椎体的小梁骨占66%，椎体中心部位占95%，前臂远端占25%～30%，股骨粗隆间部位约占50%。

表4-2 皮质骨与小梁骨之间骨体积和表面积比较

指标	皮质骨	小梁骨
占总骨体积比例（%）	80	20
相对体积[a]（mm^3/mm^3）	0.95	0.20
绝对体积（$\times10^6 mm^3$）	1.4	0.35
面积/体积比（mm^2/mm^3）	2.5	20

续表

指标	皮质骨	小梁骨
内表面总面积($\times10^6mm^2$)	3.5[b]	7～9[b]
占总骨面积比例(%)	40	60
占总骨量比例(%)	80	20
骨量(g)	4000	1000
面积/质量比(cm^2/g)	87.5	900
骨单位长度(mm)	2.5	1.0
骨单位厚度(mm)	0.04～0.06	0.04～0.06
骨单位总数($\times10^6$)	21	14
骨吸收表面积(%)	2	4
骨形成表面积(%)	8	16
静止表面积(%)	90	80

a. 相对体积=皮质骨(小梁骨)体积/骨组织总体积;骨组织总体积=骨体积+骨髓体积。

b. 可用于骨重建的表面。

3. 骨表面(bone surface):是骨重建等功能活动发生的场所。总体而言,人体骨骼存在4种不同类型的骨表面(表4-3):骨外表面(periosteal surface)、哈佛管表面(Haversian surface)、皮质骨内表面(cortical endoteal surface)、小梁骨内表面(trabecular endosteal surface)即骨小梁表面。前3类分别为皮质骨外表面,皮质骨组织中管道的内表面,和皮质骨-骨髓腔内表面;而小梁骨内表面则是骨小梁与骨髓之间的界面,其周边与皮质骨内表面连接。

成人小梁骨体积和骨量仅占骨骼的20%,而其表面积却占骨总表面积的60%以上,这一差异使小梁骨的面积/体积比(surface/volume ratio,SVR)和面积/质量比(surface/mass ratio,SMR)是皮质骨的8～10倍(表4-2)。因此,皮质骨和小梁骨在骨代谢,乃至代谢性骨病发生中所起的作用不同。

表 4-3 成人骨骼的 4 类骨表面

骨表面	表面积(m^2)	占总表面积百分比(%)
骨外表面	0.5	4
哈佛管表面	3.5	31
皮质骨内表面	0.5	4
小梁骨内表面	7.0	61
总计	11.5	100

在任一特定时间内,不同骨表面分别处于骨形成、骨吸收或静止 3 种功能状态。处于成骨状态的骨表面覆盖着类骨质和一层成骨细胞;处于吸收状态的骨表面呈贝壳形凹陷(又称 Howship 陷窝),其内常有破骨细胞;而处于静止状态的矿化骨表面,覆盖着一层 0.1 ~0.5μm 厚的类骨质和一层扁平的骨衬细胞,这两层矿化骨覆盖物又称为骨膜屏障。在正常成人骨组织中,80% 以上的小梁骨表面和 90% 以上的皮质骨表面处于静止状态。

(三) 钙在血中存在的形式及其调节

1. 钙、磷、镁在血中的存在形式:血总钙浓度受严格的控制,使其日间的变化幅度不超过平均浓度的 5% 。血钙分为蛋白质结合钙、复合钙和离子钙(即游离钙),结合钙主要与白蛋白结合,这种结合随 pH 的降低而减少。血中离子钙的测定对钙平衡的病理性紊乱是最有价值的指标。血磷、血镁主要是非结合性的(表 4-4),其血浓度变化较大;血磷、血镁都没有特殊的内分泌系统对其调节,其血浓度间接地由钙调节激素维持。

表 4-4 钙、磷和镁在正常人血中的存在形式

形式	钙(mM)	镁(mM)	磷(mM)
蛋白结合	1.15(47)[a]	0.26(31)	0.15(13)
复合的	0.25(10)	0.06(7)	0.40(35)
离子的	1.06(43)	0.52(62)	0.60(52)

a. 括号内的数字指该部分占总量的百分比。

正常成人血钙浓度为 2.2 ~2.6mmol/L。大多数情况下只测定总钙浓度,血总钙可通过白蛋白来校正:当血清白蛋白低于 40g/L 时，白蛋白每下降 10g/L，血钙亦下降了 0.25mmol/L（1mg/dl），因此总钙值应上调 0.25mmol/L；反之亦然。临床上亦可测定脑脊液钙浓度作为血游离钙（即超滤液钙）。分析血钙异常时，尚要了解酸碱平衡和钾、镁离子以及磷酸盐水平。

2. 钙调节激素：调节钙代谢的激素主要有 3 种：PTH、降钙素（CT）和 1,25-$(OH)_2D_3$。PTH 已于前述；CT 为 32 个氨基酸的肽，由甲状腺滤泡旁细胞（即 C 细胞）所合成和分泌；1,25-$(OH)_2D_3$ 由维生素 D（包括 D_2、D_3）经肝脏、肾脏多次羟化而成。其作用及其机制概括于图 4-1 和表 4-5 中。

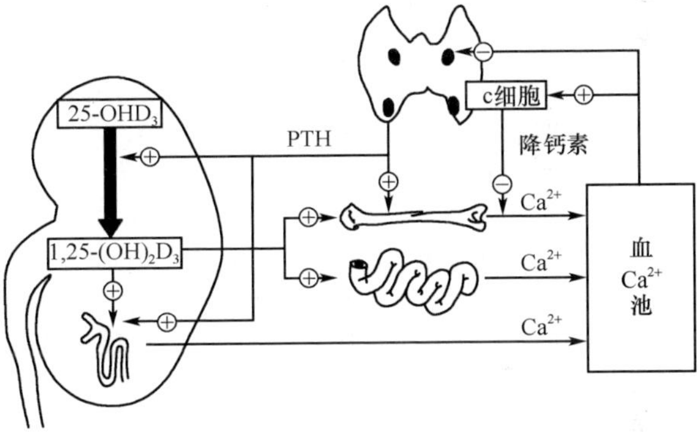

图 4-1　钙代谢主要激素调节机制

表 4-5　钙调节激素的作用

靶器官	CT	PTH	1,25-$(OH)_2D_3$
骨	骨吸收减慢 骨钙、磷释放减少	骨吸收加快 骨钙、磷释放增多	维持钙的主动转运
肾	使钙、磷的回吸收减少	使钙回吸收增多、磷回吸收减少，促进的 1,25-$(OH)_2D_3$ 合成	使钙回吸收增多（减少?）
肠	无直接作用	无直接作用	使钙、磷吸收增加

（阎德文）

二、原发性甲状旁腺功能亢进症

原发性甲状旁腺功能亢进症(primary hyperparathyroidism, PHPT)简称原发性甲旁亢,是指由PTH过度分泌所引起的,以高钙血症、泌尿系结石和骨骼的改变为特征的疾病。发病率约为0.1%,发病年龄以30~70岁居多;在大于50岁的人群中,女性和男性之比为3∶1。

【病因】

PHPT大多是由散发的、孤立的甲状旁腺腺瘤引起的(占80%~90%),而甲状旁腺癌却极为罕见(<2%);4个腺体同时增生者亦较少见(占15%~20%)。但是其确切病因不明。流行病学研究表明,既往颈部放射治疗后良、恶性甲状旁腺和甲状腺肿瘤发生率为11%~25%。有明显家族发病倾向,尤其是作为家族性多发性内分泌肿瘤病(multiple endocrine neoplasia, MEN)的一部分,常分属于MEN1型、MEN2型和家族性低尿钙性高钙血症这3种常染色体显性遗传性疾病。基因学证据显示,MEN1基因位于11号染色体长臂11q13带;MEN2基因则位于第10号染色体长臂10q11.2带;几乎所有散发的腺瘤同1型多发性内分泌肿瘤一样都属于单克隆肿瘤,在11q13上缺乏等位基因有相当高的概率。

【病理】

甲状旁腺腺瘤和增生的区分,即使在显微镜下亦比较困难;区别是单个腺体抑或多个腺体病变,通常基于外科医师在手术时对腺体增大探查的判断。甲状旁腺肿瘤可分为主细胞型和嗜酸性细胞型2种,但后者极为少见。无论是增生还是肿瘤,都以自主性、"不适当"分泌PTH为特征,表现为血钙水平升高和骨的破坏。

【诊断】

(一)临床表现

1. 大多数患者有轻度高血钙而没有症状,常常被意外发现。

2. 高钙血症相关的症状：高血钙的临床表现通常无特异性（如疲劳、乏力、头痛、抑郁等）。至于严重高钙血症（血钙水平在3.75mmol/L以上者）可有神经系统（如嗜睡、木僵、昏迷、情绪改变、精神异常）、胃肠道（如厌食、恶心、便秘、消化道溃疡）、肾脏（如多尿、结石）、肌肉骨骼（如关节痛、肌痛、无力；骨痛表现为腰背、髋部或四肢骨痛为主，可伴有压痛和行走困难；后期可出现骨骼畸形和病理性骨折）和循环系统（如高血压）的表现。

（二）实验室检查

1. 血清钙增高：多次超过2.75mmol/L，应疑及此病；超过2.8mmol/L，诊断价值更大。疾病早期因钙呈波动性增高，故应多次连续采血测定；而疾病后期至肾功能不全时，因血磷增高，致使血钙的升高不明显。

2. 血清PTH升高：采用免疫化学分析法（ICMA）和免疫放射分析法（IRMA）测定完整PTH水平。

3. 血清碱性磷酸酶（ALP）升高：是骨代谢活跃的指标，在有骨骼改变者升高明显。

4. 血清磷酸盐（PO_4^{3-}）降低：若磷过低（<0.97mmol/L），即使钙不高，仍有诊断价值。血清氯可偏高，这是因近端肾小管重吸收碳酸氢盐受到抑制，可发生高氯性酸中毒。

5. 骨转换指标：呈高转换改变，即骨吸收和骨形成均增加，但是骨吸收增加超过骨形成增加。反映骨吸收的尿羟脯氨酸（Hop）和尿脱氧吡啶啉（D-Pyr）排泄增多，血浆抗酒石酸酸性磷酸酶（TrAP）升高；反映骨形成的血清标志物-骨特异性碱性磷酸酶（B-ALP）和骨钙素（BGP）水平也升高。

（三）影像学检查

目的是对甲旁亢做出定位诊断，同时检查骨骼和肾脏是否存在病变。

1. 定位检查：应首先行放射性核素显像（选用^{99m}Tc-MIBI双时相法），因为其敏感性最高（对发现异位甲旁腺尤其有帮助），初步定位后再进一步通过CT、MRI和B超做精细的影像学定位，必要时可采用血管造影和分侧颈及纵隔静脉插管采血测 PTH 等方法定位。

2. 普通放射学检查：最常见的改变为骨密度的下降，表现为骨质疏松。在病情严重者中可见骨膜下骨吸收、纤维囊性骨炎或“棕色瘤”，通常存在于指骨桡侧、远端指骨和锁骨远端。此外可发现骨折、畸形。腹部 X 线片可见输尿管或肾脏结石。

3. 双能 X 线骨密度（DXA）仪检测可发现骨密度（BMD）减低或骨质疏松，必要时行骨扫描。^{99m}Tc-MIBI 骨显像是反映异常骨代谢灵敏而准确的检查手段，甲旁亢早期骨显像可能正常，随着病情进展，可出现特征性骨显像图如长骨、头颅骨和扁平骨放射性浓集，胸骨浓集呈领带样；若出现“棕色瘤”样骨病灶，常预示重症甲旁亢或腺癌。同时骨扫描亦是发现钙化的最好手段。软组织钙化可发生在关节（假痛风）、肾脏和肺部；偶尔假痛风可作为原发性甲旁亢的首发表现。

（四）其他检查

心电图可示高血钙的改变，如 QT 间期缩短等；带状角膜病是软组织钙化的一种特殊表现，可通过裂隙灯检查发现。

（五）诊断要点

1. 诊断线索：下列实验室改变有助于诊断 PHPT：

(1) 血氯（Cl^-）增高及血磷酸盐（PO_4^{3-}）降低，Cl^-/PO_4^{3-} >33。

(2) 尿 pH 升高（>6.0）。

(3) 血碱性磷酸酶（ALP）水平升高。

(4) 钙排泄分数（FE_{Ca}）>2%。

(5) 血 1,25-$(OH)_2D_3$ 升高。

(6) 血 PTH 相关肽（PTHrP）水平正常。

2. PHPT 诊断：持续高钙血症伴血清 PTH 增高即可确诊。

(1) 定性诊断：持续性高钙血症，伴 PTH 水平升高；可有高血钙的临床表现。

(2) 定位诊断：通常认为术前定位诊断是手术成败的关键，同时还有利于减少手术的范围。

3. 严重高钙血症，需紧急处理

(1) 血钙（Ca^{2+}）>3.5mmol/L。

(2) 意识错乱。

(3) 低血压。

(4) 严重脱水导致肾前性肾功能衰竭。

【鉴别诊断】

1. 主要是排除其他原因的高钙血症。PTH 检测对判断高钙血症的原因有帮助。高钙血症的主要原因可概括为 VITAMINS TRAP(表 4-6)。

表 4-6 高钙血症的主要原因

V	vitamins	维生素 D 过多
I	immobilization	制动
T	thyrotoxicosis	甲状腺毒症
A	Addison's disease	艾迪生病
M	milk-alkalis syndrome	乳碱综合征
I	inflammatory disorders	炎症性疾病
N	neoplastic-related disaese	肿瘤相关性疾病
S	sarcoidosis	肉瘤
T	thiazide diuretics and other drugs(lithium)	噻嗪类利尿剂及其他药物(锂)
R	rhabdomyolysis	横纹肌溶解症
A	AIDS	艾滋病
P	Paget's disease	Paget 病
	parenteral nutrition	胃肠外营养
	pheochromocytoma	嗜铬细胞瘤
	parathyroid disease	甲状旁腺疾病

2. 几种常见的高钙血症的鉴别

(1) 恶性肿瘤介导的高钙血症:高钙血症是由于 PTH 相关肽(PTHrP)水平的升高所致,通常 PTH 水平不增高。进一步检查可发现肿瘤相关的临床表现(尤其是骨扫描可以发现有肿瘤的骨转移）。

（2）家族性低尿钙性高钙血症（FHH）：如果 PTH 检测结果临界或正常，但血钙水平升高，需排除 FHH。如果高钙血症者年龄较小且 PTH 仅轻微升高，或有颈部探查失败的家族史者应高度怀疑 FHH；高镁血症支持本病的存在；尿钙与尿肌酐比低于 1% 者强烈支持诊断。在直系亲属中进行高钙血症的普查有助于诊断；特异基因检测是确诊的最终手段。

（3）维生素 D 介导的高钙血症：包括：①长期大量摄入维生素 D 所致的维生素 D 中毒；②结节病或其他肉芽肿性疾病（与维生素 D 代谢异常有关）。病史和检测血浆 25（OH）D、或 1,25-$(OH)_2$D 水平具有重要的鉴别价值。

（4）骨转换增高有关的高钙血症：主要有：①甲状腺功能亢进症；②缺乏活动；③噻嗪类利尿剂；④维生素 A 中毒等。仔细询问病史具有重要的鉴别意义。

（5）肾功能衰竭有关的高钙血症：①严重的继发性甲状旁腺功能亢进症；②长期透析的患者出现的铝中毒；③乳-碱综合征（现已少见）。其鉴别见其他有关章节。

3. PTH 升高的鉴别诊断：与继发性、三发性 HPT 鉴别，详见其他有关章节（表 4-7）。

表 4-7　三种 HPT 鉴别

	PHT	Ca^{2+}
原发性	↑	↑
继发性	↑	↓/正常
三发性	↑↑	↑

4. 排除多发性内分泌肿瘤病（MEN）：MEN1 和 MEN2 均合并有甲旁亢。MEN1 有垂体、甲状旁腺和胰腺的肿瘤；MEN2 又有 2 个亚型，均包含甲状腺髓样癌（MCT）和嗜铬细胞瘤。患 MEN2A 者有 MCT、嗜铬细胞瘤和甲旁亢；MEN2B 患者有 MCT、嗜铬细胞瘤、多发性黏液性神经瘤和 Marfanoid 体型，通常没有甲旁亢。MEN 中的甲状旁腺肿瘤与散发甲旁亢相比，通常是

双侧和多发。

【治疗】

手术是治疗 PHPT 唯一有效的方法,能否手术取决于能否有效地定位异常甲状旁腺及患者对手术的耐受性。只有在不能采用手术治疗时才考虑内科治疗。

（一）内科治疗

目前尚无统一的内科方法来治疗原发性甲旁亢。内科治疗主要适用于有手术禁忌或拒绝手术者,或作为术前准备者。内科治疗主要有三方面内容,即针对严重的高钙血症、对抗 PTH 分泌和轻度或无症状性 PHPT 的治疗与随访。通常对没有症状的高钙血症的治疗并不困难,单纯输液常可使血钙降至 2.9mmol/L 以下,但长期口服磷酸盐的安全性和有效性尚不清楚;对于高钙危象者,除大量输液外,可静脉内给予磷酸盐,或肌注降钙素,或口服二膦酸盐。而随访主要是定期监测骨密度和肾功能,以避免出现无症状性骨质丢失和肾功能减退。

1. 严重高钙血症的治疗:当血钙>3.75mmol/L 时称为高钙危象,危及生命,必须予以紧急处理,方法如下。

(1) 促进钙的排除:需要通过大量的输液和使用强效利尿来迅速纠正。静脉输注盐水(4～6L)和使用大剂量的呋塞米(100mg/次,每 1～2 小时 1 次)或依他尼酸(利尿酸,40mg/次,每 1～2 小时 1 次)以加强钠-钙利尿作用,可使尿钙排出达 25mmol/d(1000mg/d),24 小时血钙水平下降 1mmol/L(4mg/dl)以上。在治疗过程中,一定要严密监测血钾、血镁和心功能(静脉压),以防低钾、低镁血症和肺水肿,特别是强力利尿时至少补钾 60mmol/d、补镁 60mmol/d。避免使用噻嗪类利尿剂。若血钙仍不能降至 2.9mmol/L 以下,则积极采用下列措施。

(2) 抑制骨质再吸收:主要有三,可酌情选用:①帕米膦酸盐(pamidronate),60mg 溶于 1000ml 0.9% 氯化钠溶液中缓慢(4 小时以上)静脉滴注,是唯一获得美国 FDA 批准用于高钙危象治疗的二膦酸盐制剂。②降钙素:合成鲑鱼降钙素(calcitonin)5～10U/(kg·d),加入 500ml 0.9% 氯化钠溶液中,缓慢静脉滴注(6 小时以上),总量可达 1200U/d,一半静脉输注,一半肌内注射,根据血钙变化适当调整。③光辉(普卡)霉素毒性较大,有被二膦酸盐取代之势。对于难治病例,帕米膦酸盐和降钙素可联合应用。

(3) 磷酸盐:若血磷<1mmol/L(3mg/dl),可选用磷酸盐。1500mg 磷,每 12 小时 1 次,静脉滴注,直至血磷达 1mmol/L(6mg/dl)。静脉补磷常面临非常严重的迁移性钙化或突然引起血压下降、肾功能衰竭甚至死亡,因此多于其他治疗措施无效时使用。治疗过程中应监测血磷,注意异位钙化和肝、肾、骨髓毒性。

(4) 血液透析:用于其他治疗困难,或并发急、慢性肾衰,或需采取急诊手术者。必须选用无钙透析液。

(5) 急诊手术:若上述治疗无效,则考虑急诊手术以求根本上解决。

(6) 其他:如糖皮质激素可能对某些溶骨性恶性肿瘤,特别是血液系统的恶性肿瘤所致的高钙血症有效,但不适宜作为危重高钙血症的主要治疗方法。

2. 对抗 PTH 分泌的治疗:仅用于:①甲状旁腺手术失败或术后复发,不能再行手术而血钙仍高者;②年老、体弱不能或暂不能手术者;③甲状旁腺癌且已转移,不能手术者。

(1) 西咪替丁:可阻止 PTH 的合成与分泌,用药后血 PTH 和血钙可降至正常,但停药后会反跳。肠外给药为佳。

(2) 维生素 D 衍化物:22-氧化钙三醇(22-oxacalcitriol,OCT)保留了 1,25-$(OH)_2D_3$ 直接抑制 PTH 分泌的作用,而对钙、磷平衡无显著影响。

(3) 拟钙剂(calcimimetics):最新研究发现,甲状旁腺细胞表面存在钙敏感性受体,当细胞外 Ca^{2+} 升高时,可通过钙敏感性受体抑制 PTH 的合成与分泌。西那卡塞(cinacalcet)是第一个获美国 FDA 批准的拟钙剂,激活甲状旁腺主细胞上钙受体,降低 PTH 的合成与分泌,可能是治疗甲旁亢的一种理想的新制剂。用法:30~50mg/次,每天 2 次。

3. 轻度或无症状性 PHPT 的长期治疗:2009 年第三次国际研讨会提出了无症状 PHPT 诊疗指南,对于符合以下条件者可以随访:①血钙在正常上限+1.0mg/dl(0.25mmol/L)以内;

②无肾结石和骨折史；③肌酐清除率下降不超过年龄-性别匹配对照者的 30%；④24h 尿钙<400mg/24h[0.1mmol/(kg · d)]；⑤无骨质疏松。

随访期间，可采取以下治疗措施：限制饮食中的钙，同时给予氯化钠或联用呋塞米是一种安全的疗法。一般静脉输注氯化钠（输液量≥2L，尿钠量≥300mmol/d），必要时联用小剂量呋塞米(40～160mg/d)或依他尼酸(利尿酸，50～200mg/d)，使尿钙排泄增至 2.5～7.5mmol/d(100～300mg/d)，24 小时内血钙水平下降 0.25～0.75mmol/L(1～3mg/dl)，将血钙降至 2.9mmol/L 以下。

若血磷<1mmol/L(3mg/dl)者，可口服中等剂量的磷酸盐（如 250mg 元素磷，每 6 小时 1 次，口服），但长期口服磷酸盐的安全性和有效性尚不清楚。中性磷酸盐溶液的配制方法为磷酸氢二钠 96.3g，磷酸二氢钾 10.3g 混合后加水至 500ml，即得每 10ml 含元素磷 215mg 的溶液。

其他治疗：二膦酸盐可抑制 PTH 的骨质吸收作用，如阿仑膦酸盐(alendronate)，10mg/d，口服；降钙素亦可选用，如依降钙素(elcitonin)，40U，肌内注射，2 次/日。此外，绝经后妇女，可酌情给予雌激素替代治疗；而吲哚美辛可通过阻断前列腺素的合成，适于某些假性甲旁亢者。

（二）外科治疗

手术切除病变甲状旁腺是治疗 PHPT 最有效的措施。1990 年，美国国立卫生研究院(NIH)提出了甲旁亢的处理与治疗指南，建议有下述表现之一者行甲状旁腺切除术：有甲状旁腺症状；血钙明显高于正常水平达到 1.0～1.6mg/dl(0.25～0.40mmol/L)；有尿路结石；尿钙排出大于 400mg/24h(10mmol/d)；骨量检测 Z 值评分低于-2.0 个标准差；年龄<50 岁；肾功能降低。2000 年 Irvin 等提出了新的处理指南(表 4-8)，随后研究表明，在仅有轻度高钙血症的 PHPT 患者中已存在生理或精神心理障碍，可通过甲状旁腺切除术得以纠正；且未经治疗甲旁亢患者会因心血管疾病等导致的死亡率增高。因此有专家建议，PHPT 一经诊断，就应实施甲状旁腺切除术。

表 4-8 原发性甲旁亢的处理指南

临床表现[a]	是否可对病变的进展定期随访而暂不手术	行甲状旁腺切除术
血钙超过正常水平 0.4mg/dl 以下	是[b]	否
血钙超过正常水平 0.4mg/dl 以上,并有显著症状	否	是
血钙超过正常 0.4 ~ 0.9mg/dl 之间,无症状		
(1) 轻度骨丢失,前臂 BMD 下降以 Z 值计算不超过-1.0SD,而且尿钙<300mg/24h	是[c]	否
(2) 轻度骨丢失,前臂 BMD 下降以 Z 值计算超过-1.0SD,和(或)有高尿钙(>300mg/24h)	否	是
血钙超过正常水平 1.0mg/dl 以上	否	是
病变[d] 呈进行性	否	是

a. 正常血清总钙范围为 8.7 ~ 10.2mg/dl;正常尿钙水平小于 300mg/24h;Z 值评分指前臂 BMD 以性别,年龄和种族匹配人群的均数标准差。将钙转换为 mmol/L,乘以 0.25。

b. 至少 1 年。

c. 患者应每 6 个月检查钙及肌酐水平 1 次;应每年检查 24 小时尿钙水平;每 18 个月进行一次 BMD 检测。

d. 表现为:血钙水平升高和/或肾功能降低和(或)BMD 检查骨丢失加重和(或)出现症状和(或)尿钙增高>300mg/24h。

通常认为术前定位诊断是手术成败的关键。多数学者主张保守性手术,即在探查了 4 个腺体后,一般仅需切除 1 个增大的腺体,这种术式可治愈大多数患者。手术后出现轻微而短暂的低钙血症是手术成功的标志,一般无须治疗;若持续存在相对的低磷血症常常提示“骨饥饿”,并因此继发严重而又持久的低钙血症,常发生于有广泛骨损害的病例,此时可能需要补充钙剂和口服维生素 D。

有条件的单位，可于术中开展快速甲状旁腺激素分析（QPTH）以提高手术的成功率。QPTH 技术乃采用非放射性核素的免疫化学发光法，操作时间仅需 10 分钟。除术前的定位方法外，QPTH 技术也可用于手术前难以定位的病灶，具体的方法是分别自左、右颈静脉采血 6ml 以观察激素值，如加压手术野，包括甲状腺上极和后纵隔的食管，激发腺体释放激素；若激素值明显下降，提示功能亢进的甲状旁腺腺体已被摘除，否则继续寻找。特别是多腺体疾病和纵隔内肿瘤尤为适用，据报道手术成功率高达 96%。还可以进行微创手术，在术前准确定位后，可在局麻下通过一个小切口（约 3cm）经纤维镜下切除甲状旁腺肿瘤，这一微创技术可与 QPTH 技术相结合以确保手术成功，尤其适合无症状 PHPT 门诊治疗。

（阎德文）

三、继发性甲状旁腺功能亢进症

继发性甲状旁腺功能亢进症（secondary hyperparathyroidism，SHPT）简称继发性甲旁亢，是指各种原因、特别是机体对正常水平的 PTH 产生抵抗导致的低钙血症，通过某种机制刺激甲状旁腺增生和 PTH 分泌增多。

【病因】

导致 SHPT 最常见的病因是慢性肾功能不全。骨软化症和假性甲状旁腺功能减退症均可存在 SHPT。其主要病因概括于表 4-9。

表 4-9　继发性甲旁亢的病因

慢性肾功能不全	假性甲状旁腺功能减退症
肠道吸收不良综合征	无机磷摄入过多或潴留
骨软化症（维生素 D 缺乏或抵抗）	严重低镁血症
肾小管性酸中毒	久服苯妥英钠、苯巴比妥或泻药

【病理】

以慢性肾功能不全为例，导致SHPT的主要病理改变是纤维性骨炎；其可能的机制有：①磷潴留：磷潴留对甲状旁腺的作用是通过降低细胞外液中离子钙浓度来介导的；②由于肾脏1α羟化酶的活性下降产生活性维生素D明显减少，而$1,25-(OH)_2D_3$具有直接抑制PTH合成与分泌的作用，故在慢性肾功能不全者低水平的$1,25-(OH)_2D_3$对PTH的抑制作用减弱。

【诊断】

（一）临床表现

1. 骨痛和肌软弱：骨痛多发生于下背、髋部、双膝和腿，进展缓慢，终致患者卧床不起，且多无明显阳性体征；若疼痛剧烈，多提示自发性骨折；肌软弱常发生于近端肌肉，发展缓慢，随时间而进展。

2. 软组织钙化：①尿毒症患者常因皮肤钙盐沉着引起瘙痒，多提示患者已发生严重的SPHT；②血管的钙化可导致周围组织缺血性坏死；③钙化性关节周围炎综合征，表现为关节周围的剧痛和肿胀，乃羟磷灰石结晶沉积所引起，常伴有明显的高磷血症。

3. 骨骼变形，手足搐搦。

4. 原发性疾病的表现。

（二）实验室检查

1. 血钙：可高、可低、可正常。

2. 血磷：增高，常存在于肾小球滤过率（GFR）低于25ml/min的患者。

3. 血镁：晚期肾功能不全者（GFR<15ml/min），可伴有高镁血症。

4. 血免疫活性甲状旁腺激素（iPTH）：增高。

（三）特殊检查

1. X线：SHPT的放射学特征有骨膜下骨吸收，或伴有新骨形成而表现为骨囊肿和棕色瘤；事实上，未经治疗的慢性肾功能衰竭患者中,纤维性骨炎比 PHPT 者更常见。指骨的骨膜下吸收可能是 SHPT 最敏感的放射学征象;亦可伴有骨硬化和骨软化的 X 线征象。此外,可发现软组织钙化,钙化常见于:①中等大小动脉;②关节及其周围组织,③心、肺、肾等内脏。

2. 骨密度:DXA 可发现骨密度减低。

(四) 诊断要点

1. 有引起低血钙的原发性疾病的征象。

2. 严重者可出现肾和骨损害等甲旁亢的表现。

3. 血钙持续降低以及各原发病特有的实验室异常。

4. 血 iPTH 增高。

【鉴别诊断】

1. 与 PHPT 相鉴别:原发性和继发性甲旁亢都有 iPTH 增高,PHPT 高钙血症亦可呈间歇性,而 SHPT 尽管有低钙血症的病史,但多于病初某段时间存在,因此二者的鉴别有时很困难。不过,SHPT 常常可找到其原发的疾病,特别是慢性肾功能不全的病史(表 4-10)。理论上,PHPT 的甲状旁腺增生是自主性的,SHPT 的甲状旁腺增大是代偿性的,前者是不可逆的,而后者是可逆的。然而,当出现三发性甲状旁腺功能亢进症时,这种可逆即不可能了。

表 4-10　原发性和继发性甲旁亢之鉴别

	原发性甲旁亢	继发性甲旁亢
病因	甲状旁腺腺瘤、增生、腺癌	肾功能不全,维生素 D 缺乏或抵抗,降钙素过多
血钙	大多增高	降低或正常
血磷	降低	增高或正常
血碱性磷酸酶	明显增高	增高或正常
血钙:磷比值	增高且>3.3	正常或<3.3
骨病特点	骨膜下骨皮质吸收,纤维性骨炎、骨囊肿	骨软化、骨硬化、纤维性骨炎

2. 各继发性病因之间的鉴别：见“病因”，略。

【治疗】

1. 病因治疗：主要针对 SHPT 的病因进行相应的治疗。对于肾性骨营养不良及其伴发 SHPT 最好的治疗是预防，维持血钙、血鳞水平正常是其首要目标。

2. 药物治疗：①低磷饮食，特别是限制奶制品和高蛋白的摄入，使饮食磷限至 1g/d；②磷结合剂的应用，如碳酸铝、氢氧化铝或碳酸钙等；③补钙，每天至少提供 1～1.5g 元素钙；④维生素 D 的应用（表 4-11）。所有这些措施皆存在各自的局限性，期待新型磷结合剂（如聚丙酰胺盐酸盐）、新型维生素 D 衍生物（如 22-氧化钙三醇）和拟钙剂（如西那卡塞）等药物的应用。

3. 手术治疗：手术指征为严重的 SHPT（存在有骨侵蚀和 iPTH 的水平明显升高）具有下列任一情况者：①持续的高钙血症，尤其是有症状者；②肾功能不全者，有对透析和其他治疗无效的难治性瘙痒症；③进行性的骨骼外钙化，且伴有钙磷乘积高，特别是经适当限磷后，钙磷乘积仍持续在 75～80 者；④出现软组织缺血性病变，此时不适宜于药物治疗。经典术式是甲状旁腺大部切除术，即切除 3 个半甲状旁腺，但应注意防范术后低钙血症的发生。新近亦有采用甲状旁腺全切并部分甲状旁腺组织自体前臂移植的术式。

（阎德文）

四、甲状旁腺功能减退症

甲状旁腺功能减退症（hypoparathyroidism）简称甲旁减，是指相对于机体的离子钙水平而言 PTH 分泌不适当地减少。实验室检查发现，在正常肾功能的情况下存在有明显的低钙血症和高磷血症，24 小时的尿钙排泄减少。临床表现为手足搐搦和癫痫发作。

表 4-11　维生素 D 及其类似物的应用

药物	麦角骨化醇	25-羟胆骨化醇	阿法骨化醇	骨化三醇
简写	D_2	25-(OH)D_3	1α-(OH)D_3	1,25-$(OH)_2D_3$
生理剂量	2. 5 ~ 10μg	1 ~ 5μg	0. 25 ~ 0. 5μg	0. 25 ~ 0. 5μg
药理剂量	0. 625 ~ 50mg	20 ~ 200μg	0. 5 ~ 2. 0μg	0. 25 ~ 2. 0μg
作用时间	1 ~ 3 个月	2 ~ 6 周	?	2 ~ 5 天
适应证	维生素 D 缺乏 维生素 D 吸收障碍 甲旁减 低磷血症佝偻病 长期服用抗癫痫药	维生素 D 吸收障碍 继发性甲旁亢	继发性甲旁亢 甲旁减 维生素 D 依赖性佝偻病	继发性甲旁亢 甲旁减 低磷血症性佝偻病 急性低钙血症 维生素 D 依赖性佝偻病(Ⅰ型和Ⅱ型)

注:? . 未确定。

【病因】

甲旁减最常见的病因为行颈部甲状腺或甲状旁腺手术后，甲状旁腺被摘除；其次还有自身免疫性、家族性或特发性。

1. 手术性：主要见甲状腺癌行甲状腺全切，可表现为暂时性或永久性甲状旁腺功能减退。可以发生在手术后1～2天，也可以出现在手术后数年。主要表现为手足抽搐。甲状腺手术后出现低钙还可以是由于多次输血，血液中的枸橼酸螯合剂与钙结合所致。另外，在甲旁亢手术后由于PTH的作用突然消失造成血钙与骨骼中的矿物质-羟基磷灰石结晶大量结合也会导致低钙血症，也称为“骨饥饿综合征”。“骨饥饿综合征”也可见于甲状腺全切术和长期的代谢性酸中毒纠正过程中，在后一种情况下出现的“骨饥饿综合征”的低血钙与甲旁减的低血钙的区别在于前者的血磷水平下降和PTH的水平升高。

2. 自身免疫造成的腺体破坏，可以单独发生，也可以是1型自身免疫性多腺体综合征(APS1)的一部分。其典型的三联征包括甲旁减、肾上腺皮质功能减退和皮肤黏膜念珠菌病，三者有其二即可诊断。通常是在儿童期(5～9岁)出现，以后出现甲旁减，到了少年期可以出现肾上腺皮质功能减退。还可以伴有性腺功能低下、肝炎、恶性贫血、T_1DM、自身免疫性甲状腺疾病(桥本甲状腺炎)、斑秃及白癜风。常可检测出多种自身抗体，其中抗钙敏感受体的抗体可以激活受体而抑制PTH的分泌。

3. 家族性甲旁减：较为罕见，可以由于基因的突变所致的甲状旁腺无发育(可在新生儿期起发病)或钙敏感受体的功能获得性突变抑制了PTH的分泌。

4. 甲状旁腺先天性发育不全：极为罕见，若伴有胸腺发育缺陷，则称为DiGeorge综合征。

5. 假性甲旁减(PsHP)：又称PTH抵抗综合征，跖骨是由于靶器官对生物活性PTH无反应，生化异常的表现类似于甲旁减(血钙降低、血磷升高)，而PTH的水平是升高的。至少有2种类型：PsHP Ⅰ(包括Ⅰa、Ⅰb和Ⅰc)和PsHP Ⅱ型。PsHP Ⅰ型属常染色体显性遗传，可能与编码Gs蛋白α亚单位缺陷有关,导致靶细胞在 PTH 的作用下不能产生相应的第二信使 cAMP,故在静脉注射 PTH 后尿的 cAMP 不能增加。PsHP Ⅱ 型极少见,其主要特点是外源性 PTH 能够引起肾源性尿 cAMP 排泄升高,但尿磷的排出没有相应的增加。

6. 颈部放射性治疗或全身性疾病的局部浸润:如 Wilson 病中的铁和铜的沉积;透析过程中铝的沉积;转移性肿瘤、肉芽肿病或淀粉样变等。

7. 低镁血症:低镁血症不仅可以抑制 PTH 分泌,而且可以影响其功能,因此可引起甲旁减。镁替代治疗可纠正这一缺陷,因此这种甲旁减是可逆的。造成低镁的原因包括吸收不良、使用利尿剂、肠道外补液、长期酗酒及采用顺铂治疗等。此时的低钙血症不能通过补充钙和维生素 D 来纠正。患者表现为血钙降低,PTH 降低或正常。

【诊断】

(一) 临床表现

主要因低血钙(高血磷)所致的神经肌肉激惹性增高和精神异常,典型者可出现低钙搐搦,或奇沃斯蒂克(Chvostek)征阳性(手指弹击耳前面神经,引起的同侧口角或鼻翼搐搦)和特鲁索(Trousseau)征阳性(将血压计的袖带包绕上臂,使血压维持在收缩压和舒张压之间至少 3 分钟,所引起的局部手指和手臂的搐搦)。长期低血钙可导致白内障形成。

此外,每一类型都有其特征性改变。如自身免疫所致者可伴有其他内分泌缺陷,最常见是伴有 Addison 病;因 T 细胞缺陷者易发生皮肤黏膜念珠菌病。假性甲旁减 Ⅰa 型具有 Albright 遗传性骨营养不良(AHO)的特点,表现为体态畸形,包括肥胖、身材矮、圆形脸、短颈、掌骨和跖骨变短(常发生于第 4 和第 5 跖骨)并伴有异位钙化,可伴有智力低下和某些内分泌功能缺陷(特别是甲状腺和性腺)。假性甲旁减 Ⅰb 型外表正常而骨骼的改变与甲旁亢类似。假性甲旁减 Ⅰc 型表现有 PTH 及多种激素的抵抗,有 Albright 遗传性骨营养不良(AHO)的特点;Gs 蛋白 α 亚单位的表达正常但有 GNAS 的突变,故也表现为功能性 Gs 蛋白 α 亚单位缺陷。PsHP Ⅱ 型主要特点是外源

PTH 能够引起肾源性尿 cAMP 排泄正常升高但尿磷的排出没有相应的增加,患者有低血钙和低尿磷,iPTH 水平升高。表现与维生素 D 缺乏相似,所以首先要排除维生素 D 缺乏症。维生素 D 缺乏者在补充维生素 D 以后,所有的指标能完全恢复正常。

（二）实验室检查

1. 血钙降低、血磷增高、血 ALP 正常或稍低;血镁可增高或降低。

2. 尿钙、尿磷均减少。

3. 血 PTH:降低(激素缺乏性);正常或升高(激素抵抗性)。

4. PTH 兴奋试验(Ellsworth-Howard 试验):甲旁减者在滴注 PTH 后,尿磷/尿肌酐比值明显升高(增加 5 倍以上,由于基础值低)。假性甲旁减患者无增加或增加值小于 1 倍。

5. 自身免疫指标和 Gs 蛋白测定及其基因突变的检查(非常规项目)。

6. 其他:肾功能、肝功能、白蛋白、血 25-(OH)D_3、1,25-(OH)$_2D_3$ 等。

（三）特殊检查

影像学检查可发现基底结节钙化,骨密度常增加。心电图示 ST 段延长、QT 间期延长和 T 波异常,甚至可出现脑电图异常。

（四）诊断要点

1. 原发性甲旁减

(1) 具有慢性手足搐搦史。

(2) 低血钙、高血磷,肾功能正常。

(3) 血 PTH 降低或测不出,PTH 兴奋试验反应正常(尿 cAMP 显著增加、尿磷排泄增多)。

(4) 血 1,25-(OH)$_2D_3$ 降低,而 25-(OH)D_3 正常。

(5) 无镁缺乏证据。

2. 假性甲旁减

(1) 低血钙、高血磷、高 PTH。

(2) 存在 AHO:如短指症,圆脸、粗短体型(PsHP Ⅰa)。

(3) 组织型(如红细胞)Gs-蛋白活性降低(PsHP Ⅰa)。

(4) PTH 兴奋试验:抵抗(尿 cAMP 和尿磷排泄增加反应减弱或消失,见于 PsHP Ⅰ)或反应分离(尿 cAMP 反应正常、尿磷反应减弱,见于 PsHP Ⅱ)。

(5) 甲状旁腺正常存在。

3. 自身免疫性甲旁减

(1) 慢性手足搐搦;低血钙、高血磷,血 1,25-$(OH)_2D_3$ 降低而 25-$(OH)D_3$ 正常。

(2) 血 PTH 降低或消失,行 PTH 兴奋试验,尿磷和 cAMP 的排除反应正常。

(3) 无佝偻病、软骨病的 X 线征,无肾小管酸中毒或肾衰,亦无维生素 D 缺乏或代谢性碱中毒。

(4) 无颈部手术或其他损伤甲状旁腺的病史,亦无 ^{131}I 治疗史。

(5) 可作为Ⅰ型自身免疫性多腺体综合征(同时合并肾上腺、性腺和甲状腺功能衰竭)的一部分,可存在相应特异性抗体,以及斑秃、白斑和慢性黏膜念珠菌感染等证据。

【鉴别诊断】

1. 假性甲旁减需与 PTH 水平正常或增高的低钙血症鉴别:主要根据病史和 PTH 兴奋试验而得到鉴别。后者常见原因有:肾功能不全、肠吸收不良、急性胰腺炎、成骨细胞性转移瘤、维生素 D 缺乏或抵抗(表 4-12)。

表 4-12　低钙血症实验室鉴别要点

	钙	磷	PTH	25-$(OH)D_3$	1,25-$(OH)_2D_3$
甲旁减	↓	↑	↓	正常	↓
假性甲旁减	↓	↑	↑	正常	↓/正常
肝脏疾病	↓	↓	↑	↓	↓/正常
肾脏疾病	↓	↑	↑	正常	↓/正常

2. PTH缺乏性和PTH抵抗性甲旁减的鉴别：在低钙血症、高磷血症和肾功能正常时，血PTH低或测不出，则可确诊为缺乏性甲旁减；若血PTH水平增高，则支持抵抗性甲旁减的诊断。此外，病史、体检和PTH兴奋试验有助于二者的鉴别。各型甲旁减之鉴别要点概括于表4-13。

表4-13 各型甲旁减之鉴别要点[a]

类型	体态畸形	低血钙、高血磷	血ALP明显增高	血iPTH	对PTH滴注的反应
真性甲旁减	-	+	-	减少	+
特发性甲旁减	-	+	-	减少	+
假性甲旁减Ⅰa型	+	+	-	增高	+[b]
假性甲旁减Ⅰb型	-	+	-	增高	-
假性甲旁减伴亢进	-/+	+	+	增高	-
假-假性甲旁减	+	-	-	正常	+

a. 表中+表示“有”，-表示“无”；b. 同时予以静脉滴注钙后。

【治疗】

（一）治疗原则

1. 暂时性甲旁减可不必治疗。

2. 可逆性甲旁减应给予相应的治疗，如低镁血症可给予镁替代治疗，如50%硫酸镁10ml，溶于5%葡萄糖盐水500ml中，缓慢静脉滴注；或25%硫酸镁5ml，深部肌内注射，2次/次。

3. 伴有其他内分泌疾病者，应给予相应激素替代治疗。

4. 对于永久性甲旁减者，采用口服维生素D和钙剂来治疗，使血钙维持在接近于正常的水平。这是目前最常用也是最有效的治疗手段。元素钙的用量为0.6～1.2g/d，目前常用口服钙剂有碳酸钙、氨基酸螯合钙和枸橼酸钙等，所含元素钙见表4-14。通常要同时服用维生素D，常需较大剂量维生素D

(50 000 ~ 100 000U/d)或给予活性维生素 D[1,25-$(OH)_2D_3$],0.25 ~ 0.5μg/d。

表 4-14 常用钙制剂所含元素钙量

制剂	口服剂量(mg)	元素钙量(mg)	所含元素钙(%)
枸橼酸钙:citracal	950	200	21
氨基酸螯合钙:osteoform	1000	275	27.5
碳酸钙:oscal 500	1250	500	40
calcium 600	1500	600	40

(二)急诊处理

当血钙低于 1.62mmol/L(6.5mg/dl)时,即可发生低钙搐搦,此时需紧急处理:

1. 保持呼吸道通畅,必要时给予吸氧。

2. 静脉补钙:紧急情况下,可用 10% 葡萄糖酸钙 10 ~ 20ml(每毫升含元素钙 9mg)在 10 ~ 20 分钟内缓慢静脉推注;若症状反复,可重复使用,每日 1 ~ 3 次。若不太紧急,可将 10% 葡萄糖酸钙 50ml 加入 5% 葡萄糖溶液 1000ml 中缓慢静脉滴注[输注速率 0.5 ~ 2.0mg/(kg · h)]。病情缓解后即可改为口服补钙。若病情需要,可于 6 ~ 8 小时后重复上述剂量。使用洋地黄者不可静脉补钙。需监测血钙,避免发生高钙血症。

3. 补充维生素 D_2:维生素 D,4000 ~ 8000U,每日 1 ~ 2 次,口服;或维生素 D_2,5 万 U,每周 1 ~ 2 次,肌内注射;α-骨化醇[alfacalcidol,1α-$(OH)D_3$],0.5 ~ 1.0μg,每日 1 ~ 2 次,口服;α-骨化三醇[calcitriol,1,25-$(OH)_2D_3$],0.25 ~ 0.5μg,1 ~ 2 次/次,口服。需定期复查血钙,使血钙保持在 2.12 ~ 2.25mmol/L(8.5 ~ 9.0mg/dl)。阿尔法骨化醇和 α-骨化三醇起效较快,但作用消失也快。

4. 若搐搦严重而且频繁,可辅以镇静剂和苯妥英钠等。

5. 若低钙血症难以纠正,应注意镁缺乏。

(阎德文)

五、骨质疏松症

骨质疏松症(osteoporosis)是以骨量减少、骨微结构破坏为特征,致使骨强度下降、骨脆性增加、易发骨折的一种全身性骨骼疾病。骨量减少的特点是骨质绝对量逐渐减少、骨质矿化过程持续正常,即单位体积内骨量减少、骨矿物质和骨有机质比例正常;骨微结构破坏,乃骨吸收所致,表现为骨皮质变薄、海绵状骨小梁数目减少和体积减小、甚至断裂(微骨折),而类骨质带宽度正常。因此,骨强度下降、脆性增加,难以承受日常活动和简单动作、甚至机体重量所产生的应切力,因而极易骨折。最常见的骨折部位有椎体、桡骨远端和股骨近端。

【病因与病理】

骨质疏松症的发生取决于个体峰骨量和骨质丢失速率。骨重建(即骨吸收和骨形成)是一个连续不断的过程。正常情况下,30 岁以前,骨形成速率大于骨吸收速率,骨质积累,骨密度逐年增加;至 30 ~ 35 岁,骨量达到高峰,是为峰骨量,此时骨吸收和骨形成的速度相对减慢,但二者相等、处于一种动态平衡之中;35 岁以后,这种平衡被打破,骨吸收速率超过骨形成速率,骨质丢失,其年丢失率为 0.3% ~ 1% ,而女性在绝经的最初 3 ~ 5 年,骨质年丢失率可达 3% ~ 7% 。骨丢失速率与骨转换率快慢有关,骨转换率是指被激活的骨重建单位数的多寡。骨转换率高,骨更新就快;反之,骨更新就慢。若骨形成不足以代偿骨吸收时,骨转换率越快,骨丢失率就越高,骨量减少就越明显。因此,凡是降低峰骨量和增加骨丢失速率的任何因素都会导致骨质疏松症发生。

【分类】

导致骨质疏松的原因有多种,通常是多个因素综合作用的结果。按其病因,骨质疏松症可分为原发性和继发性两大类(表 4-15),各型的原发性骨质疏松症的特点见表 4-16。

表 4-15　骨质疏松症的分类

原发性	继发性
Ⅰ型:绝经后骨质疏松症	内分泌疾病
Ⅱ型:老年性骨质疏松症	其他疾病
特发性	药物

表 4-16　原发性骨质疏松症的特点

特点	Ⅰ型	Ⅱ型
年龄	50~70	>70
性别比(男:女)	1:6	1:2
骨丢失类型	主要为松质骨	松质骨和皮质骨
骨丢失率	加速	不加速
骨折部位	椎体(粉碎性)和桡骨远端	椎体(多楔形)和髋骨
甲状旁腺功能	减低	亢进
钙吸收	减少	减少
$25\text{-}(OH)D_3 \rightarrow 1,25\text{-}(OH)_2D_3$	减少(继发性)	减少(原发性)
主要原因	与绝经有关	与老龄有关

【诊断】

(一) 临床表现

骨质疏松症早期通常没有症状,或表现为乏力、腰背部不适或酸痛。典型症状的出现常常发生于骨折之后。椎体骨折最常见的症状是背痛和脊柱畸形。典型的疼痛常为突发性的,可经肋部向腹部放射,而向一侧下肢放射者并不常见,出现脊髓受压症状和体征更少见;疼痛常发生于极轻微的动作之后,如突然弯腰、日常负重或跳跃时;卧床休息可暂时缓解。有时疼痛是轻微的,但也可为深而钝的疼痛,难以言传。而长期持久的全身骨痛甚为少见。椎体塌陷常表现出驼背和身高变矮。而发生于腕骨和髋骨骨折是显而易见的。

（二）实验室检查

对于骨质疏松症患者，应常规检查血常规，血钙、血磷及ALP和晨起2小时尿钙/肌酐比值，血清蛋白电泳，肝、肾功能等；根据病史线索，可酌情检查甲状腺功能、甲状旁腺激素、血清25-羟胆骨化醇等项目，必要时可行双重四环素标记的骨组织形态学检查；有条件者可全面检测有关骨转换标志物（表4-17）。其中国际骨质疏松基金会（IOF）推荐血清Ⅰ型前胶原N-端肽（PINP）和血清Ⅰ型胶原交联C末端肽（S-CTX）是敏感性相对好的骨转换标志物。

表4-17　常用骨转化标志物

骨形成标志物	骨吸收标志物
血清骨特异碱性磷酸酶（BALP）	血清抗酒石酸盐酸性磷酸酶（TrACP）
血清骨钙素（BGP）	血清Ⅰ型胶原交联C末端肽（S-CTX）
血清Ⅰ型前胶原C-端肽（PICP）	尿Ⅰ型胶原交联C-末端肽（U-CTX）
血清Ⅰ型前胶原N-端肽（PINP）	尿Ⅰ型胶原交联N-末端肽（U-NTX）

（三）特殊检查

1. 普通X线检查：只有在骨丢失达30%以上时才能检测出，因而对骨质疏松症的早期诊断无帮助；但对确定骨折具有诊断价值。通常行胸、腰椎侧位X线检查或其他怀疑骨折部位的X线检查。

2. 骨密度检测：双能X线吸收法（dual-energy x-ray absorptiometry，DXA）是目前骨质疏松诊断的金标准方法。而单光子吸收法（single-photon absorptiometry，SPA）和双光子吸收法（dual-photon absorptiometry，DPA）业已少用。定量计算机断层扫描（quantitative computed tomography，QCT）和超声发射速率法（ultrasound velocity analysis，UVA）可能有助于骨质量的评价。

(四) 诊断流程(中华医学会 2011 年指南)

首先要对发生骨质疏松所致骨折的风险进行评估，以此来确定对骨质疏松的处理原则以及是否进行治疗。目前常用的方法有三种，包括 IOF(国际骨质疏松症基金会)一分钟问卷、OSTA 评估法和骨折风险预测简易工具 FRAX® 模型。

(1) IOF(国际骨质疏松症基金会)一分钟问卷(表 4-18)。

表 4-18 国际骨质疏松症基金会(IOF)骨质疏松症风险一分钟测试题

(1) 您是否曾经因为轻微的碰撞或者跌倒就会伤到自己的骨骼？
(2) 您的父母有没有过轻微碰撞或跌倒就发生髋部骨折的情况？
(3) 您经常连续 3 个月以上服用"可的松、泼尼松"等激素类药品吗？
(4) 您身高是否比年轻时降低了(超过 3cm)？
(5) 您经常大量饮酒吗？
(6) 您每天吸烟超过 20 支吗？
(7) 您经常患腹泻吗？(由于消化道疾病或者肠炎而引起)
(8) 女士回答：您是否在 45 岁之前就绝经了？
(9) 女士回答：您是否曾经有过连续 12 个月以上没有月经(除了怀孕期)？
(10) 男士回答：您是否患有阳痿或者缺乏性欲这些症状？
只要其中有一题回答结果为"是"，即为阳性

(2) OSTA 评估法：是针对亚洲人的骨质疏松自我筛查工具(osteoporosis self-assessment tool for Asians，OSTA)进行评估。研究认为，年龄和体重是敏感性和特异性最好的 2 项建议筛查指标。有两种方法：

1) 计算公式：OSTA 指数 =(体重 − 年龄)×0.2，结果评定：如表 4-19。

表 4-19　骨质疏松症的主要危险因子

风险级别	OSTA 指数
低	>-1
中	-1 ~ -4
高	<-4

2）也可以用图 4-2 速查。

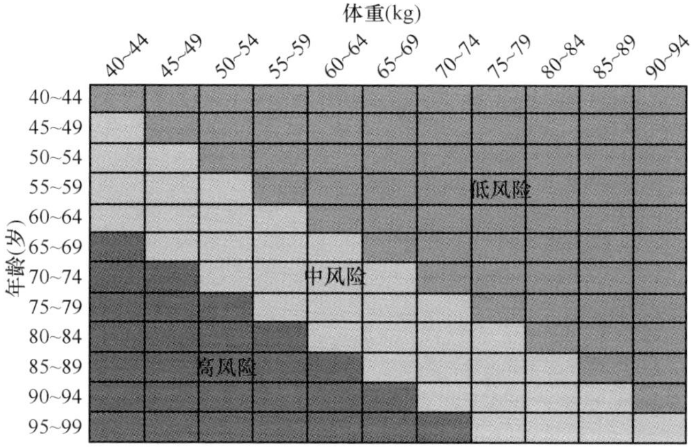

图 4-2　年龄、体重与风险级别

（3）骨折风险预测简易工具 FRAX®模型：计算 10 年发生髋部骨折以及主要部位（髋部、脊柱、腕部和肱骨）骨质疏松性骨折的发生概率。可以通过以下网址获得：http://www.shef.ac.uk/FRAX/，有中文版。美国指南中提到 FRAX®工具计算出髋部骨折概率≥3%或任何重要的骨质疏松性骨折发生概率≥20%时，视为骨质疏松性骨折高危患者；欧洲一些国家的治疗阈值髋部骨折概率≥5%。目前国内关于骨折发生率的流行病学资料比较缺乏，还没有可依据 FRAX 结果的治疗阈值，可以参考欧美的标准并根据患者个人情况酌情决定。

对于骨质疏松症高危人群，病史尤为重要，其主要危险因素概括于表 4-20。

表 4-20　骨质疏松症的主要危险因素

性别	女性
年龄	老年人,与增龄呈正相关
雌激素缺乏	卵巢功能不全或绝经
家族史	有骨质疏松家族史
种族	亚洲人(尤其是皮肤白者)、欧洲人和高加索人
体型	娇小瘦弱
生活方式	
饮食	钙摄入不足、高蛋白饮食
活动	体力劳动和户外活动过少
嗜好	饮酒、咖啡、可乐和汽水等

诊断时要考虑以下几个问题:①行骨密度检测,以确定是否有骨量减低,具体判断见"诊断要点"。②排除继发性原因,见病因分类;若为原发性骨质疏松,尚需进一步分型(表 4-16)。③确定有无骨转换率增高,主要通过骨转换标志物测定来判断。④是否存在继发性甲旁亢。⑤骨折风险预测,可采用世界卫生组织(WHO)推荐建议工具 FRAX™。具体诊断流程见图 4-3(中华医学会 2011 年指南)。

(五) 诊断要点

对于无骨折的骨质疏松高危人群,在未作骨活检以确定其微结构时,骨密度(BMD)测量是唯一实用的、有价值的诊断手段。2011 年中华医学会骨质疏松和骨矿盐疾病分会《原发性骨质疏松症诊治指南》建议,符合以下任何一条者,行骨密度检测:

▲女性 65 岁以上和男性 70 岁以上,无论是否有其他骨质疏松危险因素;

▲女性 65 岁以下和男性 70 岁以下,有一个或多个骨质疏

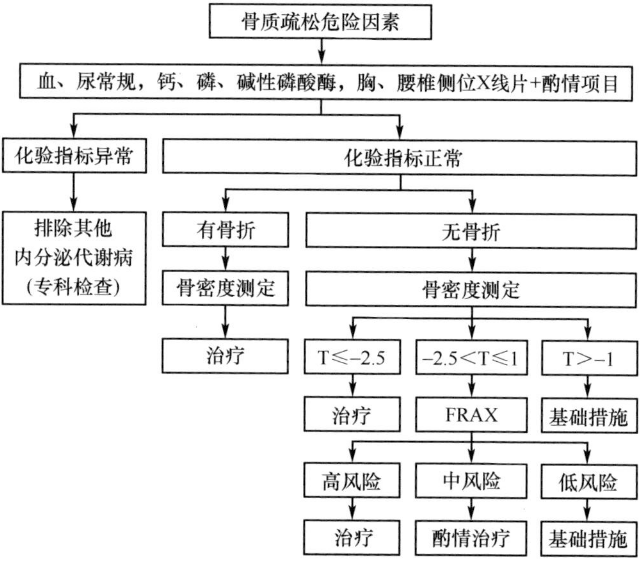

图 4-3　骨质疏松诊断流程

松危险因素；

▲有脆性骨折史和(或)脆性骨折家族史的成年男性、女性；

▲各种原因引起的性激素水平低下的男、女成年人；

▲X 线摄片已有骨质疏松改变者；

▲接受骨质疏松治疗、需要进行疗效检测者；

▲有影响骨代谢疾病或使用影响骨代谢药物史；

▲OSTA 结果≤−1。

基于骨密度检测(DXA)结果，建议参照世界卫生组织(WHO)推荐的诊断标准：骨密度值低于同性别、同种族正常成年人骨峰值不足 1 个标准差属正常；降低 1～2.5 个标准差为骨量低下(骨量减少)；降低程度等于或大于 2.5 个标准差为骨质疏松。符合骨质疏松诊断标准同时伴有一处或多处骨折时为严重骨质疏松。

骨密度诊断值通常用T-Score(T值)表示,T值=(测定值-骨峰值)/正常成人骨密度标准差。T值用于绝经后妇女和50岁以上的男性的骨密度水平。对于儿童、绝经前妇女和50岁以下的男性,其骨密度水平建议用Z值表示。Z值=(测定值-同龄人骨密度均值)/同龄人骨密度标准差。

【鉴别诊断】

在骨质疏松的诊断确立后,要确定骨质疏松的病因。在排除了继发性骨质疏松后才能确定原发性骨质疏松的诊断。继发性骨质疏松的常见病因如表4-21。

表4-21 继发性骨质疏松的病因

1. 内分泌疾病	3. 药物
甲状腺毒症	糖皮质激素
高泌乳素血症	采用GnRH拮抗剂行雄激素阻断治疗
原发性甲旁亢	
肢端肥大症	某些抗惊厥药物
性功能减退	甲状腺激素替代治疗过量
糖皮质激素过多	4. 其他
2. 胃肠道/营养性疾病	酗酒
维生素D缺乏	成骨不全
慢性肝病	风湿性关节炎
吸收不良综合征	多发性骨髓瘤
吸收障碍	慢性阻塞性肺疾病
	特发性高尿钙

【治疗】

(一) 治疗内容

1. 消除引起骨质丢失的继发原因。
2. 防治额外的骨质丢失。
3. 纠正已丢失的骨量。

4. 防止跌到、减少骨折的发生。

5. 对已骨折或致残的患者进行康复治疗，以提高其生活质量。

（二）治疗原则与主要措施

1. 对因治疗：不同病因，各有特异性治疗。

2. 抑制骨转换率：适用于骨转换率增高者，可选用骨吸收抑制剂以防止或减缓骨量丢失。常用药物有雌激素类、降钙素和二膦酸盐类等。

3. 增加骨量：可选用骨形成刺激剂，如小剂量 $rhPTH_{(1\sim34)}$。

4. 抑制继发性甲旁亢的发生：常选用骨矿化促进剂以纠正低钙血症。

5. 其他治疗：增加皮肤日光照射，进行适合自己的体力活动是非常有益的。此外，骨痛治疗临床上必不可少，可选用一般止痛药和(或)降钙素。

（三）临床上常用的药物及其应用

在所有骨质疏松的治疗中钙剂和维生素 D 的补充是基本用药(原发性甲旁亢除外)，在此基础上再加用其他抗骨质疏松药。

1. 雌激素替代治疗(HRT)：雌激素能有效地减少骨吸收，以往一直是防治绝经后骨质疏松症的首选疗法。但自从 WHI 研究发表以后，由于采用雌孕激素联合治疗可能会导致乳腺癌和静脉血栓的发生增加，故在国外的各种指南中已不再推荐在有绝经后骨量减少或骨质疏松的患者中采用雌孕激素联合治疗方法，因为现在已有其他更为安全的药物可以作为替代。如果患者有明显更年期综合征的表现，可以在绝经的早期短时间应用雌激素。选择性雌激素受体调节剂(SERMs)如雷诺息芬(raloxifen，60mg/次，1 次/日，口服)等，以器官特异性方式选择性地作用于骨骼和肝脏，能减少 BMD 的丢失和降低 LDL 的水平。在老年的骨质疏松女性中能减少椎体骨折的发生率，故可以用于绝经后骨质疏松的预防和治疗。

2. 降钙素：具有抑制破骨细胞活性、加快其凋亡，并有中枢性镇痛作用，因此适用于骨转换率高，特别伴有骨痛的患者，但对骨量影响尚不确定。常用的有鲑鱼或鳗鱼降钙素。长期使用可发生"脱逸现象"，因此建议长期间断治疗。具体用法：①鲑鱼降钙素：短期用于止痛，第 1 周每天皮下或肌内注射 50～100U，第 2 周隔日注射同一剂量；骨痛于治疗的第 3 天开始明显缓解，第 7 天达最大疗效。若用喷鼻剂，第 1 周每晚睡前左右鼻孔各喷 1 次，每喷 50U；第 2 周隔天喷，用量同前。若长期使用，开始宜隔日肌内注射 50～100U，至少 6 个月；以后维持，每周注射 2 次，每次 50～100U。②鳗鱼降钙素，20U/周，皮下注射。其常见不良反应有恶心、呕吐、颜面发红、味觉异常、寒战、口周感觉异常以及多尿，但通常毋须停药；偶见过敏。尽管在 2012 年 7 月欧洲药品管理局（EMA）对降钙素的适应证做出了修改，提出在骨质疏松症的患者中不再建议长期应用降钙素，但在中国尚未做相应的修改。

3. 二膦酸盐：是焦磷酸盐类似物，与骨基质中羟磷灰石结合后被破骨细胞摄入后会引起破骨细胞的凋亡，从而减少骨溶解吸收，是目前最受推崇的抗骨质疏松药物，具有广泛的适应证。临床上常用阿仑膦酸钠、利塞膦酸钠和唑来膦酸钠。阿仑膦酸钠（alendronate），70mg/次，1 次/周或 10mg/次，1 次/日，连续服用。可增加骨质疏松症患者骨密度、降低椎体和非椎体骨折发生风险。利塞膦酸钠（risedronate），35mg/次，1 次/周或 5mg/次，1 次/日，连续服用。唑来膦酸钠（zoledronic acid），5mg/次，静脉滴注至少 15 分钟以上，每年 1 次。

二膦酸盐总体安全性较好，使用时仍需关注：①口服时，应严格按药物说明书服用，活动性胃及十二指肠溃疡或反流性食管炎者不推荐使用。②静脉注射时，应先评估肾功能，肌酐清除率<35ml/min 的患者不用。且静脉注射时间不应少于 15 分钟，液体量不应少于 250ml；静脉注射含氮二膦酸盐可引起一过性发热、骨痛和肌痛等类流感样反应。③下颌关节坏死罕见，非典型性骨折也值得关注。

4. 补钙和维生素 D_3：是基本治疗，可与其他药物同用。充分补钙非常重要，元素钙每日不少于 800mg，通常为 1000～

1500mg/d。同时适量补充维生素 $D_3$800～1000U/d,以帮助肠钙吸收,老年人每日可加至1000U。补钙不宜过量,尿钙应低于400mg/24h。对于合并骨软化症或低骨转换性骨质疏松症,可选用活性维生素 D_3 衍生物如骨化三醇或阿法骨化醇,每天0.25～0.5μg 口服。

5. 甲状旁腺激素:是当前促进骨形成的代表药物。$rhPTH_{(1\sim34)}$(特立帕肽),20μg/d,皮下注射,治疗时间一般不超过2年。需专科医师指导,定期监测血钙,防止发生高钙血症。

6. RANKL 抑制剂:地诺单抗(Denosumab)是人抗 RANKL 的单克隆抗体。在骨密度下降的绝经后女性中能使椎体骨、髋骨和非椎体骨的骨折明显地减少。60mg/次,皮下注射,每6个月1次,可以连续用3年。适用于有骨折高风险的严重骨质疏松患者。

7. 锶盐:锶(strontium)是人体必需微量元素,参与人体许多生理功能和生化效应。人工合成锶盐雷奈酸锶(strontium ranelate)是新一代抗骨质疏松药,同时作用于成骨细胞和破骨细胞,具有抑制骨吸收和促进骨形成双重作用。2g/d,睡前服用(最好在进食2小时之后),不宜与钙和食物同服,以免影响吸收。肌酐清除率<30ml/min 的患者不推荐使用。

(四) 非药物治疗

1. 增加负重与非负重运动:加强肌肉锻炼提高肌肉的数量和力量,增加骨骼应力,增加骨的力学性能。

2. 摒弃不良的生活方式:如戒除烟酒嗜好,减少咖啡、可乐或碳酸水等饮品的摄入;合理饮食,增加富钙食品的摄入,平衡膳食中蛋白质、钙、磷三者之间的比例,避免不合理的配餐以及其他影响钙吸收的因素等。

3. 防止骨折发生:提高抗骨折能力、提高整体运动能力和防止跌倒。

(阎德文　余学锋)

六、骨软化症

骨软化症(osteomalacia)简称软骨症,是在骨骺板已闭合的成人中发生的骨基质矿化障碍的代谢性骨病,表现为矿化骨减少、非矿化骨基质增加,骨质稀少、骨质总量正常或增加。

【病因与病理】

任何限制钙(Ca)或磷(P)利用的疾病都可引起骨软化症,维生素D缺乏、维生素D代谢异常和低磷血症是其最常见的原因(表4-22),但其确切的发病机制目前仍不清楚。就骨质矿化而言,在矿化部位必须有足够的、比例适当的钙和磷,主要骨矿化物质是羟磷灰石[$Ca_{10}(PO_4)_6(OH)_2$]。

表4-22　骨软化症的病因

维生素D缺乏	抗惊厥药物
饮食中缺乏	慢性肝硬化
内源性合成不足	慢性肾功能不全
维生素D吸收障碍	缺磷
吸收障碍的小肠疾病	肾小管酸中毒
胃或小肠切除术后	广泛性肾小管疾病(Fanconi综合征)
肝胆疾病	抗维生素D性低磷酸盐血症性骨软化病
慢性胰腺功能不全	原发性矿化缺陷
维生素D代谢异常	遗传性:磷酸酶过少症
遗传性维生素D代谢异常	药物性:二膦酸盐、氟化物
获得性维生素D代谢异常	

【诊断】

(一)临床表现

常见的症状是骨痛,或广泛或局限地出现于椎体、肋骨、髋部、骨盆或下肢,可因活动而加重;骨骼压痛是常见的体征。骨骼畸形并不常见,但严重者偶发膝内翻、驼背或髋关节内陷;有可能发生病理性骨折。非特异性症状有肌无力和易疲劳。

（二）实验室检查

软骨病生化异常大致分为2个亚组:①因维生素D缺乏或代谢异常导致肠道钙吸收不足和低钙血症,因而引起继发性甲旁亢,反过来引起肾性磷酸盐排泄增加、血清磷酸盐降低、ALP活性常升高、尿钙排泄降低。②磷酸盐转运缺陷导致磷酸盐尿症[可用肾小管对打重吸收率/肾小球滤过率(TmP/GFR)降低来评价]和肠道磷吸收不良,表现为血钙正常和严重的低磷酸盐血症;血清ALP活性也升高,但血清钙和PTH通常正常,而缺乏甲旁亢证据。

测定血清25-羟胆骨化醇[25-(OH)D_3]是反映机体储存维生素D的最好指标。在维生素D缺乏状态,25-(OH)D_3值降低(正常范围是8～60μg/L);而1,25-二羟胆骨化醇[1,25-$(OH)_2D_3$]水平常正常,除非合并有肾脏原因。若PTH水平下降和血清磷升高,可使1,25-$(OH)_2D_3$水平下降(其正常值范围为20～50ng/L)。根据维生素D代谢异常特征,可区分三种骨软化症(表4-23)。

表4-23 三种维生素D代谢异常骨软化症

	25-(OH)D_3	1,25-$(OH)_2D_3$
营养性维生素D缺乏	↓	正常
Ⅰ型VDDR*	正常/↑	↓↓
Ⅱ型VDDR	↑	↑

*VDDR,维生素D依赖性佝偻病:Ⅰ型,由肾1α-羟化酶缺乏引起;Ⅱ型由维生素D受体缺陷所引起,导致靶器官对1,25-$(OH)_2D_3$的抵抗。

（三）特殊检查

1. X线:表现为弥漫性骨密度降低,骨皮质变薄、骨小梁模糊、呈毛玻璃样,可有假性骨折[对称的、常见于肋骨、耻骨支、股骨上端和肩胛骨外缘,又称卢-米(Looser-Milkman)骨折],可出现椎体双凹征。

2. 骨组织形态学检测：对于诊断有疑问者应进行双四环素标记的骨组织形态学检测以确定诊断。软骨病的骨矿化缺损表现为矿化沉积速率下降、矿化延缓时间延长和钙化前沿减少。

（四）诊断要点

如果有维生素D缺乏，或对钙、磷需要量增多的病史，若出现骨痛、手足抽搦、骨骼畸形等典型症状和体征，结合有关实验室检查，软骨病的的诊断并不难。骨影像学检查、尿钙和血浆维生素D水平测定尤具特异性。诊断一旦确立，就应进一步寻找引起本病的原因，应特别注意某些潜在疾病（见表4-23）。

【鉴别诊断】

如果出现椎体双凹征或椎体压缩性骨折，因为此时都可出现骨痛，软骨病和骨质疏松症常难以鉴别。特别是骨转换低的老年骨质疏松患者，骨组织形态学检查亦可具有低矿化沉积率和钙化前沿减少的特点，但和骨软化症不同，其类骨质表面积和体积常常正常甚至降低。此外，软骨病患者血ALP增高，而骨质疏松症者常常正常。

【治疗】

治疗需针对潜在的病因及其所致的骨矿化紊乱，其目的是既纠正低钙血症，又不引起高钙血症。当尿钙水平达5mmol/24h（200mg/24h）以上时，应维持该治疗剂量。软骨病常见的病因治疗见表4-24。

表4-24　软骨病的治疗

病因	治疗方案
维生素D摄入不足	维生素D每日2000～4000U，为期3个月，之后每日200～400U
	元素钙每日1～3g
吸收不良综合征	治疗潜在病因
	维生素D每次5万～10万U，每周2次
	元素钙每日1～3g

续表

病因	治疗方案
慢性肝病	25-(OH)D_3 每日50～100μg,或维生素D每日0.5万～1万U 元素钙每日1～3g
慢性肾功能衰竭	1,25-$(OH)_2D_3$ 每日0.5～1.0μg,或二氢速甾醇每日0.25～0.5mg 元素钙1～3g 低磷饮食或磷吸附剂
肾小管酸中毒	治疗潜在疾病(终身服用碱剂[a],纠正酸中毒) 维生素D每周5万～10万U,或1,25-$(OH)_2D_3$ 每日2次每次0.25μg;如已达到碱化,维生素D可停用 磷酸盐[b] 每日1000～3000mg,分次服用(从小剂量开始)
低磷血症	1,25-$(OH)_2D_3$ 每日0.25～1.0μg[若有1,25-$(OH)_2D_3$ 缺乏者] 若24小时尿磷为1000～2000mg,则说明治疗剂量有效
抗惊厥药	不建议常规治疗,患者行抗惊厥药治疗数年后应检测血维生素D代谢物,若缺乏,则行替代治疗

a. 碳酸氢钠每日5～10g,口服。

b. 磷酸盐口服液配方:中性,100ml溶液含磷779mg;酸性,100ml溶液含磷2.16g。

各种维生素D治疗方案都有维生素D中毒的危险。因此,在治疗过程中应随诊(每2～4周1次)监测血钙、血磷,尿钙、尿磷及维生素D水平,以防肾结石或异位钙化(特别是肾钙化)和骨丢失。通常尿钙控制在小于6.2～7.4mmol/24h(250～300mg/24h)是安全的。观察药物疗效,除检测放射学上的或生物化学上的变化外,有条件者,骨活检的组织形态学分析亦特别有用。

(阎德文)

七、肿瘤相关性骨软化

肿瘤相关性骨软化(tumor-induced osteomalacia,TIO)又称肿瘤相关性低磷软骨病,是一罕见的有起源于充质的肿瘤所引起的伴有低磷血症的骨软化症。表现为骨痛、肌肉无力和骨软化。据信最早由 Robert McCance 于 1947 年首次报道。其主要特征是低磷血症外,还有成纤维细胞生长因子-23(FGF23)水平升高。

【病因】

84% 的 TIO 源于间充质肿瘤,也可继发于各种类型的癌和肉瘤,如前列腺癌、燕麦细胞癌、恶性血液病等,甚至神经纤维瘤、表皮痣综合征和多骨性纤维结构不良。迄今报道 TIO 患者中,以女性居多,常中年发病;肿瘤多位于骨和软组织中,四肢明显高于躯干。分泌 FGF23 的间质肿瘤,通常是良性的、体积小,生长隐蔽而缓慢,常规影像学检查难以发现。

研究表明,肿瘤细胞能产生大量的 FGF23,导致血 FGF23 水平显著升高,FGF23 使近端肾小管对磷酸盐重吸收减少,尿磷酸盐排出增加,血磷降低。

【诊断】

(一)临床表现

TIO 常表现为近端肢体无力、进行性骨痛,尤以四肢和负重关节为重,有的患者可以出现身高的下降,部分患者可合并骨折;年龄小的患者可表现为易疲劳、步态异常、生长缓慢和骨骼畸形;原发肿瘤生长隐袭,但多附着于骨骼或软组织表面,仔细检查有时可发现体表肿物。

(二)实验室检查

1. 血磷:持续显著降低。

2. 尿磷排出增多:TIO 表现为肾小管磷酸盐再吸收率(TRP%)和肾小管最大磷回吸收/肾小球率过滤(TmP/GFR)降低。而正常状态下,当血磷水平明显下降时,TRP% 和 TmP/

GFR 增加。TmP/GFR 只能在禁食状态进行计算，而 TRP% 在任何时候均可采用公式计算。

（1）肾小管磷酸盐再吸收率（TRP%）的计算：100×（1－尿磷/尿肌酐）×[（血肌酐/血磷）]。正常范围：85%～95%。

（2）TmP/GFR 的计算：如果 TRP% ≤86%，则 TmP/GFR＝TRP×血磷；如果 TRP% >86%，则 TmP/GFR＝0.3×[TRP/（1－0.8×TRP）]×血磷。特别要注意，对于疑似 TIO 患者常有补磷治疗之需，计算其 TRP% 和 TmP/GFR 可能会因此错误地低估非 TIO 者的计算值。TmP/GFR 正常值范围见表 4-25。

表 4-25　GFR 校正肾小管最大磷回收率（TmP）正常范围

年龄	男性，mg/dl（mmol/L）	女性，mg/dl（mmol/L）
新生儿	5.7～8.1（1.27～2.59）	5.7～8.1（1.27～2.59）
<2 岁	3.6～5.4（1.15～1.73）	3.6～5.4（1.15～1.73）
<12 岁	3.8～5.0（1.22～1.60）	3.8～5.0（1.22～1.60）
<16 岁	3.4～4.6（1.09～1.47）	3.4～4.6（1.09～1.47）
<25 岁	3.33～5.9（1.07～1.89）	3.18～6.41（1.02～2.05）
<45 岁	3.09～4.18（0.99～1.34）	2.97～4.45（0.95～1.42）
<65 岁	2.78～4.18（0.89～1.34）	2.72～4.39（0.87～1.40）
<75 岁	2.47～4.18（0.79～1.34）	2.47～4.18（0.79～1.34）

3. 血钙、PTH 和 25-OHD_3 水平：通常正常。

4. 1,25-$(OH)_2D_3$ 浓度：下降或不适当的正常。

5. 成纤维细胞生长因子-23（FGF23）：呈特征性显著增高。

6. 细胞外基质磷酸化糖蛋白（MEPE）、分泌型卷曲相关蛋白 4（sFRP4）、牙基质蛋白-1（DMP1）和骨桥蛋白：高表达（部分病例）。

7. 基因检测：包括 PHEX、FGF23、DMP1 和 ENPP1 等，适用于有家族史者，以鉴别某些遗传性疾病，如常染色体显性低磷酸盐性佝偻病（autosomal-dominant hypophosphatemic rickets，ADHR）、X-性联锁低磷酸盐性佝偻病（X-linked hypopho-

sphatemic rickets,XLH)和常染色体隐性低磷酸盐性佝偻病(autosomal-recessive hypophosphatemic rickets,ARHR)等。

(三) 特殊检查

1. 骨X线检查:可有骨量减少、骨骼畸形和假性骨折形成。

2. 阶梯式成像法:首先利用功能成像(如奥曲肽标记骨扫描或氟-18氟脱氧葡萄糖显像正电子发射断层扫描),继之以解剖成像[如CT和(或)MRI]有助于深部肿瘤的诊断。

3. 选择性静脉分段取血检测FGF23:可成功定位肿瘤。

(四) 诊断要点

目前,由首发症状到做出TIO假设性诊断通常需2.5年,到明确诊断需5年。因此对于骨软化症患者,除了仔细体格检查外,尚需血、尿、粪三大常规和血生化检查,对疾病鉴别诊断尤为重要。若疑诊TIO,首先测定血FGF23水平,若显著升高,应行影像学检查以探寻肿瘤;如肿瘤存在,可在肿瘤周围多点采血以测定局部FGF23浓度。通常肿瘤周围静脉血FGF23浓度会显著高于外周血。由此结合影像学探查肿物和分段取血测定FGF23浓度,利用TIO肿物与FGF23的关联性,提供有效的TIO术前诊断方法。具体诊断流程为以下4步:

(1) 疑似诊断:TIO症状与体征。

(2) 确定诊断:低血磷,伴有尿磷排出增多所致(TRP%、TmP/GFR低),且1,25-$(OH)_2D_3$低、FGF23高,即可确定诊断;必要时需排除家族类型,可进一步检测相应基因。

(3) 肿瘤定位:①功能成像:^{18}F-FDG-PET或^{111}In标记奥曲肽扫描(SPECT),以确定大致的部位;②解剖成像:MRI和(或)CT检查,可以获得精细的影像;③如核素扫描定位不成功可以采用分部位静脉取血检测FGF23来定位。

(4) 确定肿瘤部位者,即行手术切除;否则予以药物治疗,并在1年内再次定位检查。

【鉴别诊断】

对于低磷酸盐血症患者,首先应鉴别是遗传性抑或获得性的。遗传性因素包括 XLH、ADHR 和 ARHR,本质上是 TIO 生化表型模拟。所有这些遗传性低磷酸盐血症,血 FGF23 或增高或不适当正常。其中,XLH 几乎总是在儿童早期发病,而 ADHR 既可见于儿童亦可见于成人。因此详细病史以了解发病年龄、生长状况以及家族成员中是否有身材矮小和罗圈腿,对于儿童和年轻人尤其重要。此外,XLH 还可因釉质发育不全、牙科脓肿和龋齿而被发现。

其他尚需鉴别的遗传病有:遗传性低磷酸盐性佝偻病伴高钙尿(hereditary hypophosphatemic rickets with hypercalciuria, HH-RH)、X 性连锁隐性低磷酸盐症(X-linked recessive hypophosphatemia, XLRH)/齿病(Dent's disease)以及遗传性肾范可尼综合征(inherited renal Fanconi syndrome)、Fanconi-Bickel 综合征和 Fanconi 肾小管综合征。

HHRH 和 XLRH 与其他遗传性低磷酸盐血症不同在于 1,25-$(OH)_2D_3$ 增加导致以高钙尿伴有肾钙质沉着症和(或)肾结石为特性。XLRH 或可有蛋白尿;但遗传性范可尼综合征患者因肾小管病变广泛,表现为氨基酸尿、低分子量蛋白尿、重碳酸盐尿和钙尿等。然而最重要区别在于:TIO 血 FGF23 水平是高的,HHRH 和 Fanconi 综合征则是低的;而 XLRH,其 FGF23 水平尚无报道,推测应该是低的。其基因遗传形式与各种特性见表 4-26。

表 4-26 低磷酸盐血症的鉴别诊断

疾病	基因	FGF23	其他特征
遗传性原因			
XLH	PHEX	↑	儿童期发病,佝偻病和龋齿
ADHR	FGF23	↑	各年龄均可发病,可自发环节或复发
ARHR	DMP-1/ENPP1	↑	发生于双亲的血亲中
HHRH	SLC34A3	↓	1,25-$(OH)_2D_3$↑、尿钙↑、PTH↓和肾钙质沉着症

续表

疾病	基因	FGF23	其他特征
XLRH/牙病	CLCN5	?	男性优势,尿钙、肾钙质沉着症、肾结石和肾衰竭
遗传性范可尼综合征	多种	↓	糖尿、氨基酸尿、钙尿和近端肾小管酸中毒
获得性原因			
TIO	NA	↑	各年龄均可发病,1,25-$(OH)_2D_3$↓,TmP/GFR↓
获得性范可尼综合征	NA	↓	糖尿、氨基酸尿、钙尿和近端肾小管酸中毒,重金属或化疗药物接触史

注:?. 不确定。

【治疗】

(一) 外科治疗

治疗首选是确保完整肿瘤切除,以避免复发。切除肿瘤几乎总是有疗效的。肿瘤完整切除后,血生化及佝偻病或软骨病症状即快速改善。但少数患者因肿瘤复发而再次出现骨软化症,测定 FGF23 可作为 TIO 患者随访的监测指标。射频消融(RFA)也是一种可行的治疗选择。

(二) 药物治疗

1. 生长抑素:由于间充质肿瘤细胞表面表达生长抑素受体,对于不能手术治疗及部分顽固性低磷血症患者,可皮下注射奥曲肽进行治疗。但因生长抑素受体的异质性分布,造成治疗效果的明显不同。

2. 骨化三醇和中性磷:肿瘤不能术切除或治疗效果不佳时,可选用中性磷和骨化三醇治疗(表 4-27)。治疗方案与非 TIO 引起的低磷酸盐血症,本质上是一样的。治疗开始时,应每周谨慎地监测血钙、血磷和 PTH,以指导滴定药物治疗。

表 4-27 TIO 的基本药物治疗

治疗目标	血磷经年龄校正的正常值范围的低限
药物	剂量与用法
中性磷	每日 15 ~ 60mg/kg(成人 1 ~ 3g/d); 可分成 4 ~ 5 次给药以增进其耐受
	每日 15 ~ 60ng/kg(成人 0.75 ~ 3μg/d) 从每日 1.5μg 开始滴定剂量,分 2 ~ 3 次服用
骨化三醇或阿法骨化醇监测	1. 肾脏 B 超检查评估基线状态下肾结石/肾钙质沉着症 如果出现相关症状或尿钙排出持续增加则重复此检查 2. 血清钙、磷和 PTH 每 3 个月 1 次 如果血磷水平低于目标值,则增加磷的补充 如果血钙水平低于目标值,则添加/增加钙剂补充 如果 PTH 水平升高,则增加骨化三醇剂量 3. 尿钙(UCa)和肌酐(UCr)每 3 个月 1 次(隔日上午留取标本) 如果 UCa/UCr≥0.2,则检查尿血红蛋白,同时检查 24 小时尿钙和肌酐以计算尿钙正常目标值 如果尿血红蛋白阳性或 24 小时尿钙增多,则减少骨化三醇剂量 如果 UCa/UCr≤0.2,且血清磷和 PTH 已在目标值,则继续当前方案

(阎德文)

第五章　肾上腺疾病

一、概　　述

【肾上腺皮质激素及其作用】

肾上腺皮质有 3 个带区：自外向内分别为球状带、束状带和网状带，分别分泌盐皮质激素、糖皮质激素和性激素。盐皮质激素主要是醛固酮（aldosterone）；糖皮质激素主要是皮质醇（cortisol）；性激素主要有脱氢表雄酮（dehydroepiandrosterone）和雌二醇（estradiol）。

1. 醛固酮：醛固酮是调节机体水盐代谢的重要激素，它促进肾远曲小管及集合管重吸收钠、水和排出钾，即保钠、保水和排钾作用。此外，盐皮质激素能增强血管平滑肌对儿茶酚胺的敏感性，其作用比糖皮质激素更强。

2. 糖皮质激素（皮质醇）

（1）对物质代谢的影响

1）糖代谢：糖皮质激素是调节机体糖代谢的重要激素之一，能促进糖异生，升高血糖，它是通过促进蛋白质分解使较多的氨基酸进入肝脏，同时增强肝内与糖异生有关酶的活性，致使糖异生作用大大增强而实现的。此外，糖皮质激素能拮抗胰岛素的作用，它能降低肌肉与脂肪等组织、细胞对胰岛素的反应性，从而使外周组织对葡萄糖的利用减少，促使血糖升高。因此，如糖皮质激素分泌过多（或使用此类药物过多）可出现血糖升高，甚至出现糖尿；相反，肾上腺皮质功能低下者可出现低血糖。

2）蛋白质代谢：糖皮质激素能促进肝外组织，特别是肌肉组织中蛋白质分解，加速氨基酸转移至肝脏生成肝糖原。糖皮质激素分泌过多时，由于蛋白质分解增强、合成减少，将出现肌肉消瘦、骨质疏松、病理性骨折、皮肤变薄、淋巴组织萎缩等。

3）脂肪代谢：糖皮质激素可促进脂肪分解，增强脂肪酸在肝内的氧化过程。肾上腺皮质功能亢进时，糖皮质激素对身体不同部位的脂肪作用不同，四肢脂肪组织分解增强，而腹、面、肩、背的脂肪合成则增强，以至临床上呈现圆脸、背厚、躯干部发胖（即向心性肥胖），而四肢相对消瘦的特殊体形。

（2）对水、盐代谢的影响：皮质醇有较弱的潴钠排钾作用，即对肾远曲小管及集合管重吸收和排出钾有轻微的促进作用。此外，还可降低肾小球入球血管阻力，增加肾小球血浆流量而使肾小球滤过率增加，有利于水的排出，肾上腺皮质功能不足的患者排水能力明显降低，严重时可出现"水中毒"，如补充适量的糖皮质激素即可得到缓解。

（3）对血细胞的影响：糖皮质激素可使血中红细胞、血小板和中性粒细胞的数量增加，使淋巴细胞和嗜酸粒细胞减少，其原因各有不同。红细胞和血小板的增加是由于骨髓造血功能增强；中性粒细胞的增加可能由于附着在小血管壁边缘的中性粒细胞进入血液循环增多所致；淋巴细胞减少可能是因为糖皮质激素使淋巴细胞 DNA 合成过程减弱，抑制胸腺与淋巴组织的细胞分裂。此外，糖皮质激素还能促进淋巴细胞与嗜酸粒细胞被破坏。

（4）其他：如对循环系统的影响：①糖皮质激素能控制具有血管舒张作用的前列腺素的合成。②糖皮质激素能降低毛细血管的通透性，有利于维持血容量。

（5）在应激反应中的作用：当机体受到各种有害刺激，如缺氧、创伤、手术、饥饿、疼痛、寒冷以及精神紧张等时，血中 ACTH（促肾上腺皮质激素）浓度立即增加，糖皮质激素也相应增多，使机体对各种有害刺激的耐受能力大大提高。

糖皮质激素的作用广泛而复杂，以上仅为其主要作用，还有多方面的作用，如促进胎儿肺表面活性物质的合成，增强骨骼肌的收缩力，提高胃腺细胞对迷走神经与促胃液素的反应性，增加胃酸与胃蛋白酶的分泌，抑制骨的形成而促进其分解等。

3. 性激素：肾上腺皮质分泌的性激素正常情况下对男女的影响较小，因男性激素主要来源于睾丸，女性激素主要来源于卵巢。肾上腺皮质所分泌的雄激素有雄烯二酮（androstenedione）、脱氢表雄酮（DHEA，DHEA-S），其生物学活性有限，主要是作为前体在外周转换为具有生物学活性的睾酮和二氢睾酮。

【肾上腺髓质激素及其作用】

肾上腺髓质细胞所含颗粒可被铬酸染成棕色，故称嗜铬细胞，主要分泌肾上腺素（epinephrine，E）和去甲肾上腺素（norepinephrine，NE），都是儿茶酚胺类激素。

髓质激素的生物学作用：髓质与交感神经系统组成交感-肾上腺髓质系统，或称交感肾上腺系统，因此，髓质激素的作用与交感神经系统联系密切。所起的作用与应激有关；当机体遭遇特殊紧急情况时，包括恐惧、焦虑、剧痛、大失血、脱水、缺氧、骤冷、骤热及剧烈运动等情况时，这一系统将立即被调动起来，儿茶酚胺（去甲肾上腺素、肾上腺素）的分泌量会大大增加。儿茶酚胺作用于中枢神经系统，提高其兴奋性，使机体处于警觉状态，反应灵敏；呼吸加深加快，肺通气量增加；心跳加快，心肌收缩力增强，心排血量增加，血压升高，血液循环加快，内脏血管收缩，骨骼肌血管舒张，同时血流量增多，全身血液重新分布，以利于应激时重要器官得到更多的血液供应；肝糖原分解增加，血糖升高，脂肪分解加强，血中游离脂肪酸增多，葡萄糖与脂肪酸氧化过程增强，以适应在应急情况下对能量的需求。

（刘喆隆　贺冶冰）

二、皮质醇增多症

【概述】

皮质醇增多症（亦称 Cushing 综合征）是指肾上腺皮质分泌过量糖皮质激素（主要是皮质醇）所致，主要临床表现为向心性肥胖、满月脸、多血质外貌、皮肤紫纹、痤疮、高血压、高血糖、骨质疏松等。临床上通常分为 ACTH 依赖性和 ACTH 非依赖性这两大类(表 5-1)。

表 5-1 Cushing 综合征的分类

ACTH 依赖性
垂体瘤(Cushing 病)
非垂体肿瘤(异位 ACTH 综合征)
ACTH 非依赖性
医源性(使用糖皮质激素、醋酸甲地孕酮)
肾上腺肿瘤(腺瘤、癌)
结节性肾上腺增生
原发性色素性结节性肾上腺病(PPNAD)
肾上腺大结节性增生
食物依赖性(由 GIP 介导)
人为因素所致

【病因及发病机制】

1. 垂体分泌 ACTH 过多：ACTH 分泌过多，可引起肾上腺皮质增生，使其分泌过多糖皮质激素，临床称为库欣病(Cushing's disease)，约占本病的 70%，其中 80% 以上为微腺瘤(<10mm)，大腺瘤(≥10mm)伴蝶鞍扩大者仅约 10%。

2. 原发性肾上腺皮质病变：指原发于肾上腺本身的肿瘤，约占本病 25%，其中皮质腺瘤约占 20%、皮质腺癌约占 5%。此组瘤的生长和分泌功能均为自主性的，不受垂体 ACTH 的控制，由于分泌大量皮质醇反馈抑制垂体 ACTH 的释放，因此患者血中 ACTH 水平很低，甚至测不出，以致瘤外同侧或对侧肾上腺皮质萎缩，此组瘤分泌皮质醇不受外源性糖皮质激素的抑制。同样对于外源 ACTH 的兴奋，癌一般没有反应，腺瘤有时可起反应。皮质腺癌表现为病史短而生长较快，肿瘤体积较大。

3. 异位 ACTH 综合征、异位 CRH 综合征：异位 ACTH 综合征是由于垂体以外的癌瘤产生 ACTH,刺激肾上腺皮质增生,分泌过量的皮质醇,临床上较多见的是肺癌,其次为胸腺癌和胰腺癌,其他尚有起源于神经嵴组织的肿瘤、甲状腺髓样癌等。另有一些肿瘤可产生 CRH,刺激垂体 ACTH 细胞增生,分泌大量 ACTH 再作用于肾上腺皮质使其增生,皮质醇分泌增加。

4. 医源性类库欣综合征:是指由于长期应用大剂量糖皮质激素治疗某种疾病引起的,而患者自身垂体-肾上腺皮质轴受到抑制,功能减退,一旦骤然停药或遭受应激,可发生肾上腺危象。

【临床表现及相关检查】

(一) 临床表现

本病的临床表现主要由于皮质醇分泌过多,引起代谢障碍和对感染抵抗力降低。

1. 脂肪代谢障碍:主要表现为面部和躯干肥胖(向心性肥胖),患者面如满月,胸、腹、颈、背部脂肪甚厚,而四肢相对瘦小,其原因可能与脂肪重新分布有关。

2. 蛋白质代谢障碍:大量皮质醇促进蛋白质分解,抑制蛋白质合成,使机体处于负氮平衡状态,临床上出现蛋白质过度消耗的现象,表现为:①皮肤菲薄,毛细血管脆性增加,轻微损伤即可出现瘀斑,腹下侧、臀部、大腿根部、腋下方等处因脂肪沉积,皮肤弹力纤维变细和断裂,而透过菲薄的皮肤可见微血管的红色,一般呈中间宽、两头尖的红色或紫红色,临床上称为紫纹。②病程久者肌肉萎缩、骨质疏松、脊椎压缩性骨折,表现身材变矮,肋骨病理性骨折较常见。③儿童患者如为癌肿可出现性早熟,多数生长发育受抑制。

3. 糖代谢障碍:大量皮质醇抑制糖利用促进糖异生,同时又具有拮抗胰岛素的作用,导致葡萄糖耐量减低,表现为血糖升高,部分患者出现糖尿病症状,临床上称为类固醇性糖尿病。

4. 电解质紊乱:皮质醇有弱的潴钠、排钾作用,腺瘤一般不引起明显低钾血症,而皮质癌及异位 ACTH 综合征可发生明显低血钾性碱中毒。低血钾引起肾脏浓缩功能障碍,出现多尿,尤其是夜尿增多,尿比重低而固定,患者表现有乏力,少部分患者因潴钠而有轻度水肿。

5. 高血压:为常见表现之一,可能与皮质醇、去氧皮质酮等增多,钠、水潴留有关。此外,患者血浆肾素水平增高,从而有过多的血管紧张素Ⅱ被催化产生,使血压升高。若同时合并有动脉硬化和肾小动脉硬化,可加重高血压,这也是手术后高血压不能降至正常的原因之一。长期高血压可并发左心室肥大,甚至发生心力衰竭和脑血管意外。

6. 对感染的抵抗力减弱:长期皮质醇分泌增多,可使免疫功能减弱,到达炎症区域的单核细胞减少,巨噬细胞对抗原的固定、吞噬和杀伤能力减弱;中性粒细胞向血管外炎症区域的移行减少,运动能力、吞噬能力减弱,抗体的形成也受到抑制。在长期大量皮质醇的作用下,细胞内溶酶体保持稳定也不利于消灭抗原,鉴于上述原因,患者对感染的抵抗力减弱,因此患者常发生真菌感染,皮肤化脓性感染不易局限化,而发展成蜂窝织炎、菌血症、败血症,且感染后因炎症反应不显著,易于漏诊而造成严重后果。

7. 造血系统及血液改变:皮质醇能刺激骨髓,引发患者红细胞及血红蛋白的含量增高,白细胞及中性粒细胞增多,淋巴细胞及嗜酸粒细胞减少。

8. 性功能障碍:女性患者由于肾上腺皮质产生过多雄激素和皮质醇,二者共同对垂体促性腺激素的分泌起抑制作用,因此大多女性患者月经减少,不规则或闭经,轻度多毛,如生少量胡须、发髻降低等,痤疮常见,而明显男性化(乳房萎缩、长须、喉结出现、阴蒂肥大)则少见,一旦出现,要警惕为肾上腺癌。男性患者可表现为性欲减退,阳痿、阴茎缩小、睾丸变软等,这也与大量皮质醇抑制垂体促性腺激素分泌有关。

9. 其他:本病患者尚可出现神经精神症状,轻者可表现为失眠、情绪不稳定,烦躁易怒,注意力不集中,重者可有精神变态,可发生抑郁与躁狂交替及精神分裂症表现。少数患者可并发消化性溃疡,异位 ACTH 综合征及重症 Cushing 病患者可出现皮肤色素明显加深等。

（二）实验室检查

1. 血常规及生化

（1）血常规：红细胞及血红蛋白增多，白细胞及中性粒细胞增高，嗜酸粒细胞、淋巴细胞减少。

（2）轻度低血钾、低血氯。

（3）血糖增高，口服糖耐量试验显示糖耐量异常。

2. 皮质醇及其代谢产物的测定

（1）尿17-羟皮质类固醇（17-OHCS）：55μmol/24h以上（正常范围男性为13.8～41.4μmol/24h，女性为11～28μmol/24h），尤其是≥70μmol/24h，诊断意义更大。

（2）尿游离皮质醇：300nmol/24h以上（正常为55～275nmol/24h），因其反映血中游离皮质醇水平，且较少受其他因素干扰，诊断价值优于17-羟皮质类固醇。推荐至少2次尿液检测，以提高测定结果的可信度。

（3）血皮质醇：通常测上午8时及下午4时（皮质醇的分泌有昼夜规律，上午8时最高，午夜12时最低）皮质醇，上午8时正常范围为140～690nmol/L，下午4时为80～330nmol/L，如浓度增高，节律失调有诊断意义。

（4）小剂量地塞米松抑制试验：目前多采用午夜1mg法，次日上午8时血皮质醇不能被抑制到对照值的50%（或50nmol/L）以下，或尿游离皮质醇不能抑制到55nmol/24h以下时，提示为皮质醇分泌增多。

（5）大剂量地塞米松抑制试验：目前多采用8mg 2日法，第3日上午8时血皮质醇不能被抑制到对照值的50%（或50nmol/L）以下，或尿游离皮质醇不能抑制到55nmol/24h以下时，提示为肾上腺皮质增生（库欣病），否则提示为腺瘤或癌。

（6）午夜一次口服大剂量地塞米松抑制试验：次晨血皮质醇下降50%以上者提示为增生，否则提示为腺瘤或腺癌。

3. 血ACTH测定：库欣病ACTH增高，异位ACTH综合征患者异常增高，库欣综合征降低甚至测不出。正常值上午8时为10～50ng/L。

4. 特殊检查

（1）垂体 CT、MRI 检查提示垂体增大、蝶鞍受压、破坏的证据。其中垂体 MRI 对微腺瘤的检出价值最大。

（2）肾上腺超声或 CT、MRI 检查提示肾上腺增大，如为增生则双侧增大；如为腺瘤或癌则一侧增大，对侧会出现萎缩。

（3）岩下窦静脉取血：是 ACTH 依赖性 Cushing 综合征中鉴别垂体和非垂体来源的 ACTH 的最确切的检查。

【诊断】

Cushing 综合征的诊断步骤见图 5-1。

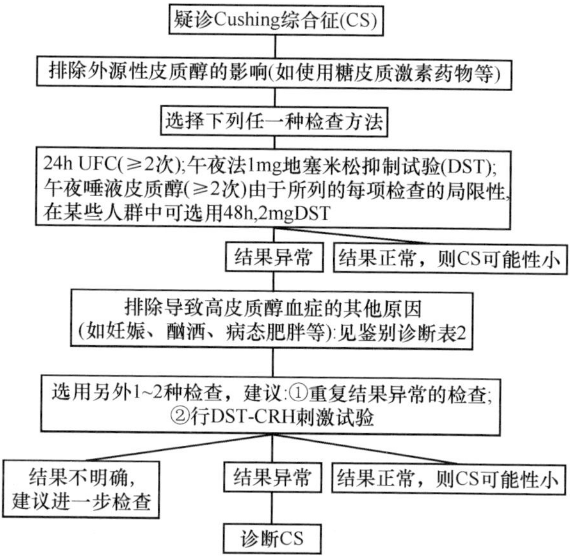

图 5-1　Cushing 综合征诊断流程图

UFC. 游离皮质醇尿

【鉴别诊断】

1. 与单纯性肥胖鉴别：单纯性肥胖可有类似皮质醇增多症的表现，本病多为均匀性肥胖，皮质醇增高可被小剂量地塞米松所抑制，且皮质醇分泌昼夜节律存在，定位检查无阳性发现。

2. 与2型糖尿病相鉴别:2型糖尿病患者大多肥胖,可伴有高血压、糖耐量异常、高血糖等。

3. 在下述情况下会出现高皮质醇血症(表5-2)。

表5-2 无Cushing综合征存在,而出现高皮质醇血症

可能会有Cushing综合征的某些临床特点
妊娠
抑郁及其他的精神病
酗酒
糖皮质激素抵抗
病态肥胖
控制不佳的糖尿病
没有Cushing综合征的临床表现
应激(住院、手术、疼痛)
营养不良、神经性厌食
长期高强度身体锻炼
下丘脑性闭经
皮质甾类结合球蛋白(CBG)过多,导致高皮质醇血症,但尿皮质醇水平正常

以上情况很少合并存在Cushing综合征,但如果临床表现高度疑诊Cushing综合征,特别是在第一组的情况中,应当行进一步检查。

【治疗】

应根据不同的病因做相应治疗。

(一)垂体性库欣病

1. 经蝶窦切除垂体微腺瘤:该手术方法为近年来治疗本病的首选方法,手术创伤小,并发症少,术后可发生暂时性垂体-肾上腺皮质功能不足,需补充糖皮质激素,直至垂体-肾上腺皮质功能恢复正常。

2. 一侧肾上腺全切,另一侧大部分切除或全切:适用于经蝶手术未能发现并摘除微腺瘤者,术后做垂体放疗及皮质激素替代治疗。

3. 对于垂体大腺瘤者,宜做开颅手术尽可能切除肿瘤,术后辅以放疗。

4. 药物治疗:可做辅助治疗,如使用:①赛庚啶,24mg,分3～4次口服,疗程6个月以上,其作用是抑制CRH释放,使血浆ACTH降低而达到治疗目的。②氨鲁米特,每日1.0～1.2g,分3～4次口服,其作用是抑制胆固醇转变为孕烯醇酮,以减少皮质激素的合成。③米托坦,每日2～6g递增至8～10g,分3～4次口服,有破坏肾上腺的作用,主要用于肾上腺癌,疗程不超过6个月,用药期间应注意发生肾上腺危象的危险,适时加用皮质醇。④酮康唑,开始剂量每日1.0～1.2g,维持量0.6～0.8g,此药系治疗真菌感染的药物,其作用为阻滞类固醇的合成。⑤对于有高催乳素血症者可用溴隐亭,从小剂量开始。

（二）肾上腺腺瘤

经检查明确肿瘤的部位后,手术切除可获根治,术后应使用适量的激素替代,如氢化可的松,每日15～30mg,分2～3次口服,注意对激素量的调整依赖于临床症状和生化指标的恢复,当血清皮质醇浓度>10μg/dl,即可停药。

（三）肾上腺癌

早期应尽可能手术治疗,如未能根治或已转移者用药物治疗。

（四）异位ACTH综合征

主要是治疗原发肿瘤,可根据肿瘤的性质、部位、分期等情况选择手术、化疗或放疗。

（刘喆隆　余学锋）

三、原发性醛固酮增多症

【概述】

醛固酮增多症分原发性和继发性两大类。原发性醛固酮增多症(简称原醛)是由于肾上腺皮质肿瘤或增生,自主分泌醛固酮增多,导致水钠潴留,体液容量扩张而抑制了肾素-血管紧张素系统;继发性醛固酮增多症其病因在肾上腺外,系因有效血容量降低,肾血流量减少等原因致肾素-血管紧张素-醛固酮系统功能亢进,由于过多的血管紧张素Ⅱ兴奋肾上腺皮质球状带分泌过多的醛固酮。本节仅介绍原发性醛固酮增多症。

【病因和病理】

1. 醛固酮瘤:又称康恩(Conn's)综合征,由 Conn 于 1955 年首先报道,最多见,占本病的 60%～90%,多为一侧腺瘤,极少数为双侧腺瘤,直径多在 3cm 以内,大多为 1～2cm,为肾上腺良性肿瘤中最小的。腺瘤包膜完整,切面呈金黄色,光镜下呈现球状带细胞、网状带细胞或致密细胞。

2. 特发性醛固酮症(简称特醛症):占 10%～40%,表现为双侧肾上腺球状带增生,有时伴有结节,病因亦不明确。

3. 醛固酮癌:少见,为分泌大量醛固酮的肾上腺皮质癌。

4. 异位的分泌醛固酮的肿瘤:少见。

5. 糖皮质激素可抑制的醛固酮增多症(又称 ACTH 依赖性醛固酮增多症):多见于青少年男性,一般为家族性,临床上少见。

【临床表现及相关检查】

(一)临床表现

1. 高血压:为最早出现的症状,一般不呈恶性急性演进,但随病情进展血压逐渐升高,高血压史可达 20 年以上,大多数血压在 170～210/100～130mmHg。患者很少出现水肿,这与钠离子的"脱逸"现象有关。

2. 神经肌肉功能障碍:系低血钾所致。①肌无力及周围性麻痹,甚为常见,一般来说,血钾愈低,肌肉受累愈重。常见的诱因为劳累及服用排钾利尿药。麻痹多累及下肢,严重时累及四肢,甚至发生呼吸、吞咽困难,部分患者因肢体瘫痪就诊,麻痹的时间短则数小时,长可达数日,补钾后麻痹较快得以缓解,但常复发。②肢端麻木、四肢搐搦,可发生在低血钾补钾治疗后,与低血钙、低血镁有关。

3. 肾脏受损表现:①表现为多尿、口干、多饮,系与大量失钾、低血钾致肾小管上皮细胞空泡变性,浓缩功能减退有关,以夜尿增多为主。②易发生泌尿系统感染。

4. 心脏改变:①心电图可呈现低血钾图形。②心律失常表现有早搏、阵发性室上速,严重时发生室颤。

(二) 实验室检查

1. 血生化检查

(1) 低血钾:较常见,一般在2~3mmol/L,严重者更低,可低达1.5mmol/L以下,低血钾多呈持续性,增生者可有波动。

(2) 高血钠:由于钠“脱逸”现象,高血钠不如低血钾明显,一般在正常高限或稍高于正常。

(3) 碱血症:血pH及二氧化碳结合力亦为正常高限或稍高于正常。

2. 尿液检查

(1) 高尿钾:在低血钾条件下(低于3.5mmol/L),每日尿钾仍在25mmol以上。

(2) 尿pH为中性或偏碱性。

(3) 尿常规检查可有少量蛋白尿。

(4) 尿比重多较固定而降低,为1.010~1.018,少数患者可呈低渗尿。

3. 醛固酮测定

(1) 尿醛固酮排出量:高于正常。

(2) 血浆醛固酮:在普食条件下(Na^+ 160mmol, K^+ 60mmol/d)平衡7天后,本症患者的血浆醛固酮水平明显升高。醛固酮分泌量与低血钾的程度有关,血钾甚低时醛固酮增高不明显,系由于低血钾对醛固酮的分泌有抑制作用。

4. 肾素、血管紧张素Ⅱ测定:本症患者血肾素、血管紧张素Ⅱ基础值降低,甚至在可测范围之下。目前多测定血醛固酮/肾素比值作为筛查,若大于$20ng \cdot dl^{-1} \cdot [ng/(ml \cdot h)]^{-1}$,则需要进行确诊试验——醛固酮抑制试验。

5. 醛固酮抑制试验:是原醛的确诊试验,分为钠负荷醛固酮抑制试验和卡托普利醛固酮抑制试验。钠负荷试验又分为口服钠负荷试验和静脉盐水输注试验。

（1）口服钠负荷醛固酮抑制试验：方法是患者每日钠摄取量>200mmol/d（约6g/d），共3天，通过24h尿钠检测来确定钠摄取量达到标准。患者口服氯化钾缓释片保持血钾正常范围，收集24h尿（第3～4天），检测尿醛固酮。结果判断：如果尿醛固酮排泄量增高，>12μg/24h（33.3nmol/d），则原醛症的可能性很大；如果尿醛固酮<10μg/24h（27.7nmol/d）而且无肾脏疾病，原醛症的可能性很小。注意有下列情况者不能做此检查：严重的未控制的高血压、肾功能不全、心功能不全、心律失常以及严重的低钾血症等。

（2）静脉盐水输注负荷醛固酮抑制试验：患者卧位，4小时输注0.9%氯化钠溶液2L，通常8:00开始，不迟于9:30am，输注前后1h也应保持卧位。基线0时及4h时采血检测肾素活性、醛固酮、皮质醇以及血浆钾浓度，并在检查过程中监测血压和心率。若血醛固酮<138.5pmol/L（5ng/dl），原醛症诊断可能性小；若>277pmol/L（10ng/dl）则原醛症可能性大，若介于138.5～277pmol/L（5～10ng/dl）之间，则诊断可疑。本检查不适合严重未控制的高血压、肾功能不全、心功能不全、心律失常以及严重低钾血症的患者。

（3）卡托普利醛固酮抑制试验：患者坐位或立位至少1h后，口服25～50mg卡托普利，在基线0时、服药后1小时、2小时采血检测肾素、醛固酮、皮质醇，试验过程中患者应保持坐位。正常人血醛固酮水平被卡托普利抑制（>30%）。在原醛症患者，血醛固酮保持高水平，肾素活性仍处于抑制状态。但有些特醛症患者的醛固酮可能也会下降。

（三）特殊检查

1. 肾上腺CT：由于醛固酮瘤通常较小，CT的准确性有限。常常不能有效地鉴别正常的肾上腺、肾上腺增生或腺瘤。如果患者打算选择手术治疗，而CT检查的结果不确定，则推荐采用肾上腺静脉插管采血行激素测定。

2. 肾上腺静脉插管采血（adrenal venous sampling，AVS）：对于年龄在40岁以上高度怀疑有醛固酮瘤的原醛患者，如打算采用手术治疗均应做 AVS。采用肾上腺静脉导管术采集双侧肾上腺静脉血测醛固酮/皮质醇比值,可鉴别醛固酮过度分泌是单侧来源还是双侧来源,但 AVS 为有创性检查,且费用昂贵。目前推荐的方法是在静脉输注人工合成的 ACTH 的同时采血,即优势侧与对侧的比值如大于 4 : 1,提示优势侧为醛固酮瘤或单侧增生,如小于 3 : 1,则无优势侧。

【鉴别诊断】

对于有高血压、低血钾的患者,除原醛外,还要考虑如下疾病(图 5-2)。

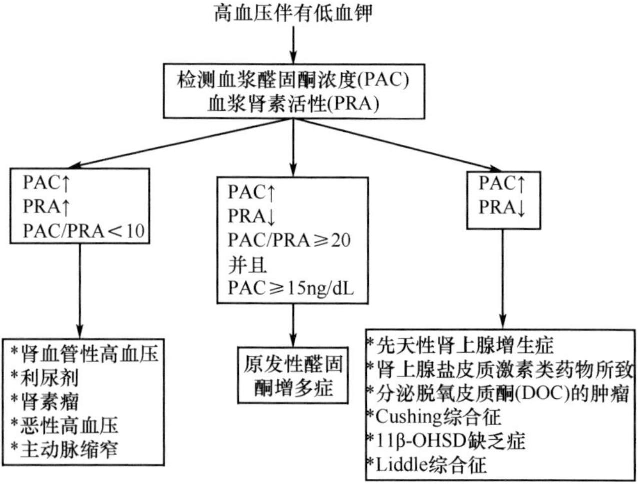

图 5-2 采用醛固酮浓度/肾素活性比值来进行高血压伴有低血钾的鉴别诊断

1. 原发性高血压因其他原因而致低血钾:如使用排钾利尿药。

2. 肾脏缺血引起高血压:如急进性原发性高血压,肾动脉狭窄性高血压,系继发性醛固酮增多而合并低血钾,此组患者血压较原醛症更高,进展更快,常伴氮质血症等。

3. 失钾性肾病:通常见于肾小管酸中毒或慢性肾盂肾炎,

往往有高血压、低血钾，患者肾功能损害较明显，尿钠高，血钠不高反而降低，无碱中毒，多有酸中毒。

4. 肾素瘤：为分泌肾素的肾小球旁细胞肿瘤。

5. 长期服用避孕药有时也可引起高血压、低血钾。

6. 先天性 11β-羟类固醇脱氢酶缺陷：临床表现近似原发性醛固酮增多症，如严重高血压、明显低血钾性碱中毒等，多见于儿童及青少年，此病用螺内酯及地塞米松有效。

【原发性醛固酮增多症的诊断步骤】

1. 原发性醛固酮增多症的筛查见图 5-3。

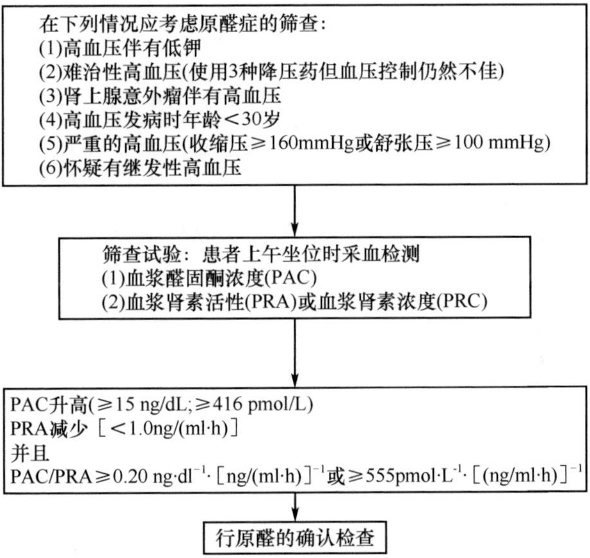

图 5-3　原发性醛固酮增多症的筛查

2. 确诊检查：在原醛的诊断中必须要证实升高的醛固酮水平不能被正常抑制，故需要采用醛固酮抑制试验，包括口服钠负荷醛固酮抑制试验、静脉盐水输注负荷醛固酮抑制试验、卡托普利醛固酮抑制试验、9-α 氟氢可的松醛固酮抑制试验。

3. 定位检查:肾上腺 CT 和 AVS。

4. 诊断步骤见图 5-4。

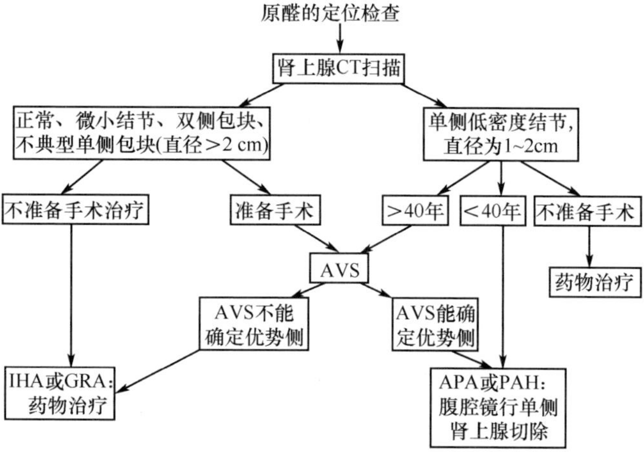

图 5-4 原发性醛固酮增多症的定位检查及处理原则

IHA. 特醛症;GRA. 糖皮质激素可治性原发性醛固酮增多症;APA. 醛固酮瘤;PAH. 原发性肾上腺增生

【治疗】

治疗的目的是减少由于高血压、低血钾和心血管损害所造成的并发症和死亡。腺瘤的根治方法为手术切除,特发性增生者可做肾上腺大部切除术(一侧全切除,另一侧大部分切除),但手术疗效较差,因而倾向于药物治疗。由于盐皮质激素的受体分布广泛,在非手术治疗的患者中采用盐皮质激素受体拮抗剂螺内酯或依普利酮是基本治疗的一部分。

1. 手术治疗:术前宜用低盐饮食,服用螺内酯做准备,以纠正低血钾、降低高血压,每日剂量为 120 ~ 240mg,分次口服,历时 3 ~ 4 周,血钾过低时可适当补钾,每日 3 ~ 6g,待血钾正常,血压下降后减至维持量 60 ~ 80mg/d,即可进行手术。术前尚需应用醋酸可的松 100mg 肌内注射,术中静脉滴注氢化可的松 100 ~ 300mg,术后递减,1 周后可停药。腺瘤效果较好,电解质紊乱可纠正,多尿、多饮症状消失,大部分患者血压可降至正常,高血压持续过久或合并有动脉硬化者则难以恢复正常,可加用卡托普利等进一步治疗。

2. 药物治疗:特醛症或不能手术的肿瘤患者宜用螺内酯治疗,目前多推荐从小剂量开始(12.5 ~ 25mg/d),逐渐增加至合适剂量(400mg/d),维持剂量可为 25 ~ 50mg/d,长期应用该药可引起男子乳房发育、阳痿,女子月经不调等不良反应。依普利酮片(eplerenone),25 ~ 50mg/次,2 次/日。必要时加用降压药物。钙通道阻滞药物可使一部分原醛症患者醛固酮产生减少,血钾和血压恢复正常,因醛固酮的合成需要钙的参与。血管紧张素转化酶抑制剂对特醛症也可奏效,地塞米松对糖皮质激素可抑制性醛固酮增多有效。如低血钾不能纠正者,可补钾每日 3 ~ 6g,分次口服。

(刘喆隆　余学锋)

四、原发性肾上腺皮质功能减退症

【概述】

肾上腺皮质功能减退症(adenocorical hypofunction)分为原发性及继发性两类。原发性又称 Addison 病(Addison's disease),是由于双侧肾上腺自身免疫、结核、真菌等严重感染或肿瘤,白细胞浸润等导致严重破坏,也可由于双侧肾上腺全切除或大部分切除所致;继发性可由于下丘脑或垂体病变分泌 CRH 或 ACTH 减少所致。本节仅介绍原发性肾上腺皮质功能减退症。本病多见于成年人,男性多于女性,自身免疫所致者,女性多于男性。临床表现以虚弱乏力、体重减轻、色素沉着、血压下降等为特征。

【病因】

1. 慢性肾上腺皮质破坏:①肾上腺不明原因的萎缩,又称为特发性,多为自身免疫反应所致,可伴有其他器官的特异性自身免疫性疾病,如甲状腺功能亢进症、甲状腺功能减退症、桥本甲状腺炎、甲状旁腺功能减退症、糖尿病、卵巢功能早衰、白癜风、恶性贫血等,不少病例在其血中可检出与上述疾病有关的抗体。②感染:如肾上腺遭受结核、真菌、梅毒等严重感染后。③细胞浸润:各种转移性癌、白血病等浸润至双侧肾上腺致严重破坏。④变性:如淀粉样变性。⑤血管病变:如脉管炎、肾上腺静脉血栓形成或梗死。⑥双侧次全切除术后。

2. 皮质激素合成代谢酶缺乏:①先天性:如21-羟化酶、11-羟化酶、17-羟化酶先天性缺乏,致使肾上腺皮质类固醇激素合成受阻。②后天性:可见于酶抑制剂及细胞毒药物的应用,如美替拉酮、酮康唑、氨鲁米特、米托坦。

【临床表现及相关检查】

（一）临床表现

肾上腺皮质渐进性破坏,导致其功能逐渐减退,发病初期表现可不明显,继而出现乏力、精神萎靡、食欲不振、恶心/呕吐、消瘦及皮肤黏膜色素沉着等,如发生危象时则症状明显而重。典型表现有:

1. 乏力:是本病的主要症状,早起可偶尔出现,逐渐加重,应激时更明显,乏力表现为晨轻晚重,轻者可勉强坚持工作,重者需卧床休息。

2. 色素沉着:是本病的突出体征,几乎见于所有原发性肾上腺皮质功能减退症患者。色素沉着可见于躯体暴露及非暴露部位,如口唇、牙龈、颊黏膜、束腰带处、乳晕、肛周、肘部、手的皱褶处。浅者为棕黑、棕褐色、古铜色、深者色如焦炭。

3. 循环系统症状:患者常有头昏眼花,血压降低,有时可低于80/50mmHg,出现心音低钝,心脏缩小,外形改变呈滴状,心电图呈低电压,T 波低平或倒置等。

4. 消化系统症状:食欲不振为常见症状之一,重者可有恶心、呕吐、腹胀、腹泻、腹痛等。

5. 其他症状:患者常有失水现象,但对水负荷的能力减弱,当大量饮水后可出现稀释性低钠血症甚至水中毒;患者多明显消瘦;女性患者常月经失调,过早绝经;男性多阳痿,部分患者睾丸萎缩、阴茎变小、喉结消失(继发性多见),男、女性毛发均脱落,少光泽。如有活动性结核者可有结核中毒症状。

6. 危象:当患者并发感染、创伤、手术、过劳、分娩等应激情况或皮质激素治疗中断后可发生肾上腺危象,表现为高热、恶心、呕吐、腹泻、血压下降、脉搏细数、烦躁不安、昏迷等,如不及时诊断则危及患者生命。

（二）实验室检查

1. 血常规检查:常有正细胞、正色素性贫血、白细胞分类示中性粒细胞减少,淋巴细胞相对增多、嗜酸粒细胞明显增多。

2. 血生化检查:①血钠降低,失水严重时可不明显。②血钾升高,一般不重,如明显升高则应考虑有肾功能不全或其他原因。③高血钙(因糖皮质激素有促进肾、肠排钙作用)。④血清氯化物降低。⑤血糖降低,糖耐量呈低平曲线。⑥血钠、血钾比值小于30。⑦氮质血症,见于脱水严重时。

（三）特殊检查

1. 影像学检查:胸部X线片示心脏缩小,呈垂直位(滴状心),如为结核所致者肾上腺区摄片及CT检查可有钙化影。

2. 心电图:有低电压,T波低平或倒置,PR间期及QT时间可延长。

3. 肾上腺皮质功能检查

(1) 24小时尿17-羟皮质类固醇(17-OHCS)及17-酮皮质类固醇(17-KS)测定:常降低。

(2) 24小时尿游离皮质醇:常低于正常。

(3) 血浆皮质醇测定:常低于正常。

(4) 快速ACTH试验:可反映肾上腺皮质的储备功能,具有诊断及鉴别诊断的价值,临床普遍采用。250 μg ACTH静脉推注,在0、30、60分钟测定皮质醇水平,30或60分钟的皮质醇水平<0.18mg/L提示肾上腺皮质功能减退。

(5) 血浆ACTH测定:原发性明显升高,继发性明显降低,甚至测不出。

【诊断】

肾上腺皮质功能减退的诊断流程见图5-5。

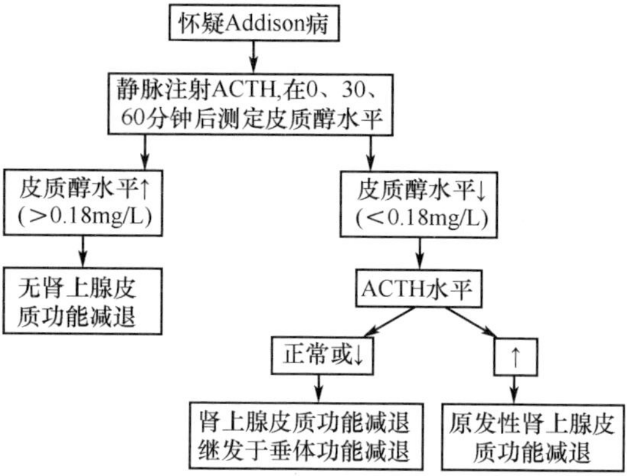

图 5-5 肾上腺皮质功能减退的诊断流程

【鉴别诊断】

本病应与某些具有皮肤色素沉着的慢性病相鉴别,如慢性肝病、黑棘皮病、血色病、慢性金属中毒、慢性消耗性疾病等。

【治疗】

本病属慢性,应终身使用肾上腺皮质激素做替代治疗,目前有两类制剂。要监测患者的血电解质(尤其是血钠)、生命体征(主要是血压)及体重来调整药物的剂量。

1. 替代治疗

(1) 糖皮质激素治疗:根据患者的具体情况确定合适的生理剂量,并模仿激素的分泌规律,上午 8 时前给总剂量的 2/3,下午 2 时前给 1/3。最好在进食时服用,因糖皮质激素能升高胃内酸度,诱发消化性溃疡,有应激(如发热、呕吐、腹泻等)时应酌情增加剂量。常用的药物及剂量为:①可的松(皮质素),25 ~ 37. 5mg/d。②氢化可的松(皮质醇)上午口服 15 ~ 20mg,下午口服 5 ~ 10mg。③泼尼松上午口服 5mg 下午口服 2. 5mg。

(2) 盐皮质激素:大部分患者在钠盐摄入量充分及氢化可的松治疗下获得满意的效果。但仍有部分患者可能有头晕、乏力、血压低等,则需要用盐皮质激素。常用有氟氢可的松(9α-

fluorohydrocortisone)，上午8时一次口服0.05～0.1mg/d，剂量的调整要根据血钠和血压的水平。亦可用甘草流浸膏替代，此药含甘草次酸，有类似去氧皮质酮的作用，每次3～5ml，每日2～3次(或1∶4稀释后口服)。

2. 病因治疗：如有活动性结核病应积极抗结核治疗，有其他自身免疫功能减低者亦应做相应治疗。

Addison病危象治疗：Addison病危象为内科急症，一旦发生，必须予以积极抢救，否则会危及生命。抢救包括：

(1) 糖皮质激素：输液时立即静注可的松或氢化可的松100mg，使血皮质醇迅速达到正常人在发生严重应激时的水平。以后每6小时在液体中加入100mg静脉滴注，根据病情可以在最初24小时使总量达400mg，第2、3日减至300mg分次静脉滴注，如病情改善，无呕吐，能进食者可改为口服，并逐渐恢复到平时替代量。

(2) 补充液体：当危象发生后通常有大量的液体损失，补充液体以5%的葡萄糖0.9%氯化钠溶液为主，直到低血压，脱水和低血糖完全纠正为止。最初2～3小时可能会补充1000～2000ml，以后视病情而定。

(3) 积极控制感染及其他代谢紊乱。

(刘喆隆　余学锋)

五、先天性肾上腺皮质增生症

【概述】

先天性肾上腺皮质增生症(congenital adrenal hyperplasia，CAH)是一组常染色体隐性遗传性疾病。其主要病变是在肾上腺皮质类固醇激素生物合成过程中，由于某种必须酶的缺乏，导致正常的类固醇激素主要是皮质醇的合成不足，并继发垂体ACTH代偿性分泌增多，造成肾上腺皮质增生，合成过多的雄激素和盐皮质激素。临床上出现不同程度的肾上腺皮质功能减退及性分化发育异常，表现为女性出现男性化；男性则表现为性早熟;或因酶的缺陷同时影响雄激素和雌激素的合成,以致性不发育。

【常见病因与临床表现】

1. 21-羟化酶缺陷症(21-hydroxylase deficiency,21-OHD):此型最常见,约占本病的95%,在人群中的患病率约为1∶10 000,男女相等,近亲婚配所生子女患病率增高。由于21-羟化酶缺乏,使糖皮质激素及盐皮质激素合成均受阻,而合成代谢停留在黄体酮和17-羟孕酮水平,当糖皮质激素减少反馈抑制减弱时,垂体ACTH分泌增多,在ACTH的作用下黄体酮及17-羟黄体酮转化为大量的雄烯二酮与睾酮。根据缺乏程度及轻重程度临床可分为经典型和非经典型,其中经典型又包括单纯男性化型和失盐型。按照病情的严重程度依次递减分别为失盐型、单纯男性化型和非经典型。

(1)单纯男性化型:见于21-羟化酶不完全缺乏,如为女性患儿常表现为:①女性假两性畸形,有女性的内生殖腺而外生殖器类似男性,如女性胎儿在5个月前发病至出生时外生殖器异常明显,阴蒂增大似男性阴茎,阴道与尿道相通,呈尿道阴道瘘,易被误诊为尿道下裂、隐睾症。②1~2岁后生长明显加速,身长、体重均超过同龄婴儿,肌肉发达、音调低沉、出现痤疮、阴毛、腋毛生长,行为、举止似男孩。③至发育年龄不出现女性青春期变化,如无月经、乳房发育不良等。男性患儿:胎儿期发病者出生时阴茎明显增大,1~2岁后外生殖器过度发育,可达成人大小、阴茎易勃起、阴毛生长等,但睾丸相对较小、无精液(由于雄激素增多抑制垂体促性腺激素分泌),肌肉发达如成年男性,呈性早熟表现。不论男女,患者骨骺融合均较早,青春期前虽一度快速生长,但最终身材均矮于常人。成年期起病者主要表现为女性男性化(男性女性化极罕见),女性患者多表现为性变态、性心理、性生理转变为男性,对男性不感兴趣,性器官萎缩,月经减少或闭经,肌肉逐渐发达,出现喉结、音调低沉,体毛增多,皮肤增粗伴色素加深,甚至长胡须、阴蒂肥大等。实验室检查可表现ACTH、17-羟孕酮、睾酮、雄烯二酮、尿17-KS等增高。

(2) 失盐型:是由于 21-羟化酶完全缺乏,黄体酮及 17-羟孕酮的 21-羟化作用皆障碍,醛固酮及皮质醇合成均受阻,而孕酮的蓄积又可作用于肾小管具有拮抗醛固酮的作用。因此本型患者除男性化表现外可有明显的失盐症状,出现失钠、失水、失氯、血压下降、血钾增高、低血清醛固酮,高肾素活性(尤其是新生儿),低血容量,低肾小球滤过率,低血糖、皮肤黏膜色素沉着等慢性肾上腺皮质功能不全的症候群。

(3) 非经典型 21-OHD 因临床症状轻微,易于漏诊或误诊。非经典型 21-OHD 由于 21-羟化酶的活性下降仅 20%~50%,对皮质激素合成的影响不大,醛固酮和皮质醇可以满足生理需要,因此其患者的血皮质醇和醛固酮常维持在正常水平,主要表现为血清雄激素水平和(或)17-羟孕酮的升高。患者出生时外生殖器可正常;童年期可能表现为阴毛早现、痤疮、阴蒂轻度肥大、生长速度加快,但是成年后身材偏矮;在青春期,由于 17-羟裂解酶的活性增强和 3β 羟化酶的活性下降,加速 21 羟化酶的底物前体向雄烯二酮转化,故常引起或加重非经典型 21-OHD 的临床表现,如多毛、痤疮、月经紊乱、闭经等。

(4) 21-OHD 筛查及诊断(图 5-6)

1) 血 17-羟孕酮(17-OHP)是筛查和诊断 21-OHD 及评价疗效的重要指标。应抽取清晨(上午 8 点以前)的血标本。经典型 21-OHD 患者血 17-OHP 明显升高(>242nmol/L),伴失盐的患者升高更显著。在 11β-羟化酶缺陷症和 P450 氧化还原酶缺陷症中,17-羟孕酮水平也是升高的。

2) 促肾上腺皮质激素(ACTH)兴奋试验是目前公认诊断 21-OHD 的金标准,刺激后血 17-OHP 水平与疾病严重程度有关,以失盐型最高(>3000nmol/L),其次是单纯男性型(300~1000nmol/L),非经典型最低(50~300nmol/L)。11β-羟化酶缺陷症中促肾上腺皮质激素(ACTH)兴奋试验也能升高 17-OHP 水平。血中其他激素如黄体酮(P)、雄烯二酮(AD)和睾酮(T)等也常升高。为了与其他的羟化酶缺乏症鉴别,还有必要在刺激试验后测定皮质醇,去氧皮质酮、11-脱氧皮质醇,17 羟-孕烯醇酮、去氢表雄酮(DHEA)和雄烯二酮。

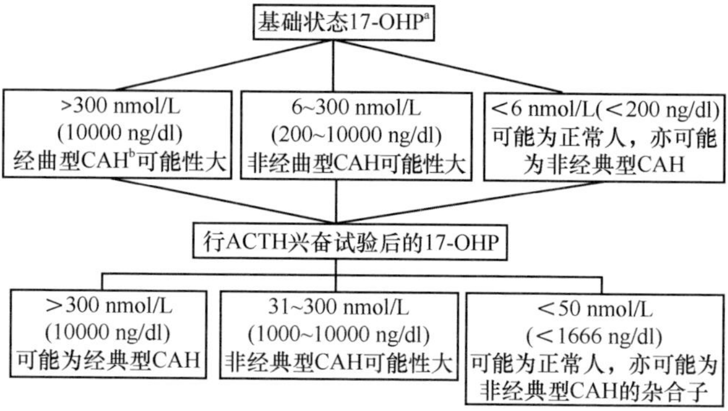

图 5-6　21-OHD 的诊断流程图

a. 注意在非经典型 CHA,随机检测的 17-OHP 可能在正常范围,因此规定基础状态的 17-OHP 必须是在清晨(8Am 之前)抽血所测

b. CAH:先天性肾上腺皮质增生症(这里指的是 21-OHD),经典型 CAH 包括失盐型和单纯男性化型两种

3）另外基因诊断有助于疾病的确诊。

（5）治疗:主要是根据患者的临床情况补充糖皮质激素和盐糖皮质激素。

1）对生长发育期的个体,以补充氢化可的松为主,同时要用最低有效剂量,因为个体的成人身高与生长发育期氢化可的松的剂量呈负相关,剂量为 10 ~ 15mg/(m^2 · d),分 3 次口服。对失盐明显的个体要补充 NaCl 和盐糖皮质激素(氟氢可的松)。

2）对成年个体既可以补充氢化可的松(15 ~ 25mg/d,分 2 ~ 3 次服药),也可以使用泼尼松(5 ~ 7. 5mg/d,分 2 次服药)或地塞米松(0. 25 ~ 0. 5mg/d,顿服)。

2. 11β-羟化酶缺陷症:由于 11β-羟化酶缺失,皮质醇和醛固酮合成受阻,而分别停留在 11-去氧皮质醇和 11-去氧皮质酮阶段而表现为其水平的升高,而皮质醇及皮质酮减少,使 ACTH 增加,肾上腺增生合成雄激素增多(脱氢表雄酮的水平升高,因脱氢表雄酮不需 11-羟化)。表现为:①女性患者男性化(多毛和痤疮),男性假性性早熟等表现。②慢性肾上腺皮质功能减退的表现。③高血压(是本症的一个特征性临床表现,与21-OHD相区别)、低血钾(因去氧皮质酮及去氧皮质醇具有潴钠排钾的作用)。④ACTH、尿17-OHCS(17-羟皮质类固醇)及孕三醇增多;去氧皮质酮、11-去氧皮质醇及雄激素(DHEA和DHEA-S)的水平升高。糖皮质激素治疗能使激素的水平和高血压水平恢复正常。

3. 17α-羟化酶缺陷症:17α-羟化酶缺乏使雄激素、雌激素、皮质醇的合成受阻。而17-去氧皮质酮、皮质酮分泌增多。皮质醇减少使ACTH分泌增多;雄激素和雌激素的合成受阻而黄体酮及孕烯醇酮增多,其代谢物孕二醇增多,而孕三醇则减少;尿17-OHCS、17-KS(17-酮类固醇)均低。其临床表现有:①男性与女性的性分化均差,男性表现为假两性畸形(外生殖器可呈女性型)或女性化,而女性有则有原发性闭经,第二性征缺如。因此,该病在青春期后才引起患者的关注而就医。另外,患者表现有高血压和(或)低血钾。②实验室的生化检查发现肾上腺分泌的雄激素如雄烯二酮(Androstenedione)和脱氢表雄酮(DHEA、DHEA-S),17-OHP以及皮质醇的水平下降;血中的去氧皮质酮、皮质酮及18-羟皮质酮的水平升高。醛固酮和肾素的水平受抑制。表现为慢性肾上腺皮质功能不足综合征。③治疗上主要参与糖皮质激素,糖皮质激素治疗能使激素的水平和高血压水平恢复正常。

【诊断与鉴别诊断】

1. 根据上述临床表现,相应的实验室及影像学检查,一般可做出诊断。

2. 鉴别诊断

(1) 肾上腺肿瘤:尿17-KS显著增高,且不受大剂量地塞米松抑制,尿中脱氢表雄酮升高超过17-KS的15%,男性化表现发展较快者多支持肿瘤,且以癌居多(肾上腺腺瘤导致男性化罕见),CT、磁共振或造影检查可显示一侧肾上腺肿块者可有助于肿瘤的诊断。

(2) 早熟性生殖器巨大畸形与真性性早熟鉴别:本症睾丸

小,无精子是其特征,而后者睾丸较大,有精子,且尿 17-KS 仅轻度增高。

(3) 成年女性患者与闭经、多毛、不孕的多囊卵巢相鉴别:后者表现有肥胖,多毛,胰岛素抵抗,男性化表现不明显。血睾酮水平偏高,尿 17-KS 轻度升高。妇科检查、B 超或腹腔镜检查可发现肿大的多囊卵巢。

(4) 女性男性化需与卵巢男性化肿瘤相鉴别:最常见致男性化的卵巢肿瘤是卵巢男性细胞瘤,其他一些卵巢肿瘤(如肾上腺静止瘤、卵泡颗粒细胞瘤、门细胞瘤等)也伴有男性化表现,其特点是尿 17-OHCS 正常或稍高,而血睾酮水平增高,妇科检查、B 超、CT 等检查发现卵巢肿瘤,而肾上腺正常可确诊。

【治疗】

先天性肾上腺皮质增生症的治疗取决于病变类型,其基本缺陷是皮质醇缺乏,继发性 ACTH 增多,刺激肾上腺皮质增生,并导致了另一条产生肾上腺雄性激素合成途径的旁路功能加强。治疗目的在于:

1. 补充适量糖皮质激素:抑制垂体分泌 ACTH,减少雄性激素的合成与分泌,从而减轻男性化。除婴儿外,多选用泼尼松(prednison),开始时(5 ~ 10 日)剂量稍大,以便迅速有效地抑制下丘脑-垂体-肾上腺皮质轴。以后减少到最小维持量,如泼尼松 2. 5 ~ 5. 0mg/d 即可抑制垂体 ACTH 分泌,通常睡前给 2/3,清晨给 1/3 量。如有严重应激应及时增加剂量,可用血 ACTH 的浓度及尿孕三醇的排量来监测治疗效果。

2. 盐皮质激素:对失盐型患者须用盐皮质激素,常用醋酸去氧皮质酮(DOCA)每日 2 ~ 4mg,肌内注射,或氟氢可的松 0. 05 ~ 0. 1mg 每日口服,参考血压、血钾水平来调整剂量。

3. 性激素:对有性激素缺乏者,应根据其真实性别或矫形后的性别予以相应的性激素治疗。

4. 手术治疗:对有外生殖器畸形者需做矫形手术,对有尿道下裂等宜做修补术;对阴蒂肥大而激素治疗无效者,宜做手术切除。手术宜在 4 岁前施行,以免过晚影响性心理健康。

(刘喆隆　余学锋)

六、嗜铬细胞瘤

【概述】

嗜铬细胞瘤(pheochromocytoma)为起源于肾上腺髓质、交感神经节或其他部位的嗜铬组织的肿瘤,这种瘤能持续或间歇地释放大量儿茶酚胺(CA),包括肾上腺素(E)和(或)去甲肾上腺素(NE)、多巴胺(DA),引起持续性高血压或发作性高血压及其他器官障碍和(或)代谢紊乱。嗜铬细胞瘤约占高血压患者病因的1%(儿童高血压中比例增高),随着诊疗水平的提高,发生率可能增加。本病高血压为可治愈的继发性高血压。如发现不及时或治疗不恰当可威胁患者的生命。

本病发病年龄以20~50岁多见,男女相差无几。少数患者有家族史。

【临床表现】

1. 典型的临床表现:嗜铬细胞瘤的临床表现与其合成与释放CA有关,通常临床上典型的三联征为头痛、出汗和心悸。

(1) 高血压(90%患者):为本病的最主要症状,临床上可表现为阵发性发作(45%)、持续性(55%)或持续性伴阵发性加剧。而低血压或低血压-高血压交替的情况较为少见。

(2) 头痛(80%):可呈阵发性。

(3) 心悸(60%):可以伴有或不伴有心动过速。

(4) 多汗(60%~70%):在阵发性高血压发作时最为明显,还可伴有发热。

(5) 其他症状:发作性焦虑、震颤、腹部和胸部疼痛、面色苍白、恶心/呕吐。

(6) 在发作的无症状间歇期体检可完全正常。在阵发性高血压发作时,血压明显升高,大汗、视力障碍、瞳孔扩大、下肢感觉异常、心动过速。

2. 某些患者可能完全无症状(10%~58%),在临床上是作为肾上腺意外瘤(或偶发瘤)而被发现的。对以下的患者要高度怀疑嗜铬细胞瘤:①难治性高血压或20岁以前发病的高血压;②非劳力性心悸、出汗、头痛或震颤;③有家族性综合征或嗜络细胞瘤的家族史;④肾上腺意外瘤的 CT 或 MRI 影像学提示有嗜络细胞瘤;⑤在麻醉或手术期间出现高血压反应;⑥出现特发性扩张性心肌病。

3. 某些药物会诱发肾上腺意外瘤所致的高血压危象,这些药物包括解充血药、三环类抗抑郁药、单胺氧化酶抑制剂(如可乐定、胍乙啶、利舍平)、吩噻嗪(如氯丙嗪)、β受体阻断剂、阿托品、胰高血糖素、ACTH、造影剂、甲氧氯普胺和氟哌啶。

【实验室检查】

主要是通过测定血和尿中 CA 及其代谢物来提供有 CA 及其代谢物过多的生化证据。目前以血浆游离甲氧基肾上腺素(free metanephrines,亦称变肾上腺素)和 24 小时尿的分馏提取的甲氧基肾上腺素(fractionated metanephrines,简称尿甲氧基肾上腺素)的敏感度最高,故推荐这二者或其中之一作为起始检查。但值得注意的是有些恶性的肿瘤只分泌多巴胺,而某些副神经节瘤(发生于交感神经系统而在肾上腺以外)不分泌 CA 和甲氧基肾上腺素,而是分泌嗜铬粒蛋白 A(chromogranin A)。故有必要在测定甲氧基肾上腺素的同时测定其代谢物、多巴胺及嗜铬粒蛋白 A。

1. 血儿茶酚胺及其代谢物测定

(1) 血浆游离甲氧基肾上腺素:受年龄、性别和药物的影响。可以在任何时段采血,但以空腹、坐位、放松时最好。吸烟干扰检查的结果,至少要停止吸烟 4 小时。单胺氧化酶抑制剂,麻醉剂、对乙酰氨基酚等干扰检测结果。所采血标本要即可离心并在 4℃存放。

(2) 血浆 CA 包括肾上腺素(E)和去甲肾上腺素(NE):本病患者在持续性高血压期间或阵发性发作时间明显高于正常。正常值 NE<2955pmol/L(500pg/ml)、E<546pmol/L(100pg/ml);若 NE>8865pmol/L(1500pg/ml)和 E>1638pmol/L(300pg/ml)则具有诊断价值,对疑诊患者可重复测定。

2. 尿 CA 及其代谢物测定

(1) 24 小时尿甲氧基肾上腺素:在本病的患者中测定值

>600 μg/d(3.0 μmol/d),若高于参考值上限3倍以上则发现实体嗜铬细胞瘤的可能性较大。尿甲氧基肾上腺素的稳定性好,尿标本可以不加酸性防腐剂,但加了也不影响结果。

(2) 24小时尿CA(E、NE)测定:持续性高血压的本病患者常增高超过1500nmol/24h(250μg/24h)。正常值为591~890nmol/24h(100~150μg/24h)。许多药物可影响其测定结果,使其水平增高的药物有阿司匹林、氯丙嗪、四环素、红霉素、奎尼丁、咖啡因、异丙肾上腺素、左旋多巴、茶碱、硝酸甘油、硝普钠等;使其水平降低的有利血平、溴隐亭、胍乙啶、放射造影剂、钙通道阻滞药等,因此在测定前应停用此类药物数日。

(3) 24小时尿3-甲氧基-4羟基苦杏仁酸(3-methoxy-4-hydroxy-mandelic acid,简称VMA):持续性高血压及高血压发作后通常增高,本病患者多超过9mg/24h。正常值的范围受年龄的影响。行该检查是要停用水杨酸类药物、降压药、咖啡、茶、巧克力、香蕉和含香草的食物72小时。

3. 其他:肾素水平不被抑制;中性粒细胞和嗜酸粒细胞有时会升高;有的患者会出现红细胞的增多;血沉可以增快;部分患者会出现高血糖,但发生糖尿病少见。

【特殊检查】

1. 主要是通过药理试验检测服药前、后血CA水平/血压的变化,目前已不推荐做胰高血糖素刺激试验,以免引起高血压危象。

(1) 可乐定抑制试验:用于鉴别嗜铬细胞瘤和基础血浆CA水平异常升高的正常个体。方法:避免吸烟和服用有干扰的药物(β受体阻滞剂、利尿剂、三环类、酚苄明)48小时,口服可乐定0.3mg/kg体重,在服药前和服药后3小时测定CA(E、NE)的水平。正常人CA水平会被抑制50%以上,而嗜铬细胞瘤的患者CA水平不被抑制。在此试验过程中要注意血压的变化。

(2) 酚妥拉明试验:适应于血压超过170/110mmHg的患者。酚妥拉明(regitine)为肾上腺素能受体阻滞药,可使本病患者血压迅速下降,负荷量为1~5mg/次,注射2~3分钟内嗜铬细胞瘤患者血压下降幅度通常>35/25mmHg,而且持续 3 ~5 分钟;其他高血压患者血压的下降不明显或<30/20mmHg。但病程较长或合并肾动脉硬化时,血压下降可不明显,而呈假阴性。如果同时测定血浆 CA 水平,则对确诊有帮助。

2. 定位诊断

(1) 由于绝大部分的嗜铬细胞瘤位于腹部,通常推荐首先行腹部的 CT 或 MRI 检查,增强 CT 能增加检查的敏感性和特异性。如果 CT 检查阴性,但生化结果阳性,则应该行 MRI 检查(T_2 加权呈高信号)。

(2) 间碘苄胍(MIBG)闪烁扫描:为功能性显像,因 MIBG 可被嗜铬细胞瘤体组织特异性摄取,对肿瘤的定位特别是对于发现肾上腺外嗜铬细胞瘤有较大价值。不论 CT 或 MRI 的结果如何,均应行功能性显像以确定原发肿瘤的部位并排除多个肿瘤或转移性肿瘤。^{131}I-MIBG 的效果优于^{131}I-MIBG。另外,还可行生长抑素(^{111}In-奥曲肽)扫描或行^{18}F-FDP PET 检查。

【诊断】

高血压患者尤其是年轻的高血压患者,阵发性或持续性伴阵发性加剧的高血压患者,应考虑为本病。在完成生化评估的基础上通过解剖学影像(CT/MRI)及功能性显像(^{131}I-MIBG 闪烁扫描)检查以确定肿瘤的部位。

【鉴别诊断】

1. 与内分泌疾病的鉴别:甲亢、类癌、低血糖、甲状腺髓样癌、肥大细胞增多症,更年期症状。

2. 心血管疾病:早期原发性高血压、急进性高血压、多发性大动脉炎、肾血管性高血压(肾动脉狭窄)、心衰、心律失常、缺血性心脏病、压力感受性反射功能衰竭。

3. 神经系统疾病:偏头痛、卒中、脑膜瘤、体位性心动过速综合征(postural orthostatic tachycardia syndrome,POTS)。

【治疗】

早期嗜铬细胞瘤的诊断非常重要,经手术摘除可治愈本病,对恶性肿瘤早诊断、早治疗可防止其转移,使其预后良好,否则可引起严重后果。

1. 内科处理：主要适用于嗜铬细胞瘤高血压骤发时，通常采用休息、吸氧、应用酚妥拉明，酚妥拉明 5mg 加入 5% 糖盐水 20ml 静脉注射，继以酚妥拉明静脉滴注维持，同时严密监测血压、心率、心律、使血压控制在 150/97mmHg 以下，如有心律失常、心力衰竭时予以相应治疗。也可以采用硝普钠联合β受体阻滞剂。

2. 手术治疗：对诊断明确者应及早手术切除，术前应做充分准备。

术前准备可采用酚苄明，为非选择性 α 受体阻滞剂，其对于 α_1 受体的阻断作用强于 α_2 受体近百倍，口服后吸收缓慢，半衰期为 12 小时，作用时间长，控制血压较平稳。初始剂量一般为 10mg/次，2 次/日，视血压控制情况逐渐加量，可每 2 ~ 3 日增加 10 ~ 20mg，平均剂量 0. 5 ~ 1mg/(kg · d)。也可采用哌唑嗪，为 α_1 受体选择性阻滞药，作用时间较短，初始剂量 1mg，2 次/日，渐增至 8 ~ 10mg/d 维持之。亦有直立性低血压的危险，应注意预防。术中可采用酚妥拉明静脉滴注。接触肿瘤时动作应轻柔，以防诱发高血压发作。肿瘤切除后如血压过低可注射小量去甲肾上腺素、间羟胺、甲氧明等升高血压。对恶性肿瘤伴有转移而不能手术切除者，可应用甲基对位酪氨酸，该药为酪氨酸羟化酶抑制药，可减少儿茶酚胺的合成，能改善症状、延长寿命。

（刘喆隆　余学锋）

第六章　性腺疾病

一、性　早　熟

性发育开始的年龄受地理、种族、遗传等因素的影响，一般认为女孩在8岁以前，男孩在9岁以前有性成熟的表现，即女孩出现乳腺发育Tanner B_2期、男孩出现睾丸发育，睾丸体积>4ml或睾丸直径>2.5cm，并伴有骨龄提前和生长加速，可诊断为性早熟（precocious puberty）。由于下丘脑促性腺激素释放激素（GnRH）提前释放，导致垂体促性腺激素（LH、FSH）过早分泌，性腺（睾丸和卵巢）体积增大、体内性激素增高引起第二性征提前出现者称为真性性早熟或GnRH依赖性性早熟或中枢性性早熟；由其他GnRH非依赖性原因引起体内性激素水平增高，而性腺轴本身未发育导致第二性征过早出现者，称为假性性早熟或GnRH非依赖性性早熟或外周性性早熟。根据患者性早熟的表现与其性别是否一致，性早熟还有同性性早熟和异性性早熟之分。同性性早熟是指女性患者出现女性性早熟的表现或男性患者出现男性性早熟的表现。异性性早熟是指女性患者出现男性化表现或男性患者出现女性化，异性性早熟以前者多见。另外根据第二性征是否完全充分发育分为完全性性早熟和部分性性早熟，后者仅表现为单独乳腺早发育、单独阴毛早现或单独阴道出血，部分性性早熟多可自行恢复。

性早熟多见于女孩，男女之比约为1∶4。其中，中枢性性早熟男女之比约为1∶23。女孩中枢性性早熟的最常见病因为特发性性早熟，占女孩中枢性性早熟的80%～90%，包括散发性和家族性，以前者居多。

【病因】

1. 真性性早熟的病因（GnRH依赖性性早熟）

1）特发性

2）中枢神经系统病变

肿瘤：错构瘤、神经胶质瘤、星形细胞瘤、室管膜瘤、松果体瘤或生殖细胞瘤。

先天异常：鞍上蛛网膜囊肿、脑积水、中隔-视神经发育不良、脊髓脊膜膨出及异位神经垂体。

损伤：颅内照射、脑外伤、感染及围生期损伤等。

2. 假性性早熟的病因（GnRH 非依赖性性早熟）

1）肿瘤：睾丸间质细胞瘤、卵巢颗粒细胞瘤、卵巢分泌雄性激素细胞瘤（女性异性性早熟）、分泌 HCG 的细胞瘤（可位于性腺、下丘脑、纵隔和肝脏等部位，仅引起男性性早熟），以及肾上腺肿瘤（在女性表现为异性性早熟）。

2）先天性自主性性腺激活：McCune-Albright 综合征（GNAS 基因体细胞激活性突变，主要导致女性性早熟、皮肤咖啡牛奶样色素斑和多发性骨发育不良）、家族性男性性早熟（为 LH 受体生殖细胞激活性突变，仅男性表现出性早熟，也叫家族性睾丸毒症）。

3）先天性肾上腺增生：某些类型的类固醇合成酶先天性缺陷（如 21-α 羟化酶缺陷和 11-β 羟化酶缺陷）导致皮质醇合成减少，而皮质醇合成前体物质 17-羟孕酮大量堆积，进而肾上腺雄性激素［硫酸脱氢表雄酮（DHEAS）和雄烯二酮（A2）］合成大量增加，造成女性男性化（异性性早熟）和男性同性性早熟。

4）外源性性激素的作用：接触或使用外源性性激素。

5）原发性甲状腺功能减退：长病程原发性甲减患儿高浓度的 TSH 与 FSH 受体交叉作用，刺激卵泡增生，雌激素浓度增高，而雄性激素浓度不高，多导致女孩月经来潮和乳腺发育，一般无阴毛和腋毛生长。此外患儿身材矮小、骨龄落后，有别于其他原因的性早熟。

【诊断】

（一）临床表现

1. 病史：有无性早熟家族史。要区分同性性早熟和异性性早熟。有无神经系统症状,如头痛、视力障碍及行为改变等。有无皮肤接触或使用含有性激素和绒毛膜促性腺激素的药物、误服避孕药史。男性有遗精史,女性有周期性阴道出血者多提示完全性真性性早熟。

2. 体格检查,测量身高、体重、指间距、上部量、下部量及其比例、血压。身高和体重对性早熟的诊断有重要价值,完全性性早熟儿童因其生长高峰提前,身高、体重常常超出同龄儿童2个标准差以上。而部分性性早熟儿童的身高、体重基本与实际年龄相符。女性患者测基础体温帮助了解有无排卵。注意检查男女第二性征及性腺。男性第二性征主要包括:喉结突出与外形、肌肉发达程度、阴毛的生长分布,阴囊、阴茎的大小和色素沉着等情况,有无勃起。检查睾丸的大小、硬度等。女性第二性征主要包括皮肤及乳晕的色泽、乳房发育有无乳核、骨盆的发育外形、外阴部色素沉着及阴毛的生长分布等。生殖器检查包括阴蒂和大小阴唇的发育等。男女两性阴毛发育(图6-1)、男性外生殖器(图6-2),以及女性乳腺(图6-3)的描述可参照 Tanner 分级(表6-1)。

表6-1 性发育过程的 Tanner 分期

分期	乳房(B)	睾丸、阴茎(G)	阴毛(P)	其他
1	青春期前,仅有乳头突出	青春期前,睾丸直径<2.5cm,体积1~3ml	青春期前,无阴毛	
2	乳腺萌芽,乳晕增大	双侧睾丸和阴囊增大;睾丸直径>2.5cm,体积4~8ml;阴囊皮肤变红、薄,起皱纹	少许稀疏直毛,色浅;女孩限于大阴唇处;男孩限于阴茎根部	生长增速

续表

分期	乳房(B)	睾丸、阴茎(G)	阴毛(P)	其他
3	乳房和乳晕进一步增大,侧面呈半圆状,轮廓连续	阴囊、双侧睾丸进一步增大,睾丸长径2.5~3.2cm,体积8~10ml;阴茎长度增加	毛色变深、变粗,见于耻骨联合上	生长速率渐达高峰;女孩出现腋毛;男孩渐见胡须、痤疮、声调变低
4	乳晕和乳头突出于乳房半圆上,形成“山上有山”外观	阴囊皮肤色泽变深;阴茎增长、增粗,龟头发育;睾丸长径4.1~4.5cm,体积10~20ml	如同成人,但分布面积较小,未扩散到大腿内侧	生长速率开始下降;女孩见月经初潮,男孩遗精
5	成人型,乳晕和乳房轮廓再度连续,仅乳头突出于其上	成人型,睾丸长径>4.5cm,体积20~25ml	成人型,扩散到大腿内侧	

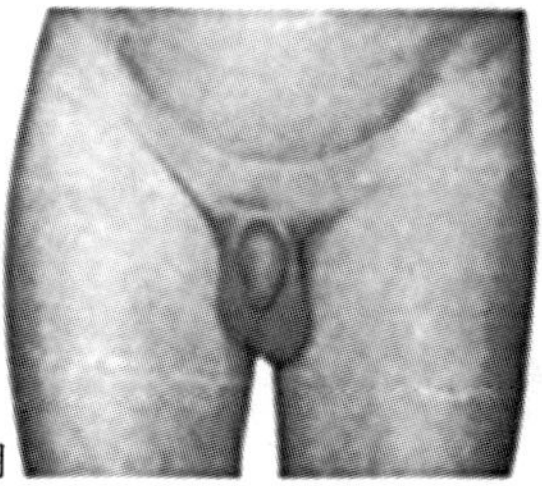
2期

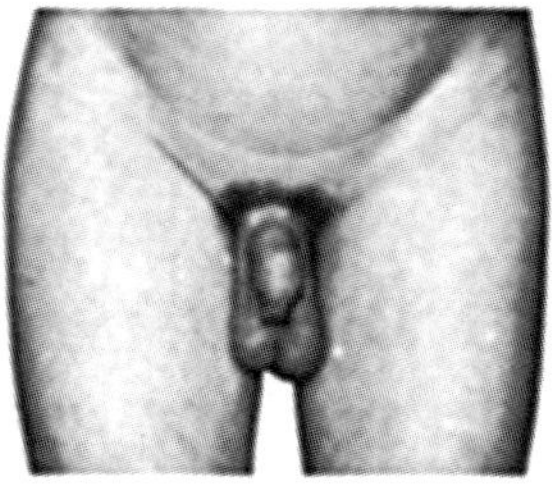
3期

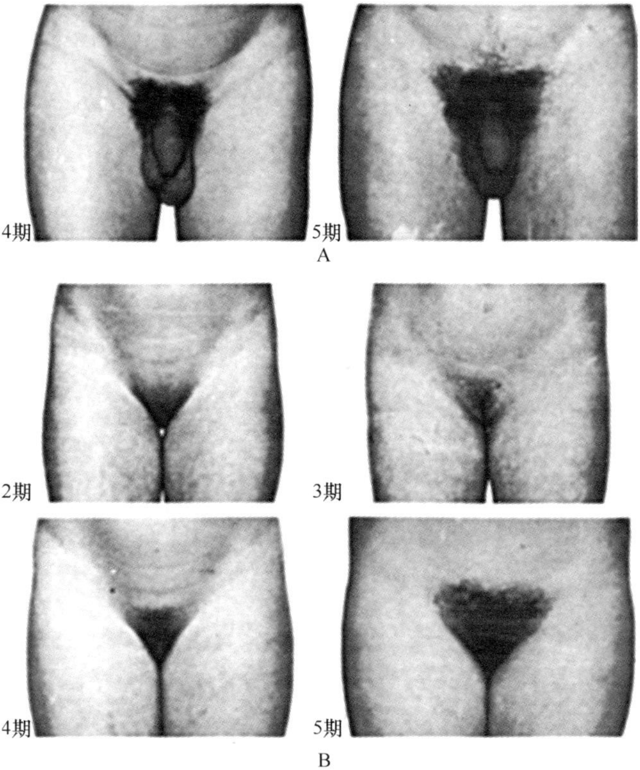

图 6-1　阴毛发育 Tanner 分期(A. 男性,B. 女性)

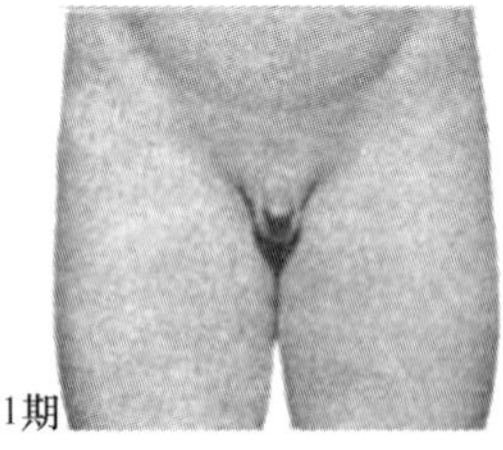

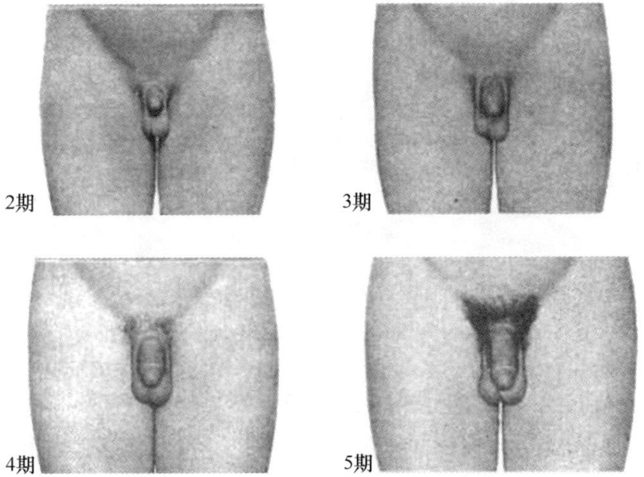

图 6-2 男性外生殖器发育 Tanner 分级

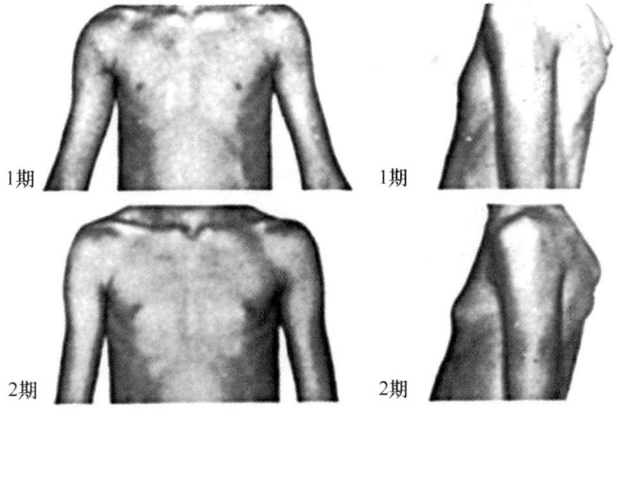

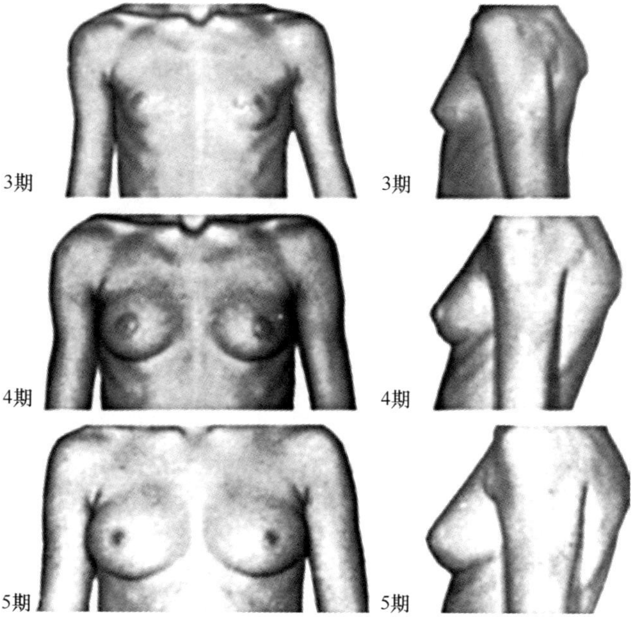

图 6-3 乳腺发育 Tanner 分级

（二）实验室检查

1. 血清性腺激素和促性腺激素基础值测定（E_2、T、FSH、LH），必要时测定血皮质醇和 ACTH、肾上腺雄性激素（A2，DHE-AS）、17 羟孕酮（17OHP）以及 β-HCG 浓度。GnRH 依赖性性早熟患儿 T 和 E_2 处于青春期水平（T>10 μg/dl，E_2>10ng/ml，但 E_2 变异较大），LH 处于青春期水平（LH 浓度>0. 3U/L，化学发光法）。GnRH 非依赖性性早熟患儿 T 和 E_2 明显升高而 LH 处于青春期前水平（LH 浓度<0. 1U/L，化学发光法）。先天性肾上腺增生患儿皮质醇低下、ACTH 升高、17OHP 升高、DHEAS 和 A2 升高。肾上腺肿瘤患儿 DHEAS 和 A2 升高。生殖细胞肿瘤（颅内和颅外）患儿血β-HCG 升高，颅内生殖细胞肿瘤则脑脊液β-HCG 也升高。有甲减临床表现者应测定甲状腺激素

和 TSH。

2. GnRH 兴奋试验：方法是静脉注射戈那瑞林 2.5μg/kg 体重（最小 25μg，最大 100μg），于注射前（0 分钟）和注射后 30 分钟、45 分钟、60 分钟和 90 分钟分别采血测定 LH 和 FSH 浓度，两者峰值分别出现在 30～45 分钟，60 分钟开始下降。GnRH 依赖性性早熟 LH 峰值>5.0～8.0U/L（化学发光法），同时 LH/FSH 比值>0.6。

（三）特殊检查

左腕部 X 线片测骨龄，颅脑 CT、MRI 用于高度怀疑颅脑肿瘤者。盆腔 B 超可确定子宫的大小、卵巢的发育情况，单侧卵巢容积≥1ml，并可见多个直径≥4mm 的卵泡，可认为卵巢已进入青春发育状态；子宫长度>3.4cm 可认为已进入青春发育状态，可见子宫内膜影提示雌激素呈有意义的升高。疑有肾上腺或卵巢肿瘤者，可行相应部位的 B 超、CT 或 MRI 检查。

【治疗】

1. 去除病因：对颅脑、卵巢、睾丸、肾上腺等部位肿瘤患者应及早手术。甲减伴性早熟者给予甲状腺激素后，促性腺激素之调节异常可以恢复。

2. 药物治疗：目的是抑制性腺分泌过多的性激素，使第二性征发育终止，延缓骨骺愈合，增加患儿终身高。主要药物有两类：

（1）LHRH 长效类似物（GnRH-a）：通过对垂体的降调节作用抑制垂体 LH 和 FSH 分泌，进而抑制性激素水平，主要用于 GnRH 依赖性性早熟，如亮丙瑞林或曲普瑞林，3.75mg，每 4 周皮下或肌内注射 1 次。一般认为至患儿 11 岁应终止治疗。

（2）芳香化酶抑制剂：主要用于女孩 GnRH 非依赖性性早熟，如 McCune-Albright 综合征。药物有睾内酯、来曲唑和阿那曲唑。

（3）雄性激素合成抑制剂：主要用于男性家族性性早熟，药物有酮康唑，应注意其肝脏毒性。

（胡蜀红）

二、男性性腺功能低下

男性性腺功能低下(male hypogonadism)是指男性患者雄激素不足引起青春期不发育(第二性征不出现)的类阉人征和已发育的男性患者第二性征不同程度退化。

【病因】

(一)高促性腺激素性性腺功能低下(hypergonadotropic hypogonadism)

下丘脑和垂体轴正常,病变原发于雄性激素合成减少或作用下降,病因为睾丸组织发生不良、睾丸各种损伤、雄性激素合成酶缺陷、双氢睾酮生成减少和雄性激素受体缺陷等,血液循环中雄性激素浓度低下,LH 和 FSH 反馈性升高,生精功能低下。

1. 睾丸下降不全或隐睾(cryptorchidism):多由于去势、外伤、放射性损伤、细胞毒性药物、抑制雄性激素合成或作用的药物和腮腺炎引起。

2. 先天性无睾丸症(vanishing testes syndrome, congenital anorchism):病因不明,可能系胎儿期男性泌尿生殖道发育完全后两侧睾丸扭转损伤所致。阴囊内无睾丸,HCG 刺激试验无反应(隐睾症有反应),宜早期开始用睾酮治疗。

3. 强直性肌营养不良(myotonia dystrophia):为 DMPK 基因非翻译区 CTG 重复序列异常增多导致的主要累及神经肌肉的常染色体显性遗传性疾病,可发生于任何年龄,但睾丸萎缩一般发生在 40 岁以后,肌肉强直、肌肉舒张延缓、肌肉萎缩、晶体混浊、早发额秃、睾丸萎缩。可有精神障碍,心脏传导阻滞。

4. 克兰费尔特综合征(Klinefelter's syndrome):即先天性曲细精管发育不全。患者有 2 条及以上的 X 染色体,最常见的核型为 47XXY,也有嵌合型。发病率约为 1/400,典型表现为小而硬的睾丸,乳腺增生,无精或少精(嵌合型),40% 患者因 SHBG 增高而血总睾酮不低,同时高浓度 LH 和 FSH 刺激芳香化酶活性，因此患者血 E_2 可升高。

5. 雄性激素受体缺陷(androgen receptor defects)：包括 Reifenstein 综合征，即部分性雄激素受体缺陷和睾丸女性化(testicular feminization)，即完全性雄性激素受体缺陷。前者为男性表型伴不同程度两性畸形(如尿道下裂)，常见隐睾和男性乳腺增生，需手术治疗，对大剂量雄性激素治疗有反应。后者为女性表型，但盲端阴道，青春期后应切除隐睾以防癌变，对大剂量雄性激素治疗无反应。

6. 生殖细胞不发育(sertoli cell only syndrome)：病因不详。特点是血睾酮水平正常和 FSH 水平高，无精子，小睾丸。睾丸活检是唯一的诊断方法，可见间质细胞增生，曲细精管仅见支持细胞而无生殖细胞。

7. 性腺发育不良(dysgenetic testes)：胎儿期即出现睾丸发育障碍，条索状性腺或两性畸形，容易发生性腺母细胞瘤。染色体核型可为 XY 或 XO/XY。

8. 5α-还原酶缺陷(5α-reductase deficiency)：为常染色体隐性遗传性疾病。患者为 XY 核型，但青春期前患者外生殖器为女性表型(双氢睾酮依赖性特征缺乏，如前列腺、阴囊、尿道海绵体部和阴茎，青春期出现某些男性化特征(睾酮依赖性特征，如睾丸增大、肌肉发达，音调低沉，胡须和阴毛生长方式)。诊断依据临床表现和 T/DHT 比例升高。

（二）低促性腺激素性性腺功能低下(hypogonadotropic hypogonadism)

病变部位在下丘脑或垂体，血睾酮水平低下，同时 LH 和 FSH 低于正常或在正常低限。

1. 特发性低促性腺激素性性腺功能低下(idiopathic hypogonadotropic hypogonadism，IHH)：是一种遗传性下丘脑功能障碍，特发性 GnRH 分泌缺乏，一般不伴发其他下丘脑和垂体激素异常。典型表现为类阉人体型，睾丸大小同青春期前。IHH 合并嗅觉迟钝或消失者为卡尔曼综合征(Kallmann's syndrome)，为 X 连锁隐性遗传，可伴发先天性耳聋、唇裂、腭裂、隐睾、肾脏发育不全等。轻症或部分性 IHH 在 18 岁前很难与体质性生长和青春期延迟鉴别。其他伴发躯体异常的 IHH：

（1）Prader-Willi 综合征：特征是矮身材、精神发育迟滞、肌肉张力低下和肥胖。

（2）Laurence-Moon-Bardet-Biedl 综合征：常染色体隐性遗传病、精神发育迟滞、色素性视网膜炎、多趾畸形。

2. 选择性 LH 缺乏（可致孕的类阉人征，fertile eunuch syndrome）：为部分性 IHH 的一种变异型，血 LH 及睾酮水平低下，而 FSH 正常。睾丸活检能见到精子产生，精液中有精子。因有内源性 FSH，用 HCG 治疗容易诱导睾丸成熟，HCG 及睾酮需终生替代治疗。

3. 腺垂体功能减退：病因为垂体先天或后天性病变，如垂体柄阻断综合征、垂体瘤（包括无功能大腺瘤和有功能瘤如泌乳素瘤等）、垂体浸润性病变、肉芽肿性病变、转移癌、血色病和垂体放疗等。常常合并多种腺垂体激素缺乏，包括 GH、ACTH 和 TSH。儿童期发病者常合并 GH 缺乏致垂体性侏儒症。

4. 体质性生长和青春期延迟（constitutional delay of growth and puberty，CDGP）：男孩 14 岁后仍无青春期启动（即睾丸体积 <4ml 或直径 <2. 5cm）可能为体质性青春期延迟，原因不明，往往有家族史，一般最晚 18 岁会有青春期启动。应注意与下丘脑垂体病变和全身性慢性疾病所导致的青春期延迟（如神经性厌食、哮喘、炎性肠病、1 型糖尿病等）鉴别。

【诊断】

1. 临床表现：不同病因所致的男性性腺功能减退有共同的临床表现，如胎儿期发病可有假两性畸形，青春期前发病表现为小阴茎、睾丸和阴囊均似幼儿，胡须、腋毛、阴毛不出现，声音尖细，肌肉不发达，细长体型，指距大于身高，下半身比上半身长，即所谓的类阉人体型。成年期发病者出现第二性征退化、少精、无精和不育。另外根据病因不同具有其特征表现，见【病因】部分。

2. 实验室检查：可查血 T、FSH、LH、GnRH 兴奋试验和 HCG 兴奋试验，精液检查、睾丸活检、高促性腺激素性性腺功能低下应做性染色体检查等。

HCG 刺激试验：一次性注射 HCG 5000U，于注射前和注射后 24、48 和 72 小时分别采血（或 1500～2000U，每日或隔日注射一次，共注射 3 次，于最后一次注射后 24 小时采血）测定血睾酮（T）、雄烯二酮（A_2）、硫酸脱氢表雄酮（DHEAS）和双氢睾酮（DHT）。正常青春期前男孩注射 HCG 后睾酮峰值升高 2～9 倍，可高达 300ng/dl（8～10nmol/L）；青春期男孩和正常成人睾酮峰值达 700～1200ng/dl。如果 T 不升高，仅 A2 和 DHEAS 升高表示雄激素合成酶缺陷；如 T 升高而 DHT 不升高表示 5a 还原酶缺陷；如所有雄激素都不升高则符合先天性无睾症（以此和隐睾鉴别）。

3. 特殊检查：如病因疑为下丘脑或垂体病变，需行该部位 MRI 或 CT 检查。

【治疗】

根据病因不同给予相应治疗。如病变部位在睾丸者，多需用睾酮治疗，以维持男性第二性征。病变部位在下丘脑、垂体者，可用 HCG 和 HMG 诱导睾丸成熟和生精，病变部位在下丘脑者可使用 GnRH 脉冲泵治疗。无生育要求者亦可用睾酮替代治疗。

（胡蜀红）

三、闭　　经

原发性闭经是指有第二性征的女性 16 周岁或无第二性征者 14 周岁仍未行初潮，继发性闭经指原有正常行经但后来持续 3 个月以上未行经。继发性闭经需首先排除妊娠。闭经的主要原因为下丘脑-垂体-卵巢轴的病变（器质性或功能性），少数为子宫或阴道的解剖学异常。

【病因和临床表现】

（一）低促性腺激素性闭经

为下丘脑-垂体的功能性或器质性病变导致 GnRH 和促性腺激素（LH 和 FSH）释放减少所致，即 LH、FSH 和 E_2 均降低。

1. 下丘脑性闭经

(1) 紧张、抑郁、恐惧、运动过度、严重营养不良和全身慢性疾病等因素使下丘脑功能紊乱导致闭经。

(2) 神经性厌食或神经性贪食症。

(3) 特发性低促性腺激素性性腺功能低下:即女性 IHH,包括 Kallman 综合征。此类患者表现为原发性闭经。应注意与体质性青春期延迟鉴别(见下)。

(4) 体质性青春期延迟:往往有家族史,女孩 13 岁无青春期启动(即乳腺无发育,一般乳腺开始发育距月经初潮平均时间为 2 年),伴体重和身高增长缓慢,骨龄落后,排除器质性病变者即可拟诊断青春期延迟,此类患者一般 16 ~ 18 岁时会有青春期启动和月经来潮。

(5) 中枢神经系统和下丘脑器质性病变:肿瘤、炎症、放疗等。

2. 垂体性闭经:为垂体部位器质性病变导致,往往伴有垂体其他激素如 ACTH、TSH、GH 和泌乳素缺乏。

(1) 成人腺垂体功能减退症(Simmonds-Sheehan 综合征):即垂体激素缺乏症所致的综合征,腺垂体出血、栓塞、肿瘤、炎症所致垂体功能减退称为西蒙兹(Simmonds)病;分娩时大出血、休克、血管痉挛、血栓形成、产后败血症所致垂体坏死称库恩(Sheehan)综合征,均引起性腺功能减退导致闭经,且产后无乳汁分泌。

(2) 垂体肿瘤:垂体大腺瘤压迫周围腺垂体细胞,或有功能垂体瘤分泌过多垂体激素(泌乳素瘤,ACTH 细胞瘤,GH 细胞瘤)抑制垂体促性腺激素分泌都可引起月经减少或闭经症状。

(二) 高促性腺激素性闭经

表现为即 LH、FSH 升高而 E_2 降低。

1. 卵巢早衰(premature ovarian failure,POF):40 岁以前闭经,病因有遗传性、特发性、17 羟化酶缺陷、自身免疫、化疗、盆腔照射等。促性腺激素水平升高和雌激素水平降低,并伴有不同程度的一系列低雌激素症状如潮热多汗、面部潮红、性欲低下等。

2. Turner 综合征等其他先天性卵巢发育不良,见相关章节。

(三) 正常促性腺激素性闭经

1. 先天性

(1) Müller 管发育不良:胚胎期副中肾管(Müller 管)未发育,导致患者输卵管、子宫和上段阴道缺如,但卵巢发育正常,排卵正常。

(2) 睾丸女性化:即完全性雄性激素不敏感,染色体为46XY。

2. 高雄性激素性不排卵:伴有不同程度女性男性化表现。

(1) 卵巢或肾上腺分泌雄性激素的肿瘤;

(2) 库欣综合征;

(3) 外源性雄性激素;

(4) 非典型21羟化酶缺陷(先天性肾上腺增生);

(5) 多囊卵巢综合征。

3. 流出道梗阻:Asherman 综合征(人工流产后宫颈或宫腔黏连),宫颈狭窄,处女膜闭锁,阴道横膈:第二性征发育正常,有周期性腹痛,但无月经。

(四) 高泌乳素血症

过高的泌乳素抑制下丘脑-垂体-性腺轴功能。常见病因包括泌乳素瘤和其他类型垂体大腺瘤,肝肾功能衰竭,肿瘤异位分泌,胸壁和乳头刺激,甲状腺功能减退以及药物,如抗精神病药、抗组胺药,避孕药和某些降压药(如甲基多巴、维拉帕米等)。

【诊断】

1. 病史和临床表现:见上。注意询问家族史,个人史,用药史,区分原发性和继发性闭经,第二性征是否发育。

2. 实验室检查:测定血清 E_2、P、T、FSH、LH, PRL、ACTH、TSH 等。疑垂体性闭经者,检查其靶腺激素。如 T_3、T_4、血皮质醇等。区分高、低和正常促性腺激素性闭经。怀疑肾上腺疾病时检查17羟孕酮和肾上腺雄性激素。

3. 特殊检查:有第二性征者行子宫B超检查,确定有无子宫。疑鞍内或鞍旁肿瘤者,可行下丘脑、垂体 CT 或 MRI 检查。疑卵巢肿瘤或多囊卵巢可行 B 超、CT 或 MRI,必要时可行腹腔镜检查或剖腹探者确诊。疑肾上腺肿瘤或增生可肾上腺 CT 或 MRI 检查。

【治疗】

根据各种病因给予相应治疗。下丘脑、垂体肿瘤需要手术或放疗,卵巢肿瘤争取手术切除。低促性腺激素性闭经用 HMG 和 HCG 替代治疗,IHH 患者可用 GnRH 泵治疗,无生育要求或病因不能去除者可直接用雌、孕靶腺激素替代治疗及人工周期,维持女性第二性征,并且预防性激素低下导致的并发症。

(胡蜀红)

四、女性更年期综合征

更年期是女性卵巢功能逐渐减退,直至衰竭的一段时期。月经的终止是最为明显的标志,更年期的严格定义是一年以上未行经。个体差异性很大,一般绝经年龄在 45 ~ 55 岁,平均 50 岁。更年期综合征是指女性在自然绝经前后,由于卵巢功能减退而引起的一组综合征,也可因卵巢手术摘除、放射破坏而引起。

【病因及发病机制】

更年期卵巢功能衰退,卵泡分泌雌激素和孕激素减少,对下丘脑、垂体的负反馈作用减弱,下丘脑促性腺素释放激素(LHRH)和卵泡刺激素释放激素(FSHRH)增多,垂体促黄体素(LH)和促卵泡激素(FSH)分泌亦增多。更年期综合征症状发生的原因主要是由于雌激素减少而产生的一系列临床症状。

【诊断】

(一)临床表现

1. 月经紊乱和闭经:个体情况不一,可表现为月经量减少、经期缩短、周期延长直至绝经;有的周期缩短、经量增多、不规则阴道出血,最后停经;也有少数突然绝经。

2. 血管舒缩症状：85%的更年期患者会出现血管舒缩症状，大多数在5年内缓解，少数持续5年以上。包括潮热、自汗和心悸。阵发性潮热是最早出现且最具特征的症状。每次潮热常突然发生、自面部起，向颈胸部扩展，甚至波及全身，发作时局部皮肤发红，温度升高，随之出汗而热感消退。发作频率从每周数次至每小时数次不等。每次持续时间从瞬间到数分钟甚至更长。

3. 精神神经症状：女性进入更年期后，可出现心情不愉快、易激动、失眠、焦虑、多疑、抑郁、易疲劳、注意力不集中等症状，有时甚至喜怒无常，状似精神异常。

4. 与雌激素相关器官变化：如皮肤干燥与弹性消失，乳房萎缩，外阴及阴道黏膜变薄、酸性降低，易合并感染，发生老年性阴道炎，外阴瘙痒及性交痛。

5. 绝经后骨质疏松症：表现为骨痛、身材变矮、背部微驼，易发生骨折且恢复较慢。

（二）实验室检查

1. 激素测定：血雌二醇（E_2）和黄体酮（P）水平降低，FSH和LH水平升高等。

2. 血脂测定：三酰甘油升高、总胆固醇和LDL胆固醇升高、HDL降低。

3. 骨密度测定：采用双能X线吸收仪（DXA）测定腰椎、髋部或腕部骨密度，可见骨密度减少或骨质疏松。

4. 宫颈刮片：预防宫颈癌的重要方法。

【特殊检查】

B超检测子宫、卵巢，早期发现子宫、卵巢肿瘤及了解子宫及附件萎缩程度。

【鉴别诊断】

除发作性潮热外，更年期综合征的症状均无特异性，应注意排除器质性疾病。如月经紊乱应与生殖道异常出血鉴别，尤其是子宫内膜癌、宫颈癌等。严重的精神症状需与精神病鉴别，心悸应与甲状腺功能亢进以及心血管疾病等鉴别。

【治疗】

（一）一般治疗

解除患者的顾虑和精神负担，无特殊禁忌证者可使用小剂量抗抑郁药（如选择性5羟色胺再摄取抑制剂）、可乐定或加巴喷丁等。补充钙和维生素D预防骨质疏松。

（二）更年期激素治疗（menopausal hormone therapy，MHT）

MHT是减轻更年期症状和外阴阴道萎缩最有效地措施。权衡利益-风险比后主要在围绝经期使用。经阴道给药可减少全身吸收，经皮肤给药因避开肝脏首过效应可降低血栓塞性疾病发生的风险。对有完整子宫者雌激素联合应用孕激素每月10～14天可减少子宫内膜癌的发生。但长期孕激素联合治疗有增加乳腺癌发生的风险，原则上应与患者充分讨论，选择最低有效剂量。有血栓栓塞倾向者应避免使用雌激素。雌激素使用者应戒烟。

1. 雌激素：能消除绝大部分更年期症状，预防骨质疏松症。对无禁忌证者（血栓病、肝功能异常、糖尿病等）应为首选药物。①结合雌激素用量0.625～1.25mg/d。②炔雌醇用量10～20μg/d，二者可给药3周，停药1周。③尼尔雌醇用量1～2mg/2周。④己烯雌酚霜剂或粉剂，阴道局部应用。

2. 孕激素：有子宫者，雌激素治疗的后10日加用甲羟孕酮或炔诺酮2.5～5mg/d。

（胡蜀红）

五、男性乳腺增生症

男性乳腺增生症是指男性乳腺腺体增大，往往两侧不对称或单侧增生并伴触痛。临床上以生理性乳腺增生为多见，尤其多见于11～14岁青少年男性，有学者统计在青春期发病率高达67%，只不过大多数无特殊不适，且经1～2年自愈。50岁以上男性患者发病率亦有37%，乳腺平均直径为2～2.5cm，少数可大于4cm，27.1%于1年内消退，7.7%于2年内消退，少数可持续存在。

【病因和发病机制】

（一）生理性乳腺增生

生理性乳腺增生症可发生于新生儿期、青春期及中老年，但多见于青春期，发生于13～14岁，平均18个月后自行消退，17岁后罕见。病因不清，可能是乳腺对雌激素敏感性增高或青春期早期雌激素与雄激素比例失调所致。

（二）病理性乳腺增生

1. 各种原因导致的男性性腺功能低下（见相关章节）：主要见于高促性腺激素性性腺功能低下，主要由于雄性激素分泌减少或作用下降，此外LH增高可使芳香化酶活性增加，雌激素与雄激素的比例更高。

2. 各种原因导致的雌激素水平增加：分泌雌激素的肿瘤（睾丸支持细胞癌或间质细胞癌），女性化的肾上腺肿瘤，卵睾体性分化异常，源于睾丸或肺等部的生殖细胞肿瘤（hCG刺激睾丸间质细胞芳香化酶活性）。

3. 系统性疾病：甲状腺功能亢进时，雄激素转化为雌激素增多，且性激素结合球蛋白多，而致乳腺增生。肝硬化及慢性肝炎患者，肝功能不良，雌激素因灭活减少而含量增高，引起男性乳腺增生。慢性营养不良恢复期，慢性营养不良患者促性腺激素分泌减低，当补充营养后，垂体发生一过性促性腺激素分泌亢进。

4. 药物：促卵泡成熟素、异烟肼、氯丙嗪、西咪替丁、螺内酯及洋地黄等药物均可引起男性乳腺增生。

5. 特发性。

【临床表现】

男性乳腺增生症是一种较常见病，可以生于任何年龄，往往两侧不对称或单侧增生，可在乳晕下构成盘状硬结，体积小、活动性好、界限清楚，与邻近组织无粘连，可有肿痛或触痛，极少数患者乳头可有白色分泌物。

【诊断及鉴别诊断】

依据乳房出现肿块，伴有胀痛或压痛，诊断多无困难，但应与以下疾病相鉴别。

1. 男性乳腺癌：多为单侧性，乳腺呈孤立性结节，硬结不规则，边界不清楚，可与皮肤粘连，活动度受限，扪查时坚硬无压痛，可伴有同侧腋窝淋巴结肿大。可行乳房彩超、乳房 X 线钼靶摄片和乳腺包块穿刺等明确诊断，必要时应行手术病理学检查以鉴别。

2. 脂肪组织增生：患者肥胖，皮下脂肪组织饱满，双侧乳腺组织显示丰满，B 超检查无腺体组织增生，称为假性乳腺肥大。

3. 乳腺纤维腺瘤：多为单侧性，边界清楚，活动度良好，与周围组织无粘连，可行乳腺包块穿刺细胞学检查明确诊断。

【治疗】

1. 生理性乳腺增生者一般不需特殊治疗，1～2 年可自行消退；观察 1 年以上无好转者特别是伴疼痛和触痛者可考虑给予选择性雌激素受体调节剂如他莫昔芬（tamoxifen）20mg/d 或雷诺昔芬（raloxifene）60mg/d。对经不久不退、药物治疗无效或疑癌变者应行手术治疗。

2. 对病理性性男性乳腺增生者以治疗原发病为主。

（胡蜀红）

六、女性多毛症

毛发受遗传、内分泌影响，各种族和个体之间差异很大。毛发分为两种，毳毛（vellus hair）和粗毛（terminal hair）。毳毛柔软、细短，不着色。一般长<2cm；粗毛粗、硬、长、着色。正常情况下，青春期前，粗毛仅局限为眉毛和睫毛。青春期开始后，外阴、腋窝及胡须生长区等雄激素依赖部位的毳毛在雄激素作用下，转变为粗毛。

女性多毛症（hirsutism）是指由于体内雄激素过多或毛囊对雄激素敏感性增强，导致女性毛发（粗毛）增多且呈成年男性型分布。

女性多毛症有别于普通类型的毛发增多(hypertrichosis)，后者为全身均匀性分布，与雄性激素无关，男女都可发生，与遗传或后天因素有关，极端表现为“狼人征(werewolf syndrome)”。

【分级】

国际上采用 Ferriman-Gallwey 评分法(图 6-4)。身体有 9 个区域富含雄激素敏感皮脂毛囊单位。每个区域内分级评分，从无粗毛(0 分)到完全男性型(4 分)，最后合计总分。正常总分应小于 8 分。

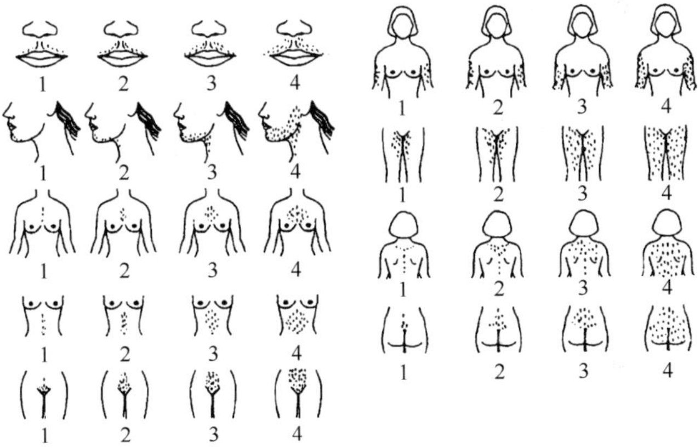

图 6-4　女性多毛的 Ferriman-Gallwey 评分

【病因】

女性多毛的根本原因是雄性激素分泌过多(源自卵巢或肾上腺)或皮肤对雄性激素的敏感性增加。

1. 多囊卵巢综合征：为最常见的原因，占女性多毛症的 80% 左右。临床以稀发排卵或无排卵(月经不规则)、高雄性激素的临床表现或实验室检查结果为特征。B 超检查可见卵巢呈多个囊性增大；血 LH 升高、LH/FSH 比值>2. 0；血游离睾酮指数升高，血睾酮正常或轻度升高；胰岛素浓度升高，胰岛素抵抗指数升高。

2. 特发性女性多毛症：为第二常见原因，占 7% 左右。患者一般轻度多毛，Ferriman-Gallwey 评分 8～15 分，月经无异常，雄性激素水平不增高，无其他引起多毛的基础疾病。

3. 先天性肾上腺增生（CAH）：21-羟化酶、11β-羟化酶和 3β-羟类固醇脱氢酶缺陷造成的先天性肾上腺增生，因为脱氢表雄酮（DHEA）、硫酸脱氢表雄酮（DHEA-S）和雄烯二酮（A2）增多，可出现多毛及其他男性化表现。21-羟化酶缺陷和 11β-羟化酶缺陷者 17α-羟孕酮、ACTH 明显升高，24 小时尿游离皮质醇（UFC）正常或减低。11β-羟化酶缺陷者除有 21-羟化酶缺陷的表现外，还伴有高血压、低血钾、血 11-脱氧皮质酮（DOC）增高。

4. 分泌雄性激素的卵巢或肾上腺肿瘤：少见类型，仅占 0.2%。多毛进展快，伴有男性化表现，如阴蒂肥大、乳房萎缩、音调变低、肌肉发达、痤疮等。卵巢肿瘤患者血睾酮显著升高（一般大于 200μg/dl），肾上腺肿瘤患者血 DHEA、DHEA-S、A2 和皮质醇（cortisol）升高。盆腔和肾上腺 B 超和 CT 检查可明确诊断。

5. 其他

（1）库欣综合征：除多毛外还有向心性肥胖、满月脸、锁骨上脂肪垫、水牛背及紫纹等。血皮质醇、24 小时尿游离皮质醇（UFC）升高，皮质醇节律消失，小剂量地塞米松抑制试验不被抑制。

（2）高泌乳素血症：泌乳素与多毛之间关系尚不清楚，但在 20%～30% 高泌乳素血症的患者中伴有多毛现象。

（3）肢端肥大症：部分女性肢端肥大症患者，除肢端（手和脚）及口鼻增大外，可出现多毛症。

（4）医源性原因，服用含有雄性激素活性的避孕药或长期服用苯妥英钠可引起多毛。

【诊断】

对于 30 岁以后出现的重度多毛（Ferriman-Gallwey 评分 15 分以上）、短期内发生、快速进展、闭经、全身男性化明显或雄性激素水平显著升高者重点排除分泌雄性激素的肿瘤。此外注意其他内分泌疾病的病史和检查,如库欣综合征、高泌乳素血症、肢端肥大症和甲状腺功能减退。同时询问有关药物使用史。最常见的原因还是PCOS和特发性多毛症。

【治疗】

1. 病因治疗:肾上腺皮质增生或腺瘤应采取手术治疗;其他内分泌疾病行针对性治疗。

2. 药物治疗:多囊卵巢综合征可用氯米芬以促排卵。如无生育要求,可口服避孕药以抑制卵巢类固醇激素的异常生成或与抗雄性激素药物合用,改善雄激素过多所致的临床表现。也可试用胰岛素增敏剂二甲双胍或噻唑烷二酮治疗以改善胰岛素抵抗。先天性肾上腺增生的患者给予小剂量地塞米松治疗。特发性多毛如患者本人无过多焦虑则无需治疗。因为粗毛代谢缓慢,一般药物治疗疗程为6个月才能显现临床效果。

3. 脱毛治疗:出于美容考虑可做脱毛治疗,如激光/光子拔毛。

(胡蜀红)

七、多囊卵巢综合征

【概述】

多囊卵巢综合征(polycystic ovarian syndrome,PCOS)在临床发现之初被描述为有闭经、多毛、卵巢增大及肥胖。常常伴有高胰岛素血症、糖耐量异常和血脂异常。多囊卵巢综合征临床表现多样,会造成不孕、增加相关的并发症和死亡率,目前其病因尚不清楚。是育龄妇女最常见的疾病,患病率高达4%~12%,在2型糖尿病的女性患者中可高达27%。

【病理生理】

病因未明,主要的特点是存在不同程度的生殖障碍(雄激素过多症和无排卵)和代谢异常(胰岛素抵抗和肥胖)。在该病的患者中可能存在下丘脑GnRH脉冲频率的增加,造成了LH脉冲分泌的频率和幅度均增加,这使得颗粒细胞的分化提前,卵泡发育障碍以及卵巢膜细胞雄激素的产生增加,从而出现雄激素过多、雌二醇水平可以正常或降低、雌酮水平的升高。高雄激素和由于无排卵周期造成低孕酮水平对下丘脑的反馈刺激,使 GnRH 的脉冲分泌进一步增加,从而造成恶性循环。肾上腺合成的雄激素也可能增加。高胰岛素血症会进一步促进 LH 所促进的卵巢膜细胞雄激素的产生。胰岛素还能减少肝脏性激素结合球蛋白(SHBG)合成,由于 SHBG 水平的下降会是游离睾酮水平升高从而增加了雄激素的生物利用度。

【临床表现】

主要的临床特点在青春期就开始出现,可以从开始的多毛发展到无排卵,最终出现不孕。不孕常常是患者就诊的主诉。大多数患者有超重。

1. 病史

(1) 详细地询问月经史,包括初潮的年龄、月经的间隔和规律、停经的时间和不规律的出血。

(2) 月经的不规则常常合并有长期的稀发排卵和无排卵,造成子宫内膜的增生、表现为功能失调性子宫出血。

(3) 有少数患者可以出现继发性闭经,而且这些患者对治疗的反应性差。

(4) 某些患者需要更长时间的治疗才能怀孕,某些患者会一直存在有无排卵和不孕。

(5) 要记录雄激素过多的临床表现,包括多毛、痤疮、脂溢性皮炎及斑秃。

(6) 在 40% ~50% 患者可有中心性内脏肥胖(也称为男性肥胖),BMI 增加。

(7) 存在有高胰岛素血症和胰岛素抵抗,可以伴有黑色棘皮。这在肥胖的患者中尤为明显。

(8) 可以存在有睡眠呼吸暂停。

2. 体检:有多毛(表现在上唇、下巴、乳晕和下腹部)、痤疮、男性型斑秃和黑色棘皮。同时要检测血压、腰臀围及心血管的危险因素。若腰围>100cm、腰臀比>0.85,则因心血管疾病导致的死亡率增加。

3. 实验室检查：为了排除其他的疾病，要测定睾酮和脱氢表雄酮（DHEA-S）；在导致女性男性化的肾上腺和卵巢肿瘤中二者的水平明显升高，可以分别>200ng/dl和>600 μg/dl。LH通常正常和轻度升高。随机测定的17-羟孕酮<200ng/dl可以排除不典型的新特性肾上腺增生。小剂量地塞米松抑制试验可以排除Cushing综合征。测定PRL和TSH可以排除高泌乳素血症和甲减。

在PCOS患者中可以出现以下激素水平的异常：①总睾酮和游离睾酮的水平可以正常或达到正常上线2倍，因为SHBC下降会使总睾酮正常而游离睾酮升高。②DHEA-S会轻度升高。③LH和FSH水平升高，LH/FSH比值会升高；LH水平可以作为诊断PCOS指标，尤其在偏瘦的闭经患者中。④血清的雌酮水平可以升高，而雌二醇的水平正常或下降。⑤PRL可以轻度升高。⑥部分患者有糖耐量异常和血胰岛素水平的升高。⑦可有vLDL和LDL升高，HDL下降。

4. 影像学检查：多囊卵巢的定义要包括三个方面的特点：卵巢的大小和体积、卵巢基质的体积、卵泡的大小和数目。Rotterdam的标准提出：①存在≥12个直径在2～9mm的卵泡；②至少有一侧卵巢的体积>10ml并伴有基质的增加；因为卵巢的正常体积<7.5cm^3，故大于此体积也可被认为是卵巢体积增加。只要一侧的卵巢满足上述条件即可诊断为多囊卵巢。上述标准在服用口服避孕药的患者中不适用，因为此类药物可以影响卵巢的形态。如果存在优势卵泡（>10mm）应在下一个月经周期再次检查。

【诊断】

目前我国主要采用2003年欧洲人类生殖与胚胎学会的标准（Rotterdam标准）：①稀发排卵或无排卵；②雄激素水平升高的临床表现和（或）高雄激素血症；③卵巢多囊性改变；④上述3条中符合2条，并排除其他致雄激素水平升高的病因，包括先天性肾上腺皮质增生、Cushing综合征、分泌雄激素的肿瘤等，以及其他引起排卵障碍的疾病，如高催乳素血症、卵巢早衰和垂体或下丘脑性闭经以及甲状腺功能异常。

标准的判断：

（1）稀发排卵或无排卵：①初潮2～3年不能建立规律月经；闭经（停经时间超过3个以上月经周期或≥6个月）；月经稀发，即周期≥35天及每年≥3个月不排卵者（WHO Ⅱ类无排卵）。②月经规律并不能作为判断有排卵的证据。③基础体温（BBT）、B超监测排卵、月经后半期黄体酮测定等方法有助于判断是否有排卵。

（2）雄激素水平升高的临床表现：痤疮（复发性痤疮，常位于额、双颊、鼻及下颌等部位）、多毛（上唇、下颌、乳晕周围、下腹正中线等部位出现粗硬毛发）。

（3）雄激素水平升高的生化指标：总睾酮、游离睾酮指数或游离睾酮水平高于实验室参考值。

（4）多囊卵巢（PCO）诊断标准：一侧或双侧卵巢中直径2～9mm（<9mm）的卵泡≥12个，和（或）卵巢体积≥10ml。

【鉴别诊断】

1. 非经典型21羟化酶缺陷症所致的肾上腺增生。
2. 分泌雄激素的肿瘤：肾上腺和卵巢肿瘤。
3. Cushing综合征。
4. 服用雄激素类/合成代谢类的药物。
5. 高雄激素-胰岛素抵抗-黑色棘皮综合征。
6. 甲状腺功能异常。
7. 高泌乳素血症。

【治疗】

PCOS的大多数临床表现可以通过改善胰岛素抵抗（主要是减重或药物治疗）得以逆转。患者通常对治疗的反应较慢、临床表现的改善要晚于生化改善几个月。在开始避孕药和抗雄激素药物治疗前要确保患者没有怀孕。

（一）药物治疗

1. 口服避孕药：是不准备怀孕患者的标准治疗方案，能打断高雄激素和月经稀少的循环，恢复正常的月经周期从而减少雌激素对子宫内膜的长期刺激。能降低雄激素的水平并减轻多毛和痤疮，但有可能加重胰岛素抵抗。使用时要考虑其禁忌证，包括年龄、吸烟和以前存在的血栓性疾病。一般是联合应用炔雌醇和雄激素样作用较小的孕激素（炔诺酮或去氧孕烯）。

（1）屈螺酮（drospirenone）具有抗盐皮质激素和雄激素作用，可显著改善皮肤的痤疮和多毛。例如，优思明（yasmin，屈螺酮炔雌醇片）每片含0.03mg炔雌醇和3mg屈螺酮，每天服用1片，连续服用21天后，停7天，然后继续下个周期的服用。

（2）环丙孕酮（cyproterone）可有效对抗雄激素，抑制内源性雄激素与受体结合及5α还原酶的活性，抑制毛囊雄激素受体表达而减少毛发生长。目前临床上有达英-35（Diane-35，含炔雌醇0.035mg及醋酸环丙孕酮2mg），用法为每日1片，连服21天。停药7天后开始下一盒药，其间通常发生撤退性出血，一般是在该周期最后一片药服完后2～3天开始出血，而在开始下一盒药时出血可能尚未结束。

（3）对于不愿意（或不能）使用口服避孕药的患者可以间断使用孕激素，即每1～3个月使用甲羟孕酮（安宫黄体酮）7～10天，6mg/d。这种治疗方法仅能防止子宫内膜过度增生，但不能减轻高雄激素所致的多毛和痤疮。

2. 胰岛素增敏剂：此类药物可以通过改善胰岛素，还有的药能改善体重，从而起到降低雄激素水平和促排卵的作用。

（1）二甲双胍：每天1500～2000mg，分2～3次口服。

（2）噻唑烷二酮类药物：吡格列酮15～30mg/天，1次/天。

3. 抗雄激素药物：与避孕药联用能增强对多毛的治疗效果。

（1）螺内酯：能通过抑制5α还原酶的活性而减少肾上腺和卵巢的雄激素合成，并阻断雄激素受体。单独应用降低雄激素的作用弱，但与口服避孕药合用对降低雄激素水平和减少其作用有协同抑制效应。

（2）非那雄胺（5mg/次，1次/天）和氟他胺（250mg/次，2次/天）可用于治疗多毛症，后者有肝毒性。

4. 其他药物：奥利司他除了能减重外也能降低睾酮的水平。辛伐他汀与口服避孕药联用能改善睾酮的水平、多毛及血脂谱。

（二）减重

减重是 PCOS 治疗的核心环节，可以通过运动和限制热量的摄入来达到减重的目的。

（三）针对不孕症的治疗

1. 要对夫妻双方进行治疗，包括对精子的分析，以排除其他原因引起的不孕。

2. 减重和使用胰岛素增敏剂，如二甲双胍有可能诱导排卵和受孕。

有研究表明在采用二甲双胍治疗 3 个月后再采用常规的治疗不孕症方法能改善受孕率和活产率，而且肥胖的 PCOS 患者获益尤为明显。枸橼酸氯米芬能在下丘脑的水平起到抗雄激素的作用而恢复促性腺激素的分泌。在改善受孕方面的效果要优于二甲双胍，但有造成多胎的可能。枸橼酸氯米芬和二甲双胍联合应用能提高受孕率。若单独使用枸橼酸氯米芬或联合二甲双胍 6～9 个月还不能受孕，则应看不孕症专科，选择使用促性腺激素[人绝经期促性腺激素（hMG）、高纯度 FSH（HP-FSH）和基因重组 FSH（γ-FSH）等]或体外受孕、胚胎移植。

3. PCOS 患者自发性流产的发生率增加，采用二甲双胍治疗可能会减少流产。

4. PCOS 患者怀孕后发生妊娠高血压、先兆性子痫、妊娠糖尿病、流产和早产的风险会增加。

（四）随访

PCOS 患者糖耐量受损、糖尿病及高血压的风险增加，需要长期追踪随访。

（余学锋）

第七章 多发性内分泌腺瘤病

多发性内分泌腺瘤病(multiple endocrine neoplasia, MEN)常同时或先后有2个或2个以上的内分泌腺发生肿瘤或增生,既可以是散发也可以是家族倾向的遗传性疾病。可分为两种类型:多发性内分泌腺瘤病1型(MEN1)及多发性内分泌腺瘤病2型(MEN2),后者又分为2种亚型:MEN2A和MEN2B。在MEN2中以MEN2A为多见,其次是MEN2B,另外还包括有家族性甲状腺髓样癌。MEN1基因突变导致肿瘤抑制基因功能缺失,而MEN2的基因突变导致原癌基因被激活。

【病因及发病机制】

MEN有明显的家族发病倾向,为常染色体显性遗传性疾病,男女患病率无明显差别,不同类型的MEN有不同的基因缺陷。MEN1和MEN2的基因特点见表7-1。

表7-1 MEN1和MEN2的基因特点

	MEN1	MEN2
发病率	(1~20)/10万	(1~10)/10万
遗传	常染色显性遗传	常染色体显性遗传
基因	MEN1基因	RET基因
基因产物	Menin蛋白(核蛋白)	RET(跨膜酪氨酸激酶)
基因定位	染色体11q13	染色体10q11—12
基因功能	抑癌基因	原癌基因
基因外显率	不一致	一致
基因诊断与防治	不可行	可行

(1) MEN1 的原癌基因定位于第 11 号染色体长臂上(11q13),有 10 个外显子,编码 610 个氨基酸的蛋白质,称 Menin 蛋白。MEN1 基因缺失或突变,导致 Menin 蛋白被截短而丧失功能,使神经内分泌细胞过度增生从而形成肿瘤。由于 MEN1 基因突变与基因外显率不一致,故通过基因筛查来诊断和预测该病较困难。

(2) MEN2 为 RET 基因的特异性突变所致,RET 基因定位于 10 号染色体长臂上(10q11—12),包含 21 个外显子,编码酪氨酸激酶,80% ~ 98% 的 MEN2 是由于 RET 基因第 10、11 号外显子发生点突变,导致酪氨酸激酶异常激活,诱导细胞增殖及肿瘤发生。与 MEN1 基因不同的是,MEN2 基因突变与基因外显率高度一致,使基因筛查与早期治疗成为可能。

一、多发性内分泌腺瘤病 1 型

MEN1 为一常染色体显性遗传疾病,又称 Wermer 综合征。发病率为(1 ~ 20)/10 万。MEN1 临床表现多种多样,通常在 20 岁以后发病,主要表现为甲状旁腺功能亢进症、肠胰内分泌肿瘤以及垂体瘤等,临床特点见表 7-2,以上 3 种主要肿瘤有 2 个或 2 个以上即可诊断 MEN1,MEN1 可有家族史,在诊断 MEN1 的基础上若一级亲属中 1 人患有上述 3 种主要内分泌肿瘤中的 1 个就可诊断为家族性 MEN1。在甲状旁腺功能亢进者中,MEN1 的检出率为 1% ~ 18% ;在胃泌素瘤中,MEN1 的检出率为 16% ~ 38% ;在垂体瘤和胰岛 β 细胞瘤中,MEN1 的检出率分别<3% 和<5% 。

表 7-2 MEN1 和 MEN2 的临床特点

MEN1	MEN2A	MEN2B
甲状旁腺功能亢进症(90% ~ 95%)	甲状腺髓样癌(100%)	甲状腺髓样癌(100%)

续表

MEN1	MEN2A	MEN2B
肠胰腺内分泌肿瘤(30%~80%) 胃泌素瘤(50%) 胰岛β细胞瘤(10%) 胰高糖素瘤 血管活性肠肽瘤 胰多肽瘤 无功能性肿瘤	嗜铬细胞瘤(约50%) 甲状旁腺功能亢进症(约30%) 其他 苔藓样皮肤淀粉样沉着症 先天性巨结肠症(Hirschsprung病)	嗜铬细胞瘤(约50%) 其他 黏膜神经瘤(95%) 肠神经节瘤(40%) Marfan综合征体型(75%)
腺垂体肿瘤(15%~90%) 泌乳素瘤(60%) GH瘤(肢体端肥大症)(25%) ACTH瘤(Cushing病)(2%~6%) 垂体无功能瘤		
其他肿瘤 面部血管纤维瘤及胶原瘤(70%~88%) 多发性脂肪瘤(30%) 肾上腺皮质肿瘤(5%~40%) 类癌(3%)		

【MEN1 诊断】

(一)临床表现

1. 甲状旁腺功能亢进症:甲状旁腺功能亢进症是MEN1最早和最常见的症状,可发生于20~25岁,50岁以上95%都有甲旁亢表现,常累及3~4个甲状旁腺,初为增生,后为腺瘤,一般不发生癌变。大多数的患者无症状,但有一部分患者可表现有典型的甲旁亢症状(多尿、肌痛、无力及泌尿系结石),实验室检查示高钙、血 PTH 升高。

2. 肠胰内分泌肿瘤占 MEN1 的第 2 位,可见于 30% ~ 80% 的 MEN1 患者,临床发病的年龄在 40 岁左右,但生化和影像检查可以发现无症状的肿瘤携带者。

(1) 胃泌素瘤:占 MEN1 患者肠胰内分泌肿瘤的 50% ,故一旦诊断有胃泌素瘤,即提示 MEN1 存在的可能。有 1/3 发生于胰腺,2/3 发生于十二指肠壁,大多数为多灶性,体积小,多为恶性,50% 的肿瘤在发现时常常已发生转移,是造成患者死亡的主要原因之一。临床表现为多发性顽固性胃十二指肠和空肠上段溃疡、腹泻、恶病质及腹痛(Zollinger-Ellison 综合征)。

(2) 胰岛 β 细胞瘤:占 MEN1 患者肠胰内分泌肿瘤的 10% ,可发生在胰腺的多个部位,尽管临床上表现为典型的空腹低血糖,血浆胰岛素、胰岛素原和 C 肽水平升高,胰岛素/血糖比值>0. 3。但由于肿瘤小,定位诊断困难,常常在手术中行 B 超检查。腺瘤切除后易复发。90% 胰岛 β 细胞瘤为良性,少数为恶性,恶变者可发生肝转移。

(3) 其他:少见的有胰高糖素瘤,表现为移行性坏死性皮炎、糖尿病、体重下降和贫血等,血清胰高糖素水平>1000ng/L 可诊断胰高糖素瘤。血管活性肠肽瘤表现为水样腹泻、低钾综合征,即胰性霍乱,空腹血管活性肠肽水平>200ng/L 时可确诊,且恶性倾向明显。胰多肽瘤常无明显临床症状。MEN1 还可伴有胰腺无功能瘤,不分泌任何激素。

3. 垂体肿瘤:占 MEN1 第 3 位,多为良性。大多数为泌乳素瘤(60%),在女性中表现有闭经、泌乳,在男性中表现为阳痿。其次为生长激素瘤(25%),表现为肢端肥大症。少数可为垂体 ACTH 瘤(2% ~ 6%),表现为 Cushing 病。也可有垂体无功能瘤。诊断和治疗同一般的垂体瘤。

4. 其他肿瘤:MEN1 可合并 20 多种肿瘤,除以上所述外,还可合并甲状腺腺瘤、平滑肌瘤、异位 ACTH 瘤或 CRH 瘤、松果体瘤、多发性脂肪瘤、面部血管纤维瘤、胶原纤维瘤和十二指肠、胸腺、支气管类癌等，肾上腺皮质肿瘤在 MEN1 中也相当常见，占 5%～40%，多为无功能性肿瘤，也可有功能，出现皮质醇增多症表现。绝大部分为良性肿瘤、恶性的有促胃液素瘤、胰高糖素瘤、类癌、异位 ACTH 或 CRH 综合征等。

（二）实验室检查

1. 生化及激素水平的检测：①累及甲状旁腺，测血钙、血磷、碱性磷酸酶、尿钙、尿磷、甲状旁腺激素；②累及垂体，测 PRL、GH、ACTH、TSH、FSH、LH 等；③累及胰腺，测血糖、胰岛素、胰岛素原、C 肽、胰高糖素等；④累及肾上腺，测血、尿皮质醇、ACTH、24 小时尿 17-羟类固醇、17-酮类固醇，24 小时尿游离皮质醇等；⑤累及甲状腺，测 T_3、T_4、TSH 以及降钙素等。

2. 特殊检查：甲状旁腺病变可行 B 超及核素扫描（99m-MIBI）。垂体的病变可行 CT 和 MRI 检查，以 MRI 的敏感性和特异性最好。^{111}In-奥曲肽扫描对肠胰内分泌肿瘤、肿瘤肝脏及骨的转移都有较高的阳性率。内镜超声对胰腺小肿瘤的定位有较高的价值。

3. 基因诊断：由于在 MEN1 中基因型和表型之间的相关性不明显，故患者是否应进行基因筛查仍然有争议。

（三）诊断

若有 MEN1 相关 3 种主要肿瘤中的 2 种可以确立诊断；家族性 MEN1 诊断标准是家族中至少有 1 例 MEN1 加上 1 级亲属中有 1 例患者有 3 种主要肿瘤中的 1 种。

【治疗】

1. 甲状旁腺功能亢进：最佳方案是手术切除肿瘤。MEN1 甲状旁腺 4 个腺体均可受累，切除 3.5 个腺体，术后仍可复发，通常行 4 个腺体的切除并做自体移植。

2. 促胃液素瘤：在 MEN1 的患者中，Zollinger-Ellison 综合征的治疗通常推荐用双倍剂量的质子泵抑制剂。是否手术仍然有争议，因为与散发的促胃液素瘤相比手术的效果较差（能完全切除肿瘤的生存率只有 16%）。只有在下面的情况下推荐手术：①药物治疗的效果不好或不耐受；②肿瘤>2cm；③转移的风险增加（有该肿瘤的家族史）；④没有发生肝转移。如果手术切除不全或术后复发，可再次手术或采用药物（氟尿嘧啶、奥曲肽或干扰素）治疗。若发生肝转移可考虑切除转移肿瘤或行肝动脉栓塞。化疗（链佐星和多柔比星）的效果较差。

3. 胰岛β细胞瘤：手术的效果好，但胰岛素瘤多为多病灶性，术后易复发，对复发者可考虑再次手术或使用奥曲肽治疗。

4. 无功能的胰十二指肠肿瘤：以手术治疗为佳，以防恶变或转移。

5. 有功能的胰十二指肠肿瘤：包括胰高糖素瘤、促胃液瘤、血管活性肠肽瘤和生长抑素瘤较为罕见，恶性度高，呈多灶性、定位难、易转移，手术时50%患者已有淋巴结转移。通常采用根治手术。若发生肝转移，可考虑肝转移瘤切除或射频消融，这样可减轻由于肿瘤持续分泌过多激素而导致的临床症状。

6. 垂体肿瘤较大、有功能（能分泌激素引起临床症状）或有压迫症状者均应手术切除。

7. 其他肿瘤包括肾上腺皮质腺瘤，类癌等原则上都应采取手术治疗。

（周新荣）

二、多发性内分泌腺瘤病2型

MEN2为常染色体显性遗传性疾病。发病率为（1～10）/10万，MEN2可分为MEN2A（Sipple综合征）、MEN2B以及家族性甲状腺髓样癌，甲状腺髓样癌是MEN2诊断的基本要素。其临床表现见表7-2。

（一）MEN2A

MEN2A主要表现为甲状腺髓样癌，嗜铬细胞瘤及甲状旁腺功能亢进症，发病年龄可以在青少年。

1. 临床表现

（1）甲状腺髓样癌：几乎所有的MEN2A都发生甲状腺髓样癌，为起源于甲状腺C细胞的肿瘤，为多病灶性。在开始时为C细胞的增生，以后是癌变、最终发生转移（淋巴结、肝、肺和骨）。临床上表现除甲状腺肿大或结节外，因分泌降钙素及多种异源性激素(ACTH、血管活性肽、5-HT等)而引起多种症状，如皮肤潮红、消化性溃疡、腹泻和高血压等。

(2) 嗜铬细胞瘤：占MEN2A的50%，与散发的病例不同，在MEN2A中嗜铬细胞瘤常常累及双侧肾上腺，多为良性，而且发病的年龄较早(有报道在12岁的儿童中发现)。有的患者由于临床表现较轻而没有被诊断，而在行甲状腺髓样癌手术过程中出现高血压危象而被发现。临床表现、诊断和治疗同散发性的病例。

(3) 甲状旁腺功能亢进症(增生或腺瘤)：MEN2A约30%可出现甲状旁腺功能亢进症，常无症状(血钙可正常)，多累及4个腺体，晚期有高钙血症或因切除甲状腺髓样癌而发现甲状旁腺增大。

MEN2A还有2种变异型，苔藓样皮肤淀粉样沉着症和先天性巨结肠症。前者表现为上背部皮肤苔藓样改变及难治性瘙痒，与RET基因634等位点突变有关；后者又称为Hirschsprung病，可发生于新生儿，90%表现为先天性巨结肠。

2. 检查

(1) 实验室检查：血钙、血磷、碱性磷酸酶、PTH，尿钙、尿磷，血降钙素、血尿儿茶酚胺水平，24小时尿VMA，尿甲氧肾上腺素等。

(2) 特殊检查：颈部B超在甲状腺髓样癌的诊断中有重要的作用，可以判断肿瘤的有无及转移的情况。在怀疑甲状腺髓样癌时要行胸部CT、颈部CT和肝脏的CT或MRI。在怀疑嗜铬细胞瘤时，应行腹部和肾上腺的CT或MRI检查，123-I-MIBG和111-In-喷曲肽(Pentetreotide)扫描对其定位也有帮助。

(3) 基因筛查：RET基因的突变与MEN2的表型之间关系密切，有必要开展基因的筛查。可在染色体10q11—12第10、11号外显子的634、609、611、618和620等基因位点发生突变，有助于MEN2A的诊断。

诊断：就MEN2A整体而言，有个人或家族的甲状腺髓样癌病史和RET基因的突变。甲状腺结节的细针穿刺对甲状腺髓样癌的诊断有帮助。就MEN2A而言，患者若表现有甲状腺髓样癌、嗜铬细胞瘤及原发性甲旁亢加上RET基因的突变，即可诊断。仅有 RET 基因的突变而无任何临床表现者为 MEN2A 的高危人群。

（二）MEN2B

1. 临床表现：MEN2B 的特征是黏膜神经瘤伴甲状腺髓样癌（或 C 细胞增生），也称为黏膜神经瘤综合征。可分布在从口唇至肛门的各处，见于 95% 的 MEN2B 患者，以口腔黏膜、舌、唇、颊部最多，也可见于眼睑、结膜、角膜、皮肤及胃肠道等处。患者常呈现特殊面容：嘴唇肥厚、宽鼻梁、睑外翻和多发性神经瘤。Marfan 综合征体型，表现为四肢细长、消瘦、脊柱后凸，蜘蛛样手足或弓形足，足趾外翻畸形等，皮肤出汗异常，温觉丧失，可出现便秘或腹泻。可以伴有嗜铬细胞瘤。

2. 检查

（1）实验室检查参考 MEN2A 的相应检查项目。另外，皮肤及肠道和直肠黏膜的活检对神经瘤的诊断有帮助。

（2）X 线检查可见结肠袋与黏膜皱襞异常、结肠憩室与巨结肠、食管节段性扩张、胃扩张、小肠节段性扩张、胃食管反流、胃排空反流和胃排空延迟等。其他特殊检查参考 MEN2A。

（3）基因筛查：MEN2B 的 RET 基因突变主要发生在 918 或 883 号基因位点，基因筛查可早期诊断。

3. 诊断：甲状腺髓样癌伴有 RET 基因突变（发生在 918 或 883 位点）。另外，伴有嗜铬细胞瘤、Marfan 综合征体型、黏膜多发性神经瘤。

【治疗】

MEN2 中的甲状腺髓样癌，由于其病变为多中心性，应作甲状腺全切术及中心性淋巴结切除，同时伴有嗜铬细胞瘤者，应先行嗜铬细胞瘤手术后再行甲状腺髓样癌手术，以免发生高血压危象。多发性神经瘤尚无有效治疗，面部病变可行整形手术，胃肠道病变的手术治疗需视功能损害情况而定。

【筛查】

MEN2 的家族成员应早期基因检测。由于 RET 基因突变的携带者外显率几乎百分之百，可以早期诊断 MEN2，早期治疗。

（周新荣）

第八章 糖 尿 病

糖尿病(diabetes mellitus)是一组以慢性血葡萄糖(简称血糖)水平增高为特征,伴有脂肪、蛋白质代谢紊乱的一组慢性内分泌代谢性代谢病群。主要特点是血糖过高、糖尿、多尿、多饮、多食、消瘦、疲乏。世界卫生组织2011年的报告指出全世界有3.46亿人患有糖尿病,糖尿病在中国的患病率约为9.7%,而糖尿病前期的患者约为15.5%。据此统计,中国已确诊的糖尿病患者达9.24千万,而糖尿病前期的患者更高达1.5亿。

一、糖尿病分型及发病原因

【糖尿病分型】

糖尿病可分为1型糖尿病(T1DM)、2型糖尿病(T2DM)、妊娠期糖尿病和其他特殊类型糖尿病。

从糖尿病的发病过程来看,T2DM病患者在发病前几乎都要经过糖调节异常(impaired glucose regulation,IGR)阶段。IGR又包括糖耐量受损(IGT)和空腹血糖异常(IFG),是介于正常血糖与糖尿病之间的中间代谢状态。IGT和IFG是心血管疾病危险因素,将来发生2型糖尿病的风险明显升高;这二者分别代表不同状态下的糖调节异常:前者是指餐后状态,后者是在空腹状态。IGT的定义为行口服葡萄糖糖耐量试验后2h静脉血浆葡萄糖水平≥7.8mmol/L,并且<11.1mmol/L。IGT是碳水化合物代谢失调的一个自然过程,其特点是餐后高血糖,可以历时数年或更久。IFG的定义为空腹状态下静脉血浆葡萄糖水平≥6.1mmol/L并且<7.0mmol/L。如果同时进行葡萄糖糖耐量试验(OGTT),一些IFG个体同时也表现为糖耐量低减

和糖尿病。因此,对所有 IFG 个体应该加测 OGTT,以排除糖尿病。

【糖尿病发病原因】

1. T1DM 发病原因:T1DM 一般是由于自体免疫系统错误地破坏自身产生胰岛素的 β 细胞所致,多发生于青少年。其胰岛素分泌缺乏,90% 以上胰岛细胞在发病时已被破坏,必须依赖胰岛素治疗维持生命。目前研究人员不知道这种情况到底为什么会发生,但有一些假说,可能与基因、自身抗体、病毒,以及氧自由基等因素有关。

2. T2DM 发病原因:是由于组织细胞的胰岛素抵抗,导致胰岛 β 细胞在早期过度分泌而后期功能衰退所致;多见于 30 岁以后中、老年人。但由于现在青少年和青壮年肥胖率的增加,该年龄段罹患 T2DM 也越来越多见。T2DM 患者发病之初体内胰岛素的分泌量并不低甚至还偏高,但机体对胰岛素不敏感(即胰岛素抵抗),这是导致 T2DM 发生的重要因素。值得一提的是 T2DM 发病时 50% ~ 70% 的胰岛细胞已经耗竭。T2DM 的胰岛素抵抗原因是“受体后”的,即问题主要出在胰岛素所作用的细胞本身由于多种原因(可能主要是炎症反应)对胰岛素的反应性减弱所致。

T2DM 病因学目前仍然不清。遗传因素在 T2DM 的发病中也起着重要的作用,亲属(特别是一级亲属)患有 T2DM 将大大增加个体患病风险。大约 55% 的 2 型糖尿病患者存在肥胖,脂肪组织(特别是腹腔内脏周围的脂肪组织)堆积可导致胰岛素抵抗症状,最终发展为糖尿病。T2DM 的其他一些危险因子包括年龄、高脂饮食、静坐生活方式。

(丁云川　余学锋)

二、糖尿病的临床表现和并发症

1. T1DM 和 T2DM 临床特点的鉴别见表 8-1。

表 8-1　青少年 T1DM 和 T2DM 的鉴别要点

鉴别点	1 型糖尿病	2 型糖尿病
起病	急性起病,症状明显	缓慢起病,症状不明显
临床特点	体重下降	肥胖
	多尿	较强的 2 型糖尿病家族史
	烦渴、多饮	有高发病率种群
		黑棘皮病
		多囊卵巢综合征
酮症	常见	通常没有
C 肽	低/缺乏	正常/升高
抗体		
ICA	阳性	阴性
GAD	阳性	阴性
IA-2A	阳性	阴性
治疗	胰岛素	生活方式、口服降糖药或胰岛素
相关的自身免疫性疾病	并存概率高	并存概率低

2. 糖尿病并发症和慢性病变:糖尿病可以引起多种并发症。如果糖尿病没有得到充分的控制而造成血糖水平的过高,可以引起一些急性并发症,如糖尿病酮症酸中毒、非酮高渗性昏迷。慢性并发症包括大血管和微血管的并发症。大血管的并发症包括心、脑血管疾病和外周动脉疾病。微血管的并发症包括糖尿病肾病、视网膜病变及神经病变。糖尿病足是糖尿病神经病变和血管病变所共同导致的,严重者导致会造成截肢。

(1) 糖尿病引起心脏病变:糖尿病患者,尤其是 T2DM 患者,80% 以上死于心脑血管病变。因此,如何防止心脑血管事件的发生是糖尿病防治极为重要的问题之一。糖尿病心脏病包括冠状动脉粥样硬化性心脏病、心脏自主神经病变和糖尿病心肌病。

1）冠状动脉粥样硬化性心脏病：包括心绞痛和心肌梗死（心梗）。值得注意的是有糖尿病患者常常合并有神经病变，传入神经功能障碍可导致临床症状不明显，可以出现无痛性心梗，在临床上要高度重视。建议对年龄在 45 岁以上的糖尿病住院患者均进行 EKG 和心肌酶谱的筛查，以防漏诊无痛性心梗。在治疗上，治疗原则同非糖尿病冠心病。但需要防止治疗过程中低血糖的发生而使心肌的受损进一步加重，这会大致或加重心衰；心衰时血压过低，冠状动脉和脑动脉供血不足，将促发或加重心、脑梗死。

2）心脏自主神经受累：表现为在安静时心率增快，活动时心率变化小；心率变异指数下降。可因室颤阈值下降而发生室颤导致猝死，有时死前临床并无心律失常的表现。心肌自主神经功能的检查方法有多种，可以采用长程心电图来观察 E∶I 比值；Valsava 指数，小于 1∶20 为异常；卧立位血压差，收缩压变化>30mmHg 为异常（因为有些患者可以表现为体位性低血压）。

（2）脑血管病变：糖尿病患者并发脑血管病变较非糖尿病明显增多，缺血性脑血管病，如脑梗死或腔隙性脑梗死多见。脑动脉硬化较无糖尿病患者发生得更早，易患因素有高血糖、高血压、高血脂，血液高凝和高黏滞度等。治疗时应注意控制高血糖、高血脂和高凝状态。处理于非糖尿病患者相相同，但脱水时要注意，并防止血浆渗透压增高导致的昏迷。

（3）糖尿病外周动脉疾病：肢体外周动脉粥样硬化常以下肢动脉病变为主，表现为下肢疼痛、感觉异常和间歇性跛行，严重供血不足可导致肢体坏疽。

（4）微循环障碍、微血管瘤形成和微血管基底膜增厚，是糖尿病微血管病变的典型改变。微血管病变主要表现在视网膜、肾、神经、心肌组织，其中尤以糖尿病肾病和视网膜病为重要。糖尿病微血管至少在血糖未得到有效控制 5 年后出现。

（5）糖尿病神经病变有以下表现：

1）感觉神经：疼痛、麻木、感觉过敏；糖尿病足，神经病变使足部失去感觉，并可出现畸形（夏柯特关节）。

2）运动神经：可见单神经麻痹引起的运动障碍，局部肌肉可萎缩。

3）自主神经：皮肤干燥（汗腺异常）；直立性低血压和心律失常；植物性膀胱（尿失禁或尿潴留）；腹泻或便秘，胃轻瘫等（胃肠道自主神经功能紊乱）。

（丁云川　余学锋）

三、糖尿病诊断

病史、症状

有肥胖，心脑血管事件及糖尿病家族史；反复感染，尤其是反复皮肤、泌尿系统、肺部感染史；巨大胎儿分娩史均应考虑糖尿病可能。糖尿病典型症状：三多一少，表现为饥饿、食亢、口渴多饮、尿量增多、消瘦乏力。

实验室检查

【常规检查】

1. 血糖：糖尿病的诊断必须要测定静脉血浆葡萄糖浓度。手指血糖的监测是观察病情变化和疗效的关键指标，但不能由于诊断。

2. 尿糖：目前很少采用，原因是尿糖的水平受肾糖阈的影响。

3. 糖化血红蛋白（HbA1c）：反映近 2 ~ 3 个月血糖总体水平，是反映血糖控制的程度的重要指标。HbA1c 受多种因素的影响：如血透、红细胞更新加快、失血、存在血红蛋白 S 和血红蛋白 C 时，常导致 HbA1c 值偏低；而存在血红蛋白 F、地中海贫血及尿毒症时，常导致 HbA1c 偏高。

4. 糖化血浆白蛋白（果糖胺）：其值反映近 2 ~ 3 周血糖总体的水平。

5. 血脂和肝肾功能。

6. 尿常规：了解有无尿蛋白、尿细胞及尿酮。

【特殊功能试验】

1. 葡萄糖耐量试验（oral glucose tolerance test，OGTT）：以无水葡萄糖75g作为负荷来测定0、30、60、120、180分钟的血糖水平。可以同步测定胰岛素和C肽的水平，分别称为胰岛素释放试和C肽释放试验；若首诊空腹血糖（FBG）>10mmol/L的糖尿病患者可用馒头餐试验（100g面粉馒头作为负荷量），检测各点血糖。血糖的测定时为了糖尿病的诊断，而胰岛素和C肽的测定则是为了解胰岛的受损测定和储备功能。

2. 胰岛素释放试验：做OGTT检查时，同步时点采血，测胰岛素。空腹血浆胰岛素通常在5～20mU/L，餐后30～60分钟，水平较空腹增加5～6倍（多数为50～100mU/L），餐后2小时水平比空腹增加4～5倍，3～4小时恢复基础水平。

3. C肽释放试验：空腹为0.3～0.6nmol/L，以后30～60分钟为空腹的5～6倍，餐后2小时为空腹的4～5倍，在使用胰岛素的患者中，测定C肽可以准确了解内源性胰岛素的水平。

糖尿病及其他类型高血糖的诊断标准

下面介绍3个标准，建议采用中华医学会糖尿病学分会的标准。目前在中国尚未采用HbA1c来诊断糖尿病。

（1）世界卫生组织标准（表8-2）。

表8-2 世界卫生组织标准［mmol/L（mg/dl）］

条件	空腹血糖	餐后两小时血糖
正常	<6.1（<110）	<7.8（<140）
糖尿病	≥7.0（≥126）	≥11.1（≥200）
空腹血糖受损	≥6.1（110）～<7.0（126）	
糖耐量减退		≥7.8（140）～<11.1（200）

（2）中国糖尿病诊断标准（2010年版中国2型糖尿病防治指南，表8-3）。

表 8-3　中国糖尿病诊断标准

诊断标准	静脉血浆葡萄糖水平(mmol/L)
(1) 糖尿病症状(高血糖所导致的多饮、多食、多尿、体重下降、皮肤瘙痒、视物模糊等急性代谢紊乱表现)加随机血糖	≥11.1
或	
(2) 空腹血糖(FPG)	≥7.0
或	
(3) 葡萄糖负荷后 2h 血糖	≥11.1
无糖尿病症状者,需改日重复检查	

(3) 根据美国糖尿病协会(ADA)2012 年的推荐标准,满足以下任何一条即可诊断为糖尿病:

1) 空腹血浆血糖在 7.0mmol/L(126mg/dl)或以上(空腹的定义是至少 8 小时未摄入热量);或

2) 在口服糖耐量试验中,口服 75 克葡萄糖 2 小时后,血浆血糖在 11.1mmol/L(200mg/dl)或以上;或

3) 有高血糖症状,并且随机血浆血糖在 11.1mmol/L(200mg/dl)或以上;或

4) HbA1c≥6.5%。应采用美国糖化血红蛋白标准化计划组织(National Glycohemoglobin Standardization Program,NGSP)认证的方法进行,并与糖尿病控制和并发症研究(Diabetes Control and Complications Trial,DCCT)的检测进行标化。或

5) 在有高血糖的典型症状或高血糖危象的患者,随机血糖≥11.1mmol/L。

(4) 妊娠期糖尿病(gestational diebetes mellitus,GDM),是围生期的主要并发症之一。可能导致胎儿发育畸形、胎儿宫内窘迫、胎死宫内及新生儿低血糖、巨大儿和难产或者死产等并发症。GDM 的诊断标准:所有妊娠妇女应在妊娠 24 ~ 28 周采用 75g 口服葡萄糖量试验,分别测量空腹、餐后 1 小时、2 小时

及 3 小时的血糖浓度，若

- 空腹>5. 3mmol/L(95mg/dl)；
- 餐后 1 小时>10. 0mmol/L(180mg/dl)；
- 餐后 2 小时>8. 6mmol/L(155mg/dl)；
- 餐后 3 小时>7. 8mmol/L(140mg/dl)。

符合其中的 2 项或者 2 项以上，即可诊断妊娠糖尿病。

（5）在无症状患者中进行糖尿病筛查

1）在无症状的高危人群包括超重或肥胖（BMI ≥ 25kg/m^2），有糖尿病家族史，以往有 IGT 或 IFT，有 HDL 降低和或高三酰甘油血症者，以及有高血压和或心脑血管病者，这类人群应该从任何年龄开始筛查糖尿病并评估将来糖尿病的风险。对没有这些危险因素的人群，应从 45 岁开始筛查。

2）如果检查结果正常，至少每 3 年复查 1 次。

3）为筛查糖尿病或评估未来糖尿病的风险，HbA1c、FPG 或 2 小时的 75g OGTT 均可使用。

4）对于那些已经明确未来糖尿病风险增加的人群，应该进一步评估并治疗其他心血管疾病（CVD）危险因素。

（6）妊娠期糖尿病的筛查和诊断

1）在有危险因素（如糖尿病家族史、肥胖、年龄>30 岁、有巨大胎儿分娩史、反复患霉菌性阴道炎、本次妊娠胎儿过大或羊水过多等）的个体中，产前首次就诊时用标准的诊断方法筛查未诊断的 2 型糖尿病。

2）未知是否具有糖尿病的孕妇，在妊娠 24 ~ 28 周服用 75g 葡萄糖 2 小时的 OGTT 筛查妊娠糖尿病。

3）妊娠糖尿病的妇女在产后 6 ~ 12 周用除 HbA1c 以外的方法筛查永久性糖尿病。

4）有妊娠糖尿病病史的妇女应至少每 3 年筛查是否发展为糖尿病或糖尿病前期。

5）如发现有妊娠糖尿病病史的妇女为糖尿病前期，应接受生活方式干预或二甲双胍治疗以预防糖尿病。

（丁云川　余学锋）

四、糖尿病的预防和代谢控制目标

糖尿病教育是防治糖尿病的核心手段,要使糖尿病患者对饮食、运动、药物治疗及糖尿病监测有充分的了解,并能主动配合、坚持;使患者家属能更好地理解并协助做好对患者的治疗及护理。

(1) 纠正糖尿病患者不良的生活方式和代谢紊乱以及防止急性并发症的发生和减小慢性并发症的风险。

(2) 提高糖尿病患者的生活质量和保持患者良好的感觉是糖尿病治疗目标中不可缺少的成分。

(3) 考虑到患者个体化的要求并不可忽略患者的家庭和心理因素。

(4) 综合性的治疗:包括饮食控制、运动、血糖监测、糖尿病自我管理教育和药物治疗;降糖、降压、调脂、抗凝等药物治疗。

(5) 具体控制目标参见表8-4。

表8-4 糖尿病相关代谢指标的控制目标

		理想	尚可	差
血糖(mmol/L)	空腹	4.4~6.1	≤7.0	>7.0
	非空腹	4.4~8.0	≤10.0	>10.0
HbA1c(%)		<6.5	6.5~7.5	>7.5
血压(mmHg)		<130/80	>130/80~<140/90	≥140/90
BMI(kg/m^2)	男性	<25	<27	≥27
	女性	<24	<26	≥26
TC(mmol/L)		<4.5	≥4.5	≥6.0
HDL-C(mmol/L)		>1.1	1.1~0.9	<0.9
TG(mmol/L)		<1.5	<2.2	≥2.2
LDL-C(mmol/L)		<2.6	2.6~4.0	>4.0

1. 糖尿病的一级预防

（1）在有2型糖尿病风险的个体，预防措施重点应强调生活方式的改变，包括适度的减轻体重（体重的5%～10%）和规律的体力活动（每周150分钟），饮食控制如减少热量摄入、低脂饮食能够减少发生2型糖尿病的风险。

（2）对于IGT、IFG或HbA1c为5.7%～6.4%，特别是那些BMI>35kg/m²，年龄<60岁和以前有GDM的妇女，可以考虑使用二甲双胍治疗预防2型糖尿病。

2. 体力活动：运动的益处在于加强心血管系统的功能和整体感觉，改善胰岛素的敏感性和血压和血脂。运动治疗应该遵循适量、经常性和个体化的原则。过量运动会使有冠心病的患者发生心绞痛、心梗或心律失常的危险性增高；增殖性视网膜病变的患者有发生晶状体出血的可能性增高；神经病变的患者发生下肢（特别是足部）外伤的危险性增高。

（1）糖尿病患者应该每周进行中等强度有氧体力活动（50%～70%最大心率）至少150分钟，每周活动至少3天，无体力锻炼的时间不能连续超过2天。

（2）对无禁忌证的2型糖尿病患者鼓励每周进行至少2次耐力运动。

（3）对于糖耐量异常（IGT）、空腹血糖受损（IFG）或HbA1c在5.7%～6.4%的患者，应转诊到具有有效持续支持计划的单位，以减轻体重7%，增加体力活动，每周进行至少150分钟中等强度（如步行）的体力活动。

（丁云川　余学锋）

五、糖尿病的监测

1. 糖尿病血糖监测

（1）采用每日多次胰岛素注射或胰岛素皮下泵（CSII）治疗的患者，应该每日进行3次或以上自我检测血糖（SMBG）。血糖监测时间包括每餐前、餐后2小时、睡前以及出现低血糖症状时。如有空腹高血糖,应检测夜间的血糖。伴发其他疾病期间或血糖>16.7mmol/L(300mg/dl)时,应测定血、尿酮体。

(2) 对于年龄25岁以上的1型糖尿病患者进行动态血糖监测(CGM)并联合胰岛素强化治疗,是降低HbA1c的有效方法。

(3) 虽然CGM在儿童、青少年和青年患者中降低HbA1c的证据不强,但CGM或许有对该人群有所帮助。是否成功与这种仪器的持续使用具有相关性。

(4) 在无症状低血糖和(或)频发低血糖的患者,持续血糖监测(CGM)可作为一种优化治疗的重要手段。

2. 糖尿病HbA1c的检测

(1) 对于治疗达标(血糖控制稳定)的患者,每年应该至少进行2次HbA1c检测。

(2) 对更改治疗方案或血糖控制未达标患者,应每年进行4次HbA1c检测。

(3) 应用及时HbA1c检测有助及时更改治疗方案。

3. 成人的血糖控制目标

(1) 已有证据显示降低HbA1c到7%或以下可减少糖尿病微血管并发症,如果在诊断糖尿病后立即治疗,可以减少远期大血管疾病。所以,在许多非妊娠成人合理的HbA1c控制目标是<7%。

(2) 如果某些患者无明显的低血糖或其他治疗不良反应,建议更严格的HbA1c目标(如<6.5%)或许也是合理的。这类患者包括那些糖尿病病程较短、预期寿命较长和无明显心血管并发症的患者。

(3) 对于有严重低血糖病史、预期寿命有限、有晚期微血管或大血管病并发症、有较多的伴发病及糖尿病病程较长的患者,较宽松的HbA1C目标(如<8%)或许是合理的。

(丁云川 余学锋)

六、2型糖尿病的治疗策略

2010《中国2型糖尿病防治指南》发布了治疗路径(图8-1),并把HbA1c>7.0%作为T2DM启动或调整治疗方案的重要标准。糖尿病药物选择应注意肥胖、不良反应、变态反应、年龄及其他的健康状况如肾病、肝病可影响药物选择;联合用药宜采用不同作用机制的降糖药物;口服降糖药物联合治疗后仍不能有效地控制高血糖,应采用胰岛素与降糖药的联合治疗或单独胰岛素治疗(图8-1)。

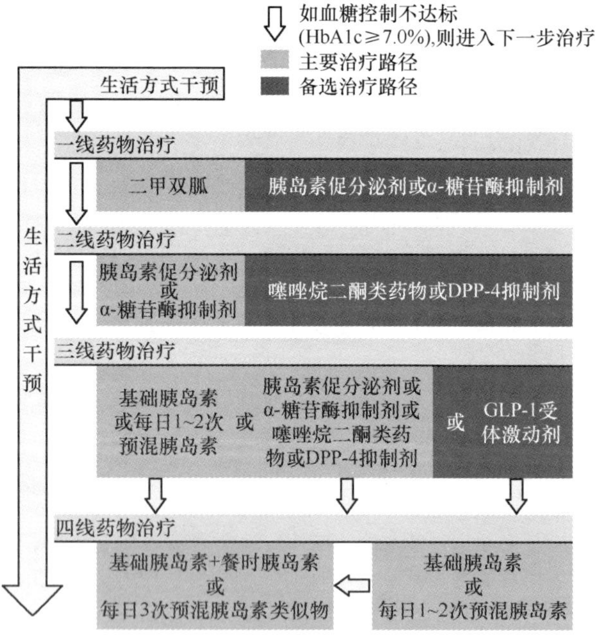

图8-1　2型糖尿病治疗路径

HbA1c. 糖化血红蛋白;DPP-4. 二肽基肽酶-4;GLP-1. 胰高血糖素样肽-1

1. 降糖药物的选择

（1）双胍类：主要为抑制肝糖输出，以降低空腹血糖；此外还增强外周组织对糖的摄取、利用；故能增加胰岛素敏感性、改善胰岛素抵抗；对正常人并无降糖作用，故单独应用不引起低血糖。其降糖效能与磺脲药物类似，能使 HbA1c 下降 1% ~ 2% 。双胍类降糖药还可以减少肥胖 T2DM 心血管事件和死亡率，防止或延缓 IGT 向糖尿病的进展。

1）适应证：糖尿病一经诊断，起始生活方式干预和二甲双胍治疗，除非有二甲双胍的禁忌证。轻型，尤其肥胖型的 2 型糖尿病患者，单用磺脲类疗效不满意者可联合用药；亦可用于无糖尿病而有明显胰岛素抵抗者（如多囊卵巢综合征）。

2）不良反应及禁忌：胃肠通反应，如腹胀、恶心、腹泻及食欲低下是二甲双胍最常见的不良反应。当有肝功能不全、肾功能不全[血肌酐水平男性>1.5mg/dl，女性>1.4mg/dl，或肾小球滤过率<60ml/(min·1.73m^2)]、急性期心肌梗死、心力衰竭、休克等循环功能衰竭或其他低氧状态（如接受大手术）是属禁用。其次，在做造影检查使用碘化造影剂时，应暂时停用二甲双胍。

用法：二甲双胍（metformin，格华止），250mg/片、500mg/片、850mg/片，起始剂量 500mg/次，1 ~ 2 次/日，逐渐增加到 3 次/日，餐中或餐后服用。

（2）促胰岛素分泌剂（包括磺脲类和格列奈类药）：磺脲类的作用机制主要为刺激胰岛β细胞释放胰岛素。磺脲类药具有较强的降糖效力（HbA1c 下降 1% ~ 2%）。磺脲类药物包括：格列苯脲、格列齐特、格列吡嗪、格列喹酮、格列苯脲等。格列苯脲（优降糖）降糖作用最强；格列喹酮（糖适平）作用相对缓和，主要通过胆汁排泄，5% 通过肾脏排泄，可用于轻度肾功能不全，但肾小球滤过率<30ml/min 时禁用。格列齐特对微血管病变有一定作用（抗血小板聚集和抗氧化作用）。格列苯脲为第3代磺脲类药物，低血糖发生风险相对较格列苯脲低。格列奈类药主要是促进餐后早期胰岛素分泌，符合生理特点；具有吸收快、起效快和作用时间短的特点；对控制餐后高血糖的效果好，能

使 HbA1c 下降 1.0% ~ 1.5%。其代表药物是瑞格列奈(诺和龙)和那格列奈(唐力)。研究表明诺和龙 92% 经粪胆途径排出,不加重肾脏负担,无因肾功能不全引起的药物蓄积,故欧洲药物评审委员会去除了诺和龙"肾功能不全"的药物禁忌证,使诺和龙成为"肾功能不全"的 2 型糖尿病患者的首选口服药。

1）用药注意事项及不良反应:磺脲类药物应在餐前 30 分钟服用,由小量开始,依血糖水平逐步增加剂量,待血糖控制后再减量维持。明显肝、肾功能不全者慎用,严重者忌用。不良反应主要为低血糖,以格列本脲为多见,尤其老年糖尿病患者要慎用。对造血功能影响以及皮疹等少见。格列奈类药亦可引发低血糖,但低血糖的频率和程度较磺脲类药物低。

2）磺脲类药物失效:①原发失效:指服用最大剂量某种磺脲类药物 1 个月以上,空腹血糖仍高于正常者。②继发失效:治疗行数年有效,以后疗效下降,疗效剂量判断同原发失效。找不到其他原因解释者也归于此类。处理:在原来用药基础上联合用其他类型口服服药[如二甲双胍和(或)阿卡波糖],或联和胰岛素治疗。

3）用法(见表 8-5)。

表 8-5　磺脲类药物的用法和作用特点

化学名	单位剂量(mg)	剂量范围(mg/d)	作用时间(h)	半衰期(h)
格列本脲	2.5	2.5 ~ 15.0	16 ~ 24	10 ~ 16
格列吡嗪	5	2.5 ~ 30.0	8 ~ 12	2 ~ 4
格列吡嗪控释片	5	5 ~ 20	6 ~ 12	2 ~ 5
格列齐特	80	80 ~ 320	10 ~ 20	6 ~ 12
格列齐特缓释片	30	30 ~ 120		12 ~ 20
格列喹酮	30	30 ~ 180	8	1.5
格列苯脲	1,2	1 ~ 8	24	5

(3) α-糖苷酶抑制剂(阿卡波糖和伏格列波糖):淀粉(多

糖)进入肠道,在淀粉酶作用下变成双糖(如寡糖),双糖在α-糖苷酶的作用下变成单糖才能吸收,阿卡波糖与α-糖苷酶结构相似,二者竞争结合,使双糖分解成单糖的速度减缓,从而减少单糖的吸收,有效地降低餐后血糖。能使HbA1c下降0.6%~1.2%。该药可单用或与其他降糖药联合应用。任何类型糖球病患者均可选用,尤其适用于餐后血糖增高者。该类降糖药能防止或延缓IGT进展为2型糖尿病降低IGT者发生心血管疾病的风险。

α-糖苷酶抑制剂单用不会引起低血糖,若与其他类型的降糖药合用而出现低血糖反应时,宜用葡萄糖溶液而非食用糖类或其他双糖食品解救。不良反应为腹胀、肛门排气多、腹痛。对食欲低下(如进食糖类太少)者,该药无明显疗效。对有胃肠道疾病如溃疡病和胃轻瘫的患者不要使用。

用法:阿卡波糖(拜糖平、卡博平),50mg/片,50mg/次,3次/日,餐时嚼碎与第一口主食同时服下。

(4)噻唑烷二酮类药:该类制剂为过氧化物酶增殖体活化受体-γ(PPAR-γ)激活剂,通过激活PPAR-γ调节与多糖和脂代谢有关的酶或蛋白表达而产生疗效。该类药降组织对低胰岛素的抵抗,增加胰岛素敏感性。该类药物能使HbA1c下降0.8%~1.8%。可单用亦可和其他降糖口服药联用。单独使用时不导致低血糖,但与胰岛素或促泌剂联合使用可增加发生低血糖的风险。该类药物会增加体重,造成水钠潴留,能轻度升高血压并会增加心血管事件的风险。罗格列酮因为增加心血管事件的相对风险(30%~40%)目前已经下市。此外还应注此类药物增加心肌缺血和女性患者骨折风险。

用法:吡格列酮(艾汀、瑞彤、卡司平),15mg/片,15~30mg/次,1次/日。

(5)GLP-1受体激动剂和类似物:胰高血糖素样肽-1(glucagon-like peptide 1,GLP-1)是由人胰高血糖素基因编码,并由肠道L细胞分泌的一种肽类激素,以葡萄糖依赖方式作用于胰岛β细胞,主要通过以下途径改善2型糖尿病患者的代谢紊乱:①促进葡萄糖浓度依赖性促胰岛素分泌;②抑制餐后胰高血糖素的分泌,减少肝糖的释放;③减慢胃的排空,抑制食欲,减轻体重。代表药物是利拉鲁肽(liraglutide,诺和力)和艾塞那肽(exenatide,百泌达)。GLP-1 类似物降低 HbA1c 和餐后血糖的效果优于 DPP-4 抑制剂,并可较 DPP-4 抑制剂更有效地发挥延迟胃排空、减少热量摄入和改善胰岛功能等作用。

用法:

利拉鲁肽,起始剂量 0.6mg,维持剂量 1.2mg,皮下注射,1 次/日。

艾塞那肽,起始剂量 5μg,维持剂量 10μg,皮下注射,于早餐和晚餐前 60 分钟内给药。

(6) DPP-4 抑制剂:GLP-1 和 GIP 均由 DPP-4 快速代谢,导致其促胰岛素作用丧失。本药抑制选择性 DPP-4,故能增强 GLP-1 和 GIP 的功能,增加胰岛素释放并降低循环中胰高血糖素水平(此作用呈葡萄糖依赖性),抑制胃排空。能使 HbA1c 下降 0.6% ~1.0% ,不增加体重。口服用药,药物的剂量无须调整。

代表药物有西格列汀、维格列汀、沙格列汀。

用法:①西格列汀:100mg/次,1 次/日;慢性肾功能不全(CKD)3 级的患者用量为 50mg/次,1 次/日;CKD4 级的用量为 25mg/次,1 次/日。②沙格列汀:5mg/次,1 次/日,对 CKD 3 ~5 级的患者,减量为 2.5mg/次,1 次/日。③维格列汀:50mg/次,2 次/日。

2. 胰岛素治疗:T2DM 患者在生活方式和口服降糖药联合治疗的基础上,如果血糖仍未达到控制目标,即可联合胰岛素或改用胰岛素治疗。两种口服药联合治疗控制血糖不达标者可加用每日一次基础胰岛素或每日 1 ~2 次预混胰岛素。对所有 T1DM 患者应及早予以胰岛素。胰岛素治疗应该模拟生理性胰岛素分泌的模式,包括基础胰岛素和餐时胰岛素。一般讲,中效、长效胰岛素控制基础血糖,短效、速效胰岛素控制餐后血糖。1 天胰岛素的总用量可以根据 0.3 ~0.8U/kg 体重计算得出。

(1) 适应证

1) 1 型糖尿病。

2) 新诊断的 2 型糖尿病患者如有明显的高血糖症状和(或)血糖及 HA1c>9%,一开始即考虑胰岛素治疗,加或不加其他药物。对于非肥胖,经饮食治疗后空腹血糖>14mmol/L,也可首先使用。

3) 急性并发症:如酮症酸中毒(DKA)、高渗性昏迷;慢性微血管病病变并发症,如视网膜病变、糖尿病肾病、神经病变病情进展期或病情重血糖未能理想控制者。

4) 重症感染或其他应激状态如脑血管意外、急性心肌梗死、大手术、妊娠、分娩者。

5) 原发、继发磺脲类药物失效者。

(2) 胰岛素种类和剂型

目前通过生物工程所生产的胰岛素分为人胰岛素和胰岛素类似物。各种胰岛素均通过皮下注射给药。不同胰岛素制剂按胰岛素作用时间的长短和作用特点的分类见表 8-6。

表 8-6 胰岛素制剂和作用特点

胰岛素制剂	起效时间(h)	高峰时间(h)	有效作用时间(h)	药效持续时间(h)
速效胰岛素类似物	0.25~0.5	0.5~1.5	3~4	4~6
短效胰岛素	0.5~1	2~3	3~6	6~8
中效胰岛素(NPH)	2~4	6~10	10~16	14~18
长效胰岛素	4~6	10~16	18~20	20~24
预混胰岛素				
70/30(70% NPH 30% 短效)	0.5~1	双峰	10~16	14~18
50/50(50% NPH 50% 短效)	0.5~1	双峰	10~16	14~18

在中国市场上胰岛素制剂的种类较多,现将中国市场上常见的胰岛素制剂列表(表 8-7)如下。

表 8-7 中国市场上常见的胰岛素制剂

速效胰岛素类似物
门冬胰岛素(诺和锐)
赖普胰岛素(优泌乐)
短效胰岛素
人胰岛素(诺和灵、优泌灵、甘舒林)
中效胰岛素(NPH)
NPH 胰岛素
长效胰岛素
甘精胰岛素(来得时、长秀林)
地特胰岛素(诺和平)
预混胰岛素
% NPH/% 人胰岛素
70/30(诺和灵 30R、优泌林 70/30、甘舒霖 30R)
% NPH/% 胰岛素胰岛素类似物
诺和锐 30、优泌乐 25

(3) 胰岛素的用法

1) 剂型选用:速效和短效胰岛素以控制餐后高血糖或急性高血糖为主,而空腹高血糖的控制主要采用中效或长效的胰岛素,而预混胰岛素既能控制空腹高血糖也能控制控制餐后高血糖。

2) 用药途径:一般用皮下注射,当各种急症(如糖尿病酮症酸中毒、高渗性昏迷及并发重症感染),或伴发各种应激状时,如心、脑血管事件(心肌梗死、脑血管意外),应当选用短效胰岛素静脉给药。

3) 起始剂量:小剂量开始,中、重度糖尿病患者有一般起始量为 20 ~ 26U/d 以下,体型较胖者,起始剂量可稍偏高,但不宜超过 28U/d,基础胰岛素(中效或长效)及餐时胰岛素(速效或短效)各占一半。剂量分配,若为中效制剂,早餐前剂量为全日量的2/3,睡前剂量为1/3;若为短效制剂,分为3次即三餐前15~30分钟用药用量顺序一般为早>晚>中。

4) 剂量调节:由小量递增至血糖控制,维持稳定后,递减至维持剂量,力求患者的胰岛素血药作用强度曲线和血糖曲线同步,这样血糖控制才能满意,故熟悉各类剂型胰岛素的起效时间,高峰时间维持时间十分重要。

(4) 胰岛素的起始治疗中基础胰岛素的使用:基础胰岛素包括中效人胰岛素和长效胰岛素类似物。当仅使用基础胰岛素治疗时,不必停用胰岛素促分泌剂。使用方法:继续口服降糖药物治疗,联合中效或长效胰岛素睡前注射。起始剂量为0.2U/kg体重。根据患者空腹血糖水平调整胰岛素用量,通常每3~5天调整1次,根据血糖的水平每次调整1~4U直至空腹血糖达标。如3个月后空腹血糖控制理想但HbA1c不达标,应考虑调整胰岛素治疗方案,以加强对餐后高血糖的控制。

(5) 胰岛素的起始治疗中预混胰岛素的使用:预混胰岛素包括预混人胰岛素和预混胰岛素类似物。根据患者的血糖水平,可选择每日1~2次的注射方案。使用方法:

1) 每日1次预混胰岛素:起始的胰岛素剂量一般为每天0.2U/kg体重,晚餐前注射。根据患者空腹血糖水平调整胰岛素用量,通常每3~5天调整1次,根据血糖的水平每次调整1~4U直至空腹血糖达标。

2) 每日2次预混胰岛素:起始的胰岛素剂量一般为每天0.4~0.6U/kg体重,按1∶1的比例分配到早餐前和晚餐前。根据空腹血糖,早餐后血糖和晚餐前后血糖分别调整晚餐前和早餐前的胰岛素用量,每3~5天调整1次,根据血糖水平每次调整的剂量为1~4U,直到血糖达标。

(6) 胰岛素强化治疗

1) 多次胰岛素皮下注射(multiple daily injection,MDI):如在胰岛素起始治疗的基础上,经过充分的剂量调整,如患者的血糖水平仍未达标或出现反复的低血糖,需进一步优化治疗方案,采用餐时+基础胰岛素进行胰岛素MDI强化治疗。其中基础量约每天0.4U/kg体重，占全天胰岛素总量的45%～55%。餐食量根据睡前和三餐前血糖的水平分别调整睡前和三餐前的胰岛素用量，每3～5天调整一次，根据血糖水平每次调整的剂量为1～4U，直到血糖达标。

2）持续皮下胰岛素输注（CSII）：CSII特点是更接近生理性胰岛素分泌模式，在控制血糖方面优于多次皮下注射，且低血糖发生的风险小。适用于T1DM、部分T2DM以及妊娠糖尿病。由于CSII中使用的胰岛素为速效胰岛素，一旦胰岛素泵失灵或输注通道阻塞，会导致血糖的急剧升高和发生DKA的风险。尚未使用胰岛素者，CSII每日胰岛素剂量：T1DM患者0.4～0.5U/kg体重；T2DM 0.3～0.8U/kg体重。接受胰岛素治疗的患者一日胰岛素用量为用泵前胰岛素用量×70%～100%。初始胰岛素泵治疗时，总剂量的50%为基础输注量，50%为餐前剂量；年轻的患者可采输量40%，餐前大剂量60%的方法来分配。

CSII调整为MDI时，要注意以下几点：①MDI应和CSII有重叠，防止CSII停泵后导致高血糖。②MDI首剂长效胰岛素应在CSII停泵前2～3小时给予。③CSII改为MDI时，一日胰岛素用量增加10%～20%。④刚改为MDI时三餐前仍可采用胰岛素泵治疗时的餐前追加量皮下注射。⑤MDI用中效或长效胰岛素代替CSII的基础率，2/3的总基础率在早餐前注射，1/3的总基础率在晚餐前或睡前注射。⑥多次监测血糖，根据血糖变化对MDI胰岛素剂量进行调整。

（7）胰岛素应用中应注意的问题

1）注射部位的选择：腹壁两侧及下部、三角肌、大腿内、外侧均为可选择的注射部位，同一部位应择多点注射，轮流于各部位的不同注射点注射。

2）清晨高血糖的原因及处理：①Somogyi效应，即低血糖后的反应性高血糖。②黎明现象，即夜间血糖控制良好，黎明时段的血糖水平升高。造成黎明现象的原因并未完全明确，一般认为与黎明时某些胰岛素的对抗激素（如生长激素、糖皮质激素等）水平增高有关。③夜间胰岛素量不足，当夜至第2天1

时、3时、5时、7时监测血糖,若各时点均高,为夜间胰岛素用量不足,应于睡前加用中效胰岛素。若1时、3时正常,5时～7时升高为黎明现象,可将清晨一次胰岛素提前注射或调整睡前中效或长效胰岛素的剂量;若凌晨1时、3时出现低血糖,5时、7时血糖增高,则为Somogyi现象,应减用晚餐前或睡前剂量。

3）胰岛素的耐药性的问题:因外源胰岛素具有一定的抗原性,长期应用体内产生胰岛素抗体,使胰岛素药效下降,至每日用量>100U仍不能控制血糖,可改用人胰岛素,多能奏效。部分2型糖尿病患者用胰岛素治疗控制血糖后,可改口服降糖药,当C肽空腹水平>0.4nmol/L,餐后水平>0.8～1.0nmol/L,全日应用胰岛素总量应该<30U;感染、应激状态已消除,可以逐渐改成口服药治疗。

3. 胰岛细胞移植:胰腺移植或胰肾联合移植术适用于1型糖尿病患者,需选择适应证和相应的条件。

4. 手术治疗2型糖尿病合并肥胖(减肥手术):包括可调节胃束带术(adjustable gastric banding,AGB)、胃旁路术(Roux-en-Y gastric bypass,RYGBP)和胆胰转流术(biliopancreatic diversion,BPD)。研究表明,T2DM患者行减肥手术后,76.8%的患者糖尿病得到临床治愈(在没有进行药物干预的前提下,空腹血糖和HbA1c长期维持正常),其中BPD、RYGB、LAGB术后糖尿病的治愈率分别为95%、84%、48%,术后30天内的死亡率依次为:1.1%、0.5%、0.1%。

减肥手术的手术适应证为肥胖症伴2型糖尿病并符合下述条件者:

(1) BMI≥35kg/m^2,伴2型糖尿病。

(2) BMI 32～34.9kg/m^2,伴2型糖尿病,经过口服药物联合胰岛素治疗6个月以上HbA1c≥7%。

(3) 年龄为18～60岁。

(4) 2型糖尿病病程≤5年。

(5) 胰岛自身免疫抗体测定阴性,空腹C肽水平不低于0.3mg/L。

(6) 无其他腹部手术的禁忌证。

接受了减肥手术的2型糖尿病患者应接受长期生活方式咨询与医学监测。

5. 糖尿病免疫接种的适应证为

(1) 年龄≥6个月的糖尿病患者每年都要接种流感疫苗。

(2) 所有2岁以上的糖尿病患者须接种肺炎球菌疫苗。65岁以前曾经接种过疫苗的年龄>64岁患者,如5年前接种过需再接种1次。再接种指征还包括肾病综合征、慢性肾病及其他免疫损害者如器官移植后。

(3) 成年糖尿病患者接种乙肝疫苗应按照疾病控制中心的建议进行。

6. 抗凝药物的应用:心血管危险因素增加的糖尿病患者(10年危险性>10%),考虑阿司匹林一级预防治疗(剂量为75~162mg/d)。这包括大部分男性>50岁或女性>60岁,并至少合并一项其他主要危险因素(心血管疾病家族史、高血压、吸烟、血脂异常或蛋白尿)。对于CVD低危的成年糖尿病患者(10年CVD风险<5%,如男性<50岁或女性<60岁且无主要其他危险因素者)不应建议使用阿司匹林进行CVD预防,因为出血的潜在不良反应可能超过其潜在益处。有CVD病史的糖尿病患者用阿司匹林(剂量为75~162mg/d)作为二级预防治疗。如患者对阿司匹林过敏或哮喘病史者,应该使用氯吡格雷(剂量为75mg/d)。发生急性冠脉综合征后,阿司匹林(剂量为75~162mg/d)联合氯吡格雷(剂量为75mg/d)治疗1年是合理的。依循CHA2DS2-VASc评分系统对脑卒中风险进行评估,高风险(评分>2分者)予以常规华法林抗凝。

(丁云川　余学锋)

七、糖尿病急症

糖尿病急症是指糖尿病急性代谢紊乱(酮症酸中毒、高渗性昏迷)及在糖尿病降糖治疗过程中出现的乳酸酸中毒、低血糖症。

1. 糖尿病酮症酸中毒:糖尿病酮症酸中毒(DKA)是各种诱因使体内胰岛素更为缺乏,引起的高血糖、高血酮、酸中毒的一组临床综合征。病情较轻仅出现酮尿时为糖尿病酮症,有酸中毒症状及酸血症的化验指标为酮症酸中毒,意识变化至昏迷则为酮症酸中毒昏迷。

(1) 病理生理

1) 酮症酸中毒产生的高血酮和酸中毒(乙酰乙酸、羟丁酸等)是致病的主要机制。

2) 高血糖:高渗性利尿、脱水等导致高渗状态。

3) 电解质紊乱:进食少、呕吐、腹泻,体内总的钠、钾随肾脏排出增加而减少,而血浆钠钾因血液的浓缩而升高。

(2) 诱因:感染是 DKA 的常见诱因,如肺、皮肤、胆管、尿路感染;此外有饮食不当、胰岛素使用中断或不足、胰岛素拮抗性药物(如糖皮质激素的应用)等;应激情况下,如外伤、手术、心脑血管事件等。

(3) 临床表现及诊断

1) 极度烦渴、尿多,明显脱水、极度乏力、恶心、呕吐、食欲低下,少数患者表现为全腹固定疼痛,有时较剧烈,似外科急腹症,但无腹肌紧张和仅有轻压痛,头痛、精神萎靡或烦躁、意识渐恍惚,最后嗜睡、昏迷;严重酸中毒时出现深大呼吸(Kussmaul 呼吸),频率不快亦无呼吸困难感,呼气有烂苹果味。脱水程度不一,双眼球凹陷、皮肤弹性差、脉快、血压低或偏低、舌干的程度是脱水程度估计的重要而敏感的体征;此外,尚有诱因本身的症候群,如感染、心脑血管病变的症状和体征。

2) 化验:尿糖、尿酮体均为强阳性。血糖多为 16.7 ~ 33.3mmol/L。血中阴离子间隙明显增大,HCO_3^- 低于正常值,血气 pH<7.3,CO_2 分压偏低。血尿素多增高。

3) DKA 需注意以下几点:①血白细胞计数无感染时亦可升高;②如合并感染,患者通常无明显发热;③尿酮阳性不等同于 DKA;④DKA 血糖可以不升高,此时要与乳酸酸中毒鉴别;⑤DKA 可引起腹痛和淀粉酶升高,需要与急性胰腺炎鉴别。

(4) 鉴别诊断:需与其他阴离子间隙增大的酸中毒鉴别

（如甲醇中毒、乙醇中毒、尿毒症昏迷、乳酸酸中毒、水杨酸、铁剂、异烟肼中毒等）。与酸中毒所致的昏迷相鉴别（颅内病变、外伤、脑血管病、肝昏迷等）。

（5）治疗

1）补液：充分补液是治疗的最重要措施，否则单用胰岛素的治疗效果并不好。开始选用0.9%氯化钠溶液，待血糖降至14mmol/L以下可以改用5%葡萄糖并用对抗量胰岛素。糖：胰岛素可以（3～6）：1酌情使用。补液量多为体重的8%～10%，即4000～6000ml/d，视脱水强度而定。补液速度：先快后慢。根据年龄、心肾功能调整速度，一般在前1/2小时用1000ml，第1小时用1000ml，第2～4小时用1000ml，第5～9小时用1000ml，降糖速度以每小时血糖下降幅度3.9～5.6mmol/L为宜。

2）胰岛素的应用：小剂量胰岛素静脉输注，开始时应给予静脉负荷量的常规胰岛素，按0.15～0.2U/kg（如体重60kg的患者可从静脉通道推注9～12U的胰岛素），然后按0.1U/（kg·h）进行静脉输注（例如，体重60kg的患者，每小时输入6U胰岛素）即可对酮体的生成产生最大的抑制效应，并能有效地降低血糖。用药过程中要严密监测血糖，每小时检测静脉血糖1次，以后每2～4小时监测1次。血糖下降不宜过快，以每小时血糖下降幅度3.9～5.6mmol/L为宜。如果血糖没有按照预期的速度下降，那么将胰岛素输注的速度翻倍。该法的优点是可以避免大剂量胰岛素造成的低血糖和低血钾的出现。

3）纠正酸中毒：随着胰岛素的应用，脂肪分解得到抑制，酮体生成减少，酸中毒得以缓解，故轻、中度中毒可不必纠酸。若纠酸过早、过快，使氧离曲线左移，易造成组织缺氧。但如果存在呼吸性酸中毒，即使为中度酸中毒亦必须纠酸。在如下情况下可以使用碳酸氢盐：①休克或者昏迷；②严重酸中毒（pH<7.0）；③血HCO_3^-严重缺乏<5mmol/L；或CO_2结合力为4.5～6.7mmol/L（10%～15%容积）；④合并有乳酸性酸中毒；⑤酸中毒所诱发的心肺功能不全；⑥伴有严重的高血钾。可用5%碳酸氢钠100～125ml，直接静脉推注或稀释成等渗溶液静脉

滴注。

4）补钾：DKA治疗之初，由于血液浓缩，血钾亦可正常甚至升高，但随着输液及胰岛素的使用，则可出现低血钾。若出现高钾血症可暂不补钾，只要尿量>30ml即使血钾正常也必须补钾。每日补钾可达4～8g。血钾恢复正常后，仍需酌情补钾一周左右。在整个治疗过程中必须按病情变化定期监测血钾和（或）心电图。

5）血钠浓度的高低对补液种类的选择：随着多尿而导致体内钠大量丢失，又由于血液浓缩，血钠可正常或偏高。可选用0.9%氯化钠溶液补液，若血钠高，如计算渗透压>350mmol/L，可改用适量5%葡萄糖加胰岛素配比使用。

6）对症处理：针对感染、心衰、心律失常等的治疗。大多数DKA患者经过24～48小时治疗后，病情缓解稳定，并开始进食，但进食量少向不固定，可部分从静脉补充葡萄糖+对抗量胰岛素，依进食量的多少，适当皮下注射胰岛素。在停止静脉滴注胰岛素前1小时皮下注射短效胰岛素可避免血糖回跳。

2. 高渗性非酮症糖尿病昏迷：高渗性非酮症糖尿病病昏迷（简称高渗透性昏迷）是因高血糖引起的血浆高渗透压、严重脱水和进行性意识障碍的临床综合征。

（1）发病机制：尚未完全清楚，由于患者已有不同程度的糖代谢紊乱，在某些诱因下可使血糖进一步升高，而患者多有肾功能不良或存在潜在性的肾功能不良，血糖未能从尿中随意排出，造成高血糖急剧升高，组织细胞脱水，尤其是脑细胞严重脱水，从而导致昏迷，由于高渗性昏迷者虽胰岛素分泌低下，但尚可抑制脂肪分解，故可无酮症或出现轻度酮症。

（2）诱因：感染，如肺部、胆管、尿路、皮肤感染等；摄入糖类过多，尤其是甜饮料，导致血糖极高；各种导致血容量丢失的疾病或用药，如腹泻、呕吐、用利尿药、甘露醇脱水等；应用了具有升高血糖的药物，如因为其他疾病误输葡萄糖溶液、皮质激素以及普萘洛尔（心得安）等；应激状态，如手术、外伤、心脑血管事件等。

（3）临床表现

1）老年多见，因老年人常有潜在性肾功能不全。

2）严重糖代谢紊乱症候群：极度口渴、明显多尿，以致出现严重脱水综合征，如皮肤干燥、舌质极干、脉快而细、血压低、休克等。

3）意识障碍：精神萎靡、嗜睡、昏迷可出现癫痫大发作。

（4）化验

1）血糖多为 33.3～66.6mmol/L。

2）电解质：血 Na^+>145mmol/L，血 Cl^-、K^+、BUN、Cr 增高；尿糖++++，尿酮+～++。

3）计算渗透压：正常值为 280～310mmol/L。由于各项结果均以 mmol/L 为单位，故血浆渗透压的单位为毫渗量/升（mmol/L）。血浆有效渗透压（mmol/L）= 2×（钠+钾）+血糖+尿素。

4）渗透压间隙（mmol gap）：测得的渗透压值-计算的渗透压值，渗透压间隙正常值<10mmol/L。导致渗透压间隙增大的原因很多，大多与高糖、高蛋白和高血脂有关。值得注意的是某些化学物中毒如甘露醇、乙醇、甲醇、乙二醇、丙酮已可以导致渗透压间隙增大，需结合病史和其他实验室检查予以鉴别。

（5）鉴别诊断：需与糖尿病本身所致的其他急症相鉴别，也需与非糖尿病昏迷相鉴别。有血浆高渗而未昏迷者，可参断为高渗状态。

（6）治疗

1）补液为抢救的重要措施之一，补液扩容，降低高渗透压；补液量以脱水量为体重（实际体重）的 10%～20%，量 6000～8000ml/d；补液的种类：血压正常，用低渗盐水，0.45% 或 0.6% NaCl 溶液，血钠太高，亦可用 5% 的葡萄糖液加入胰岛素。总量不宜>1000ml，间断使用，输液速度不宜过快，谨防溶血和脑水肿，若血浆渗透压低至 330mmol/L 时，应停止输入低渗溶液。血压低时，可应用等渗溶液，并可用血浆制品和右旋糖酐。在使这类药物之前最好先做血型检查，以免用后干扰血型鉴定。补液速度应先快后慢，日输入量的 1/3 在前 4 小时内输入，日总量的 2/3 于前 12 小时输入。治疗后 4～6 小时无尿而血压正常者也可用呋塞米利尿。

2）胃肠道补液是很重要的补液途径，尚未昏迷者，应鼓励饮水，昏迷者用温白开水从胃管内注入，每次量200～300ml，开始每30分钟1次，以后逐渐延长时间，胃管内补液量可占全日总补液量的1/3～2/5，此法安全、可靠，尤其适合心脏功能不良者。血压正常时，水分能被充分吸收。

3）胰岛素的应用：小剂量胰岛素疗法，同DKA，全日用量比DKA时刚以更少，降糖速度太快可使血管内渗透压下降过快，形成脑水肿。待血糖<14mmol/L改输5%葡萄糖并加用对抗量胰岛素。

4）补钾及对症处理：血钾正常时同时补钾，应根据血钾水平。感染、心衰、肾功能不全者可对症治疗。

3. 乳酸酸中毒昏迷：乳酸酸中毒是各种不同原因引起的血乳酸持久性增高>5mmol/L而pH<7.35的临床综合征。重症临床上少见，预后严重，死亡率高，糖尿病有肾功能损害者，可在长期大量服用苯乙双胍（DBI）治疗的过程中出现，二甲双胍所致的乳酸酸中毒极为少见，治疗中亦要警惕。

（1）病因发病机制：当组织产生乳酸的速度增加，细胞外液的缓冲能力减弱，对H^+的清除能力下降：当产生乳酸的速度超过外周组织细胞的清除能力及细胞外液的缓冲能力时，即产生乳酸堆积，按期程度分为高乳酸血症及乳酸酸中毒。糖尿病患者乳酸酸中毒常见于服用双胍类药物的病例选择不当，如选择患有心肺疾病，肝、肾功能障碍或高龄者。双胍类药物可增加糖的无氧酵解，使乳酸增加，降低肝和肌肉细胞对乳酸的摄取，并降低肾脏对乳酸的排泄功能。

（2）临床表现：不同程度的酸中毒症状，如恶心、呕吐、腹痛、腹胀，酸中毒呼吸，倦怠、乏力，逐渐出现意识障碍、循环不良等；或当DKA抢救中酮症已消失，但pH仍低时应考虑乳酸酸中毒存在，尤其存抢救中有休克、意识丧失、肾功能损害更要警惕。实验室检查：pH降低，多低于7.20。也有低达6.80以下的，血乳酸>5mmol/L。

（3）鉴别诊断：需与DKA，高渗性昏迷，尿毒病酸中毒，水杨酸中毒等鉴别。

（4）治疗

1）停止使用双胍类药物，改用胰岛素治疗。胰岛素可解除丙酮酸代谢障碍，并促进肌肉组织利乳酸，抑制其产生乳酸。

2）纠酸：可用 1.3% $NaHCO_3$ 的等渗溶液，亦可用 5% 的 $NaHCO_3$ 溶液纠酸至 pH>7.35。

3）促进乳酸的排泄：充分输液。

4）氧气。

5）纠正循环障碍。

4. 糖尿病患者低血糖反应及昏迷：低血糖是指血浆葡萄糖明显低于正常（<2.8mmol/L）而引起的一种临床表现，在糖尿病患者中血糖水平<3.9mmol/L 即为低血糖。

（1）低血糖的原因：主要是食量和降糖药物失匹配，常见的因素有：进食少；因感染、某些药物（二甲双胍、阿卡波糖等）引起食欲降低；与硫脲类同用；某些疾病如脑血管意外后遗症的进食困难等，食量减小而降糖药物用量不减；糖类的吸收减少，如慢性腹泻；误服误用降糖药物；对“进食”理解的偏误，如以排骨汤等碳水化合物含量较低的食物代替主粮，而餐前胰岛素剂量不减。

（2）临床表现

1）儿茶酚胺释放增多综合征：主要为低血糖刺激交感神经肾上腺能神经兴奋，释放出大量儿茶酚胺，表现为心悸、饥饿感、颤抖、软弱、出汗、心率加快等症状，血压可轻度增高。这种急性低血糖反应在用胰岛素治疗过程中最常见。由于血糖下降的速度、程度及患者的耐受性不尽相同，故临床表现轻重不一，在短期内血糖下降幅度过大，即使血糖在 3.9mmol/L 以上的正常范围，亦可出现明显的低血糖症状。除了胰岛素以外，口服磺脲类药物（尤其是格列本脲）也可造成低血糖。

2）脑功能障碍综合征：多为慢性低血糖所致，造成脑细胞供糖、供氧不足所致。由于大脑皮质、间脑、中脑、脑桥和延髓不同程度受累，引起导致临床症状表现不尽相同。①精神症状为主：如额叶受累重，则在低糖血状态下，出现以精神症状为主的改变，表现为行为、言语的异常，如躁动、易怒，无人物、时间、地点的判断力等。②意识障碍、抑制为主：淡漠、懒言少语，若未重视，进一步使降糖药很容易导致昏迷。③癫痫样发作：抽搐、偏瘫并同时进入昏迷。

（3）诊断与鉴别诊断：血糖<3.9mmol/L即可明确诊断。本病应和精神分裂症、脑血管意外、颅内及全身性病变导致的昏迷相鉴别。

（4）治疗：一旦低血糖症状出现，立即采血以证实低血糖，同时对轻者口服糖水或食物，重者给予50%葡萄糖40ml静脉注射，症状大多即可缓解。若为低血糖昏迷，其抢救措施如下：

1）采血检测血糖同上。

2）迅速提高血糖水平：首先应静脉推注50%葡萄糖溶液40～60ml，继以5%～10%葡萄糖溶液静脉输注。一般推注葡萄糖溶液后血糖可迅速达到3.9mmol/L以上，患者立即或于短期清醒，清醒后静脉滴注葡萄糖溶液可根据病情维持时间可达数日，尤其是口服格列苯脲后发生低血糖者，低血糖时间可达7日。即使在静脉滴注葡萄糖溶液的过程中，有时也可再度昏迷。此时推注50%葡萄糖溶液可立即清醒，因此需强调输入葡萄糖的速度，单位时间内必须进入足量的糖，以输液的浓度、速度进行调整。如仍反复出现低血糖昏迷或精神症状，或症状不能彻底缓解，则可加用糖皮质激素（如地塞米松5mg，静脉注射，或氢化可的松100mg静脉滴注，或高血糖素1mg肌内注射），血糖多能稳定下来。

3）脱水治疗：低血糖昏迷长达6小时以上，需予以脱水治疗：20%甘露醇125～250ml，每6～8小时静脉注射1次。对昏迷时间长的患者，用甘露醇脱水数日后，还需维持缓慢脱水，换用甘油/果糖/氯化钠滴注数日。总脱水时间可达10～14日，可能有助于减少低血糖脑损害的后遗症。

4）其他：对昏迷时间长的患者可给予纳洛酮等以促醒。低血糖会使心肌供能受到影响，致使心肌收缩力减弱，尤其当心衰和肾衰并存时，在低血糖状态下利尿效果极差，只有提高血糖、强心、利尿才有疗效。在糖尿病急症昏迷的病例中，值得注意的还有患者在开始表现为癫痫发作，随即昏迷，此时无乳酸酸中毒、低血糖以及其他原因所致昏迷，仅有严重的高血糖，经控制血糖及对症治疗后患者逐步清醒。

（丁云川　余学锋）

八、糖尿病伴高血压的药物控制

糖尿病伴高血压颇常见，较非糖尿病患者其患率明显增高。血压控制良好，对减轻心脑血管疾病和肾脏病均有十分重要的意义。一般糖尿病患者的降压目标是<130/80mmHg；老年或伴严重冠心病的糖尿病患者血压目标是<140/90mmHg。

1. 治疗：收缩压 130 ~ 139mmHg 或者舒张压 80 ~ 89mmHg 的患者可以仅接受生活方式治疗，如果 3 个月血压仍不达标，则加用降压药物治疗。在诊断或随访时，较严重的高血压患者（收缩压≥140mmHg，或者舒张压≥90mmHg），除接受生活方式治疗外，还应接受药物治疗。高血压的生活方式治疗包括超重者减轻体重；低盐饮食、增加钾摄入的饮食方式；适量饮酒；增加体力活动。合并高血压的糖尿病患者药物治疗方案应该包括血管紧张素转化酶抑制剂（ACEI）或者血管紧张素受体拮抗剂（ARB）。如果某一类药物不能耐受，应该用另一类代替。为使血压控制达标，常需多种药物联合治疗（最大剂量的 2 种或多种药物）。如果已经应用 ACEI、ARBs 或利尿剂，应监测肾功和血钾水平。患糖尿病和慢性高血压的孕妇，为了母亲长期健康和减少胎儿发育损害，建议血压目标值为（110 ~ 129）/（65 ~ 79）mmHg。妊娠期间，ACEI 和 ARBs 均属禁忌。

2. ACEI：可做首选，一是对糖代谢无直接介入作用。二是对糖尿病肾病蛋白尿有防治作用，合并各种病因所致的心力衰竭更是良好的用药指征。对肾功能损害、主动脉瓣膜狭窄、容量不足患者用药需慎重。对于既往有血管性水肿、双侧肾动脉狭窄、孤立肾伴肾功能不全者应禁用。用药过程中监测肾功能，如 GFR 估算值（eGFR）减少 25% 或肌酐上升 30% 应马上停药。

用法：短效制剂，如卡托普利，3次/日，12.5～25mg/次，长效制剂，如培哚普利（雅施达）4～8mg/次，1次/日，贝那普利（洛汀新）5～10mg/次，1次/日，卡托普利25～50mg/次，2～3次/日。

3. ARB：能拮抗Ang Ⅱ对心血管的作用，适应证及用药注意事项与ACEI相似，但用药时无干咳等不良反应。常用的药物有氯沙坦、厄贝沙坦、替米沙坦、缬沙坦等。

用法：厄贝沙坦起始剂量75～150mg/次，1次/日，1次/日；替米沙坦40～80mg/次，1次/日；缬沙坦80mg/次2～3次/日。

4. 钙拮抗剂：降压效果良好，短效制剂硝苯地平，每6～8小时服用1次，如血压过高等紧急降压时可舌下含服，以迅速取得降钙效果。但应尽量选择长效制剂如长效硝苯地平、氨氯地平（络活喜）、硝苯地平控释片（拜新同）等，控制血压作用均缓慢持久，可防血压大幅度波动造成对血管壁的冲击，降压效果良好。

5. β受体阻滞剂：不论是选择性或非选择性者，均可抑制低血糖时交感兴奋的症状，具有升高三酰甘油、降低HDL的作用。非选择性者还可延迟低血糖恢复。对有明确的适应证，如频繁的心绞痛发作伴心率增快或顽固性高血压仍可选用。

（丁云川　余学锋）

九、糖尿病的脂代谢紊乱

糖尿病患者脂代谢紊乱伴发率较非糖尿病者明显升高，由于2型糖尿病患者80%以上多死于心脑血管疾病，其脂代谢异常的特点为高TG、低HDL常常伴有高LDL-C，故要重视并同时针对脂代谢异常行调脂治疗。HDL正常者选他汀类药物，而低HDL者应选用贝特类药物。血脂的控制目标见表8-5。总之，2型糖尿病患者在控制血糖的同时一定要同时高度重视降压-调脂治疗，以延缓心脑血管病变的发生与恶化，降低其死亡率。

（丁云川　余学锋）

十、糖尿病与妊娠

糖尿病妊娠是指患者妊娠前已诊断患有糖尿病，占糖尿病孕妇的 10% ~ 20% 。妊娠期糖尿病指妊娠期间发现的血糖增高、尿糖阳性，占 80% 以上。随访观察表明妊娠期糖尿病患者分娩后约 1/3 发展为糖尿病，约 1/3 发展为 IGT，约 1/3 恢复至正常。应在分娩后 6 周重做 OGTT 进行评价。由于妊娠各期胎儿发育、胎盘分泌的抗胰岛素激素（如生长激素、雌激素、胎盘胰岛素酶等）的增加，故胰岛素用量在妊娠中、后期较妊娠前的用药有所增加。

妊娠期高血糖的处理

1）饮食疗法：和非孕患者相同，但热量可适当放宽，蛋白质 1.5 ~ 2.0g/（kg · d），并适当补钙、铁及叶酸等。

2）降糖目标：应该使用胰岛素治疗。胰岛素不透过胎盘，不会因胰岛素直接引起胎儿低血糖死亡。对于糖尿病合并妊娠患者，在不发生低血糖的前提下，孕期血糖控制理想范围为 FPG 或餐前血糖维持在 3.9 ~ 5.4mmol/L，餐后峰值血糖维持在 5.4 ~ 7.1mmol/L，平均血糖值≤6.1mmol/L。对于妊娠糖尿病患者血糖控制目标为 FPG 或餐前血糖为 3.3 ~ 5.3mmol/L，餐后 1 小时血糖≤7.8mmol/L，餐后 2 小时血糖≤6.7mmol/L，HbA1c<7.0% 。一般妊娠早期用量较妊娠前减少 1/3 左右，中期开始逐渐加量，末期用量较孕前用量更大，一旦分娩后应立即减少用量，以免发生低血糖反应，为保证分娩日产妇有足够的能量，可静脉滴注 5% ~ 10% 的葡萄糖，以葡萄糖 : 胰岛素 =（2 ~ 8）: 1 输入，依据检测的血糖水平选用。

3）对剖宫产手术者手术日摄入糖应为 200 ~ 250g，妊娠糖尿病患者禁用磺脲类口服降糖药，因药物可透过胎盘，到达胎体内，刺激胎儿胰岛增生，分泌过多胰岛索，造成胎儿低血糖甚至死亡，也可促成巨大胎儿发生或致畸。双胍类可致胎儿乳酸酸中毒。阿卡波糖不宜用于孕妇。

4）血糖控制不良或患者不能正确掌握治疗要求，应当住院;妊娠32~36周,宜住院治疗直至分娩;一般于37周左右行进行引产或剖宫产。

(丁云川 余学锋)

十一、住院患者血糖管理

目前对住院高血糖的诊断标准定义为患者住院期间任意时点的血浆葡萄糖水平>7.8mmol/L作为住院高血糖的诊断标准。相关研究证实血糖控制并非越严格越好。与严格降糖相比,常规降糖可使ICU患者,病程较长或心血管风险较高的糖尿病患者获益更大。因此临床对于住院患者的血糖管理应遵循以下原则:针对不同患者应制订个体化血糖控制目标;一般情况下不必快速降糖、快速血糖达标;糖尿病患者在住院期间不一定要血糖达标;降糖治疗时应尽量避免患者出现低血糖,尽量避免超重及肥胖患者增重;不升高宽松血糖管理者感染和高血糖危象的风险。

1. 血糖控制目标分层:血糖控制目标分为宽松控制、一般控制以及严格控制3层。

1)宽松控制:是指空腹血糖(FPG)或餐前血糖维持在8~10mmol/L,餐后2小时血糖或不能进食时的任意时点血糖水平维持在8~12mmol/L。

2)一般控制:是指FPG或餐前血糖维持在6~8mmol/L,餐后2小时血糖或不能进食时的任意时点血糖水平维持在8~10mmol/L。

3)严格控制:是指FPG或餐前血糖维持在4.4~6.0mmol/L,餐后2小时血糖或不能进食时的任意时点血糖水平维持在6~8mmol/L。

2. 不同患者的个体化血糖控制

1)ICU患者包括外科ICU患者及内科ICU患者的血糖控制应采用宽松标准进行血糖控制目标管理。ADA和AACE推荐的院内血糖控制目标如下:

①对 ICU 患者建议为 7.8～10mmol/L，不建议<6.1mmol/L。

②对非 ICU 患者建议为餐前血糖<7.8mmol/L，随机血糖<10.0mmol/L。若<5.6mmol/L，需密切注意；若<3.9mmol/L，需调整方案。

③血糖控制目标尚需个体化，推荐使用已证实安全有效、低血糖发生率低的治疗方案。危重期应首选静脉胰岛素输注，非危重患者首选基础-餐时胰岛素皮下注射治疗，大部分患者不适合使用口服降糖药。

2）非妊娠、非手术住院患者：对于新诊断、病程较短、无并发症或严重伴发疾病的非老年（<65 岁）糖尿病患者，如其治疗依从性好，既往降糖治疗期间无低血糖及增重等不良反应发生，且有医疗条件和健康需求者，建议采用严格标准。

3）对于低血糖高危患者，糖尿病病程>15 年、有无感知性低血糖病史、有严重伴发疾病（如肝肾功能不全或全天血糖波动较大，并反复出现低血糖症状）者，住院期间应加强血糖监测、避免低血糖的发生是临床血糖管理的前提条件，建议对此类患者采用宽松标准。

4）对于已患有心脑血管疾病的患者，建议采用宽松目标，甚至最高血糖可放宽至 13.9mmol/L。对于心脑血管病高危人群，建议采用一般标准。

5）对于肝肾功能不全患者，应采用宽松标准，最高血糖可放宽到 13.9mmol/L。接受糖皮质激素治疗的患者，应采用一般标准。超老年（≥80 岁）患者应采用宽松标准。预期寿命<5 年患者，应采用宽松标准，最高血糖同样可放宽到 13.9mmol/L。

6）对于整形等精细手术患者，围术期应采用严格标准。对于器官移植手术患者，围术期应采用一般标准。急诊手术的围术期血糖控制目标与相应择期手术标准相同。

（丁云川　余学锋）

第九章 低血糖症

低血糖症是由多种原因引起的血浆葡萄糖浓度低于2. 8mmol/L(50mg/dl)。临床上主要表现有 Whipple 三联征:①有低血糖的临床表现的病史;②在低血糖发作时血糖 <2. 8mmol/L;③给予葡萄糖或进食糖类后症状能迅速缓解。临床症状主要表现有反应性肾上腺素分泌过多及脑功能障碍所致综合征。严重的低血糖可致昏迷,称低血糖昏迷。反复发作且历时较久的低血糖可有广泛的神经系统损害。

【病因和分类】

低血糖症的病因复杂,分类方法很多,低血糖在临床上可分为空腹低血糖和餐后低血糖。而空腹低血糖又分为伴有或不伴有高胰岛素血症 2 个亚型。具体分类见表 9-1。

表 9-1 低血糖症分类

空腹低血糖症	餐后低血糖症
伴有高胰岛素血症	1. 滋养性低血糖
1. 使用胰岛素	2. 功能性低血糖
2. 磺脲类药物过量	3. 非胰岛素瘤性胰源性低血糖综合征(noninsulinoma pancreatogenous hypoglycemia syndrome, NIPHS)
3. 患者偷用胰岛素及偷服或误服磺脲类药物	4. 隐匿性糖尿病
4. 自身免疫性低血糖(特发性出现胰岛素抗体,胰岛素受体抗体)	5. 饮用混合有含糖饮料的酒类

续表

空腹低血糖症	餐后低血糖症
5. 胰腺β细胞肿瘤	
6. 喷他脒导致的低血糖	
不伴有高胰岛素血症	
1. 严重的肝脏功能不良	
2. 慢性肾脏功能不全	
3. 肾上腺皮质功能减退	
4. 酗酒	
5. 非胰腺性肿瘤	
6. 营养不良	

【临床表现】

低血糖的临床表现比较复杂,症状的发生不但与血糖下降程度有关,而且与下降速度,时间及患者机体反应性有关。

(一) 主要为两大综合征

1. 肾上腺素分泌过多所致综合征:血糖快速下降时,患者的表现以交感神经过度兴奋症状为特点,患者可出现饥饿感、软弱、无力、紧张、焦虑、出冷汗、心悸、脉快、面色苍白、手足震颤。当睡眠中低血糖发生时,患者可突然觉醒,皮肤湿润,进食后即可缓解。当低血糖不能得到及时地纠正,则会出现神经性低血糖。

2. 中枢神经功能失调综合征(神经性低血糖):既可以是由于急性的持续严重的低血糖所致,也可以是由于血糖下降缓慢,且历时长,则可出现脑部症状。

(1) 精神症状:意识混沌、痴呆不语、精神紧张焦虑、定向障碍、幻听、幻视、妄想、行为异常、狂躁或攻击行为。

(2) 神经症状:肌痉挛,震颤,癫痫发作,一过性脑病(如偏瘫、失语、复视、眩晕等)。一般认为,严重的低血糖可出现昏迷,如未能及时诊断处理,昏迷时间超过6小时,则脑细胞损害不可逆转，可呈现出大脑皮质的某些症状，即使经治疗后也会遗留严重并发症。

（二）不同病因低血糖症的临床特点

1. 餐后反应性低血糖症：可见于胃肠道手术后（如胃切除和胃旁路手术）、隐匿性糖尿病和非胰岛素瘤性胰源性低血糖综合征（NIPHS）。

（1）大多发生在餐后2～4小时。

（2）症状自发地在每天固定时间内出现。

（3）常出现肾上腺素泌过多所致症状（出冷汗、心悸、焦虑、手足震颤）。

（4）血糖降低一般不会低于2.8mmol/L（50mg/dl）。

2. 胰岛β细胞瘤（诊断流程见表9-2）

表9-2 胰岛细胞瘤的快速诊断流程：禁食试验的方法

（1）禁食试验开始时测定血糖、胰岛素、胰岛素原、C肽，留置静脉抽血针
（2）只允许饮用不含咖啡因和无热量的饮料，建议患者做轻度的活动（如步行）
（3）禁食试验开始，每隔12小时以及试验结束时测定尿酮体
（4）每4小时测定一次手指血糖直至血糖<3.3mmol/L，然后改为每小时测定，当血糖<2.8mmol/L时，抽取静脉血测定血糖、胰岛素、胰岛素原和C肽；在此过程中要注意患者是否出现神经性低血糖的表现
（5）在出现低血糖症状，或静脉血糖<2.8mmol/L，或禁食超过了72小时应中止试验，同时要抽取静脉血测定血糖、胰岛素、胰岛素原、C肽、β羟丁酸，丙酮并行磺脲类药物筛查；然后给予患者口服可以迅速吸收的糖类进餐；如果患者意识不清或不能口服碳水化合物，在3～5分钟内立即静脉注射50ml的50%的葡萄糖，不要仅仅根据手指血糖的结果判定试验是否结束，一定要等待静脉血糖的结果，除非患者有低血糖症状或者情况不好不能等待

（1）多在清晨空腹时发生。

（2）症状由轻渐重，次数由偶发至频发。

（3）患者不能耐受饥饿，故有多食、偏胖。

（4）在良好的健康状态下发病。

（5）进食或注射葡萄糖后症状迅速消失。

（6）血糖降低一般在 2.8mmol/L（50mg/dl）以下，且血浆胰岛素水平较高。

3. 糖尿病患者的低血糖症状：糖尿病患者的低血糖常与药物剂量及饮食和运动的不协调有关，大多能被察觉，但也有许多未被意识到的低血糖，尤其是接受胰岛素强化治疗的患者。

4. 胰外肿瘤性低血糖症

（1）多见于患巨大肿瘤病的患者。

（2）常伴有恶病质、严重食欲减退、营养不良。

（3）广泛转移引起的肝脏损害。

5. 肝源性低血糖症：肝脏对糖原的合成具有巨大的储备功能，只有当肝脏损害达 80% 以上时才出现糖代谢异常或低血糖症，因此，多见于肝脏疾病的晚期。

6. 糖原累积病：目前已知有 10 型，共同的特点为以下 4 点。

（1）糖原的异常堆积。

（2）高脂血症和高乳酸血症。

（3）肝、脾、肾大。

（4）肌张力低、肌痉挛疼痛、贫血等。

7. 胰岛素自身免疫综合征（insulin autoimmune syndrome，IAS）：IAS 在遗传免疫缺陷的基础上，多见于系统性红斑狼疮和类风湿性关节炎等自身免疫性疾病，加上某种诱因而发病。患者的体内自发性产生胰岛素抗体和抗胰岛素受体的抗体。前者是由于与抗体结合胰岛素和抗体解离所致，其特征为严重的自发性低血糖；后者是由于抗胰岛素受体的抗体与受体结合而激活胰岛素受体所致，大多数的患者常表现有严重的胰岛素抵抗和黑棘皮症，而低血糖较为少见。IAS 具有低血糖和高血糖交替出现，高胰岛素血症、高胰岛素抗体的特点。患者早期出现餐后高血糖，接着是餐后 3 ~ 4 小时发生的低血糖。绝大多数低血糖是一过性的，往往停用相关含有巯基的药物能在诊断 3 ~6 个月之内自行缓解。易误诊为糖尿病。

8. 非胰岛素瘤性胰源性低血糖综合征(NIPHS)：由于胰岛增生所致的伴有高胰岛素的低血糖症，患者最要表现为餐后 2 ~4 小时的低血糖，很少发生在空腹。绝大多数患者(70%)为男性，几乎都表现为神经性低血糖症(复视、构音障碍、精神错乱、定向力障碍、抽搐和昏迷)。发生低血糖时，胰岛素，胰岛素原，C 肽水平升高，同时磺脲类药物(如瑞格列奈和那格列奈)筛查阴性。典型患者 72 小时禁食试验常常为阴性，胰腺的影像学检查也没有阳性结果，但是腹腔选择性动脉造影+钙刺激试验阳性。

9. 隐匿性糖尿病的迟发性低血糖：表现为餐后 4 ~ 5 小时的低血糖。这类患者往往肥胖，通常伴有糖尿病家族史和糖耐量异常，归为糖尿病前期或早期，建议定期随访，治疗上主要是减重到正常体重范围。

【辅助检查】

1. 实验室检查

(1) 空腹及发作时血糖<2. 8mmol/L。

(2) 血清胰岛素测定：正常人空腹静脉血浆胰岛素 5 ~ 20μU/ml(36 ~ 143pmol/L)，很少>30μU/ml(215pmol/L)。

(3) 胰岛素释放指数：(1) INS/G 比值(μU/mg)：正常人<0. 3，胰岛 β 细胞瘤的患者大多此值>0. 3，且常常>1. 0。或(2)标准国际单位 INS(pmol/L)/G(mmol/L)：在正常人<50，在胰岛素瘤患者>85。

(4) C 肽测定：有助于鉴别医源性或胰外肿瘤所致高胰岛素血症。

(5) 72 小时禁食试验：胰岛素瘤患者一般在禁食 24 小时后约有 85% 病例血糖降至 2. 8mmol/L 以下，如经 72 小时禁食而仍未诱发低血糖者，则不考虑此症(表 9-2)。

(6) 胰岛素抗体和胰岛素受体抗体测定：血浆中存在胰岛素抗体提示既往使用过胰岛素或自身免疫性胰岛素综合征。胰岛素的自身抗体依照来源可分为内源性或外源性两种，没有接受过胰岛素治疗的糖尿病患者血液中出现胰岛素抗体阳性，提示患者可能私自注射过胰岛素或者自身免疫性低血糖症。后者的特点是不发作时，游离胰岛素浓度很低而胰岛素总量明显升高。存在胰岛素抗体时，应同时测定游离胰岛素和C肽。长期接受胰岛素治疗的患者产生抗胰岛素抗体时导致胰岛素不敏感的重要原因之一。另一种少见的情况是机体自身产生的抗胰岛素抗体可兴奋胰岛素受体而引起的严重的低血糖症。

(7) 磺脲类药物(包括瑞格列奈和奈格列奈)筛查。

(8) 葡萄糖刺激胰岛素释放试验(即OGTT+IRT)：主要针对怀疑餐后反应性低血糖，与糖尿病测定时所用的目的不同。可以延长到5小时。

(9) 皮质激素的水平测定。

2. 影像学检查

(1) CT扫描：可发现腹腔部位、胰腺部位的肿瘤病变。针对胰腺的肿瘤可以行螺旋CT双期增强薄层扫描，可以发现82%~94%的胰腺病变。

(2) MRI扫描：采用钆扫描可以发现85%的胰腺病变。

(3) B超检查：对于胰头部的病变可采用内镜超声检查。普通的B超检查也可发现胰腺部位肿瘤，但此项检查不如CT扫描敏感。

(4) 腹腔选择性动脉造影+钙刺激试验：在上述影像学检查不能发现胰腺病变时可以采用，并经皮肝门静脉插管分段取血测定血浆胰岛素的水平。此检查对非胰岛素瘤性胰源性低血糖综合征的诊断是十分重要的。

【诊断与鉴别诊断】

主要依靠症状发作时血糖值，如血糖>4.0mmol/L，可排除此诊断，如<2.5mmol/L，且可重复出现，则基本上可肯定诊断；对于年龄>60岁者，其确诊标准可定为<3.0mmol/L。

根据Whipple三联征能确定低血糖症的诊断，主要包括：

有低血糖症状的病史;发作时血浆葡萄糖低于 2.8mmol/L;服葡萄糖或碳水化合物后,低血糖症状迅速缓解。低血糖症的诊断程序和步骤见图 9-1。

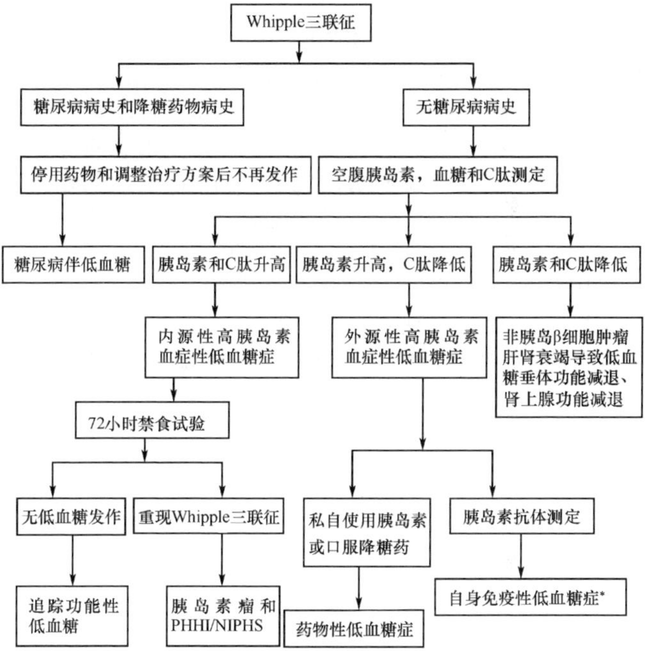

图 9-1 空腹低血糖的鉴别程序

PHHI:婴儿持续性高胰岛素血症性低血糖;NIPHS:非胰岛素瘤性胰源性低血糖综合征

* 胰岛素抗体所致的自身免疫性低血糖症时,游离 C 肽降低

本症主要应与癫痫、晕厥、脑瘤、脑血管意外、无痛性心肌梗死、癔症及其他引起昏迷的原因做鉴别诊断。

【治疗】

1. 病因治疗:病因明确者,如胰岛 β 细胞瘤,需行手术切除肿瘤;肝源性低血糖应给患者高糖类饮食;医源性低血糖症以预防为主，调整降低糖药物的剂量；功能性低血糖症的治疗应适当进行精神安慰、体力锻炼、用小剂量地西泮。胃大部切除后的低血糖患者宜少吃多餐，辅以低碳水化合物的饮食。有时抗胆碱药物[如溴丙胺太林(15mg/次，4次/日)]可使迷走神经兴奋减低，以缓解肠道对食物吸收速率和减少胰岛素的分泌。

2. 低血糖发作时的治疗：轻型患者快速口服含糖饮食，不能口服者应立即静脉注射50%葡萄糖液40ml，以后增加含糖饮食。有腺垂体功能低下或肾上腺皮质功能减退者，应给氢化可的松100mg，加入5%葡萄糖液内静脉滴注，继以适量口服。

重症低血糖应立即静脉推注50%葡萄糖液50～100ml，然后静脉滴注10%葡萄糖液1000ml。同时可给高血糖素1～2mg，肌内注射或静脉推注均可，每2小时1次，待意识清楚，血糖升高稳定后改用口服。本药不宜用于肝源性低血糖以及酒精性低血糖，因为胰高血糖素的升糖作用依赖肝糖原的储存。严重低血糖伴有较长时间昏迷者则需要静脉给予皮质激素和甘露醇。

（谢君辉　余学锋）

第十章 肥 胖 症

肥胖(obesity)是在遗传和环境因素的作用下全身脂肪含量过高和(或)分布异常,使实际体重超过理想体重的 20% ,可并发心血管疾病和多种内分泌代谢紊乱的临床综合征。临床所见肥胖绝大多数为单纯性肥胖,其定义是肥胖的病因未明,不伴有器质性疾病(肥胖所致的并发症例外);由某些少见的特殊疾病引起的肥胖称继发性肥胖。

【定义】

1. 体重指数(body mass index, BMI) = 体重(kg)/身高(m^2):在亚洲成年人中 BMI≥25 为肥胖。

2. 儿童肥胖的估计(适用于 20 岁以下):推荐用体重指数-年龄图,体重指数超过相应年龄的 95 百分位数时认为是肥胖,大于 85 百分位数为危险状态。中国卫生部在 1993 年颁布了身高标准体重表,91% ~ 110% 为正常体重,111% ~ 120% 为超重,大于 120% 为肥胖。

3. 在肌肉发达的成人中 BMI 也会增加但是没有多余的脂肪,这种情况不属于肥胖。

【分级】

1. 肥胖的诊断标准及分级见表 10-1。

表 10-1 肥胖的不同诊断标准

	亚太洲标准	WHO 标准
分度	体重指数(kg/m^2)	体重指数(kg/m^2)
消瘦	<18.5	<18.5
正常	18.5 ~ 22.9	18.5 ~ 24.9
超重	23.0 ~ 24.9	25.0 ~ 29.9

续表

	亚太洲标准	WHO 标准
轻度肥胖	25.0～29.9	30.0～34.9
重度肥胖(2 级)	≥30	35.0～39.0
病态肥胖(3 级)		≥40

2. 中心型肥胖是指腹部内脏脂肪过多,也叫腹型肥胖或“苹果”型肥胖,中华医学会糖尿病分会提出的肥胖诊断标准与亚太的标准一致。亚太标准为男性腰围大于 90cm(2.7 尺),女性腰围大于 80cm(2.4 尺)。

3. 病态肥胖是指肥胖的患者出现了与肥胖相关的疾病,通常在欧美人群中定义为 BMI≥35kg/m^2 并伴有一种肥胖相关的疾病或 BMI≥40kg/m^2,以及体重>150kg。

【流行病学】

全球大约 2.5 亿成年人属肥胖患者,加上超重者总人数超过 10 亿。美国 20 岁以上成年人总的患病率为 33% 左右,其中女性为 35%,男性为 31%,美国儿童的肥胖和超重患病率分别为 11.1% 和 14.3%。我国肥胖及超重率为 20%～30%,大城市的肥胖和超重率为 35%～40%,我国 20 岁以上的肥胖患者 3000 万,超重者约为 2.4 亿,我国儿童肥胖和超重为 3.6% 和 3.4%。肥胖的发病率随性别、年龄、种族和社会经济状况而异,女性青春发育期、妊娠期和绝经期是肥胖的高发期。经济较不发达地区肥胖发病率增加较快。肥胖的发病率随着年龄的增长而增加,因此不同的年龄段的肥胖患病率是不同的。

【临床表现】

肥胖患者的身体脂肪分布有性别差异,男性以腹部肥胖为主,女性以均匀型肥胖为主。有自幼肥胖和成年后肥胖之分,前者以脂肪细胞数量增加为主,后者以脂肪细胞体积增大为主。肥胖可直接或间接导致全身多系统和器官的并发症,包括肥胖导致体重增加引起的应力变化和胰岛素抵抗导致的代谢综合征等。同时也会损害患者的心理健康。

1. 胰岛素抵抗和代谢综合征:肥胖容易导致胰岛素抵抗和高胰岛素血症,由此引起代谢综合征:糖代谢紊乱包括糖耐量异常和2型糖尿病;脂代谢异常,常合并高三酰甘油血症、高胆固醇血症和高密度脂蛋白降低;同时高胰岛素血素症引起水钠潴留和交感神经兴奋导致高血压;代谢综合征的其他表现,如高尿酸血症、蛋白尿、凝血倾向。

2. 呼吸系统:肺泡低换气综合征(pickwickian syndrome),常见于中度/重度的肥胖者,因胸壁增厚、膈肌上抬,肺活量下降,患者活动后气促,且上呼吸道梗阻,睡眠时出现呼吸暂停低通气(sleep apnea-hypopnea syndrome,SAS),严重者血二氧化碳分压上升、氧分压下降、肺动脉高压,继发性红细胞增多症、肺心病和心力衰竭。

3. 心血管系统:体重(脂肪组织)每增加1kg,心排血量约增加0.1L/min。心排血量的增加主要靠增加每搏量来实现,而心率正常和稍低。肥胖的心脏增大多为左心室肥大。血压与体重多呈正相关,肥胖者发生低氧血症时可反射性导致交感神经兴奋使体循环血管阻力升高,重者可发生左心衰竭。肥胖者需氧量的增加,降低了心血管储备并限制了对运动的耐力。

4. 骨骼关节等疾病:肥胖症产生机械性和物理性的应力加重或导致骨关节炎如髋关节和膝关节炎,以及坐骨神经痛、静脉曲张、深静脉血栓、腹股沟疝等。

5. 肿瘤:肥胖患者肿瘤发病率增加、如子宫内膜癌、胃肠道肿瘤等。

6. 消化系统:脂肪肝和胆囊结石很常见。

7. 心理影响:自信心下降、抑郁、痛苦以及社会偏见,歧视和孤立造成的其他心理问题。

【诊断】

主要依靠询问病史,了解与肥胖发病的可能因素。无论是单纯性肥胖还是继发性肥胖,在早期缺乏典型表现。要了解患者的用药史(抗精神病药、抗抑郁药、β受体阻断剂、糖皮质激素,以及某些抗糖尿病的药物,如胰岛素、磺脲类药、TZD等)。在病史的询问和体检上要注意排除甲状腺疾病、下丘脑综合征、多囊卵巢综合征及 Cushing 综合征。要注意评估相关的心血管疾病的危险性和其他合并症,以及时治疗和预防。

1. 病史

(1) 在家族史的采集方面要包括父母及兄弟姐妹是否有肥胖、糖尿病、早发的冠心病。

(2) 在体重的询问方面要包括儿童及青少年期的体重及以前减重治疗的情况;要了解患者进食的情况。

(3) 要检查是否有睡眠呼吸暂停以及日间过度嗜睡(可用相关的量表评估)。

(4) 检查是否有甲亢/甲减、Cushing 综合征、骨关节炎、痛风、胃食管反流病、冠心病/外周动脉病及尿失禁。

(5) 要与患者讨论目前的生活方式,包括饮食、活动量、吸烟、近来戒烟(可使体重增加)、饮酒、消遣性毒品服用、生活压力。

2. 体检

(1) 要注意查找相关的体征以发现肥胖患者的合并症和继发性肥胖的可能疾病。

(2) 要准确测量体重(去掉外衣、鞋等)、身高和腰围;并在今后的随访中监测。

(3) 测定血压的袖带要合适。

(4) 还要检测口咽是否狭窄、颈围>43cm、肺部啰音、右心衰、甲状腺肿大、腱反射、震颤、多血质貌、腹部紫纹、皮肤菲薄、黑色棘皮、近端肌无力、水牛背、多毛、痤疮、脂膜炎、蜂窝织炎及皮肤皱褶处的念珠菌病。

3. 检查

(1) 实验室检查:空腹血糖、空腹血脂、TSH,以及肝、肾功能和电解质测定。

(2) 影像学检查:DXA、CT 及 MRI 在临床诊断上的作用目前尚不明晰。

4. 诊断流程:如果患者有打鼾和日间过度嗜睡等睡眠呼吸暂停的症状,应行多导睡眠监测。怀疑有继发性肥胖者要根据前面提到的可能原因进行相关的检查。

【鉴别诊断】

单纯性肥胖应和继发性肥胖相鉴别：

1. 甲状腺功能减退：有甲减的临床表现，血甲状腺激素和促甲状腺素的检查有助于诊断。

2. 皮质醇增多症：有多血质外貌、向心性肥胖、痤疮、多毛等表现，血皮质醇基础值升高且昼夜节律紊乱，尿游离皮质醇和17-羟类固醇亦升高。血、尿皮质醇及其代谢产物水平不被小剂量地塞米松所抑制。肾上腺和垂体影像学检查可做定位诊断。

3. 下丘脑和垂体性肥胖：一般有头痛、视野和视力改变以及相应靶腺功能异常。可检查垂体和靶腺激素水平以下丘脑垂体部位 CT 和 MRI。

4. 多囊卵巢综合征：闭经不育，女性男性化表现，呈男性型体脂分布。性激素、垂体促性腺激素检查和卵巢影像学检查可资鉴别。

5. 男性性腺功能减退：男性第二性征退化，女性型体脂分布，男性乳腺发育。性激素、垂体促性腺激素检查有助鉴别。

6. 胰岛素瘤：反复低血糖发作，频繁进食引起肥胖。发作时血糖明显降低，进食后症状消失，低血糖发作时血胰岛素水平不适当地“正常”或升高，胰腺影像血检查等有利于鉴别。

7. 痛性肥胖病：又称 Dercum 病，女性患者多，在绝经期后发病。肥胖主要集中在躯干、颈部、腋部。脂肪沉积处有触痛，且可触及小结节，肌力低下，易感疲劳。还可同时患有抑郁、痴呆、癫痫等。

8. 糖原贮积症：儿童多见，反复发作的空腹低血糖，因进食多而发生肥胖，肝脏肿大、心脏增大、黄色瘤、巨舌、肌无力等。

此外还有颅骨内板增生症、肥胖性生殖无能症、泌乳素瘤、药物引起的肥胖、Laurence-Moon-Biedl 综合征等。

【治疗】

肥胖是一种需要长期治疗的慢性疾病。饮食控制，运动疗法和纠正不良行为是控制体重和减肥的最基本措施，必须长期坚持。必要时候辅助一段时间的药物治疗。肥胖的治疗主要包括两个方面,即减少摄入和增加消耗,其最终目的是使患者在较短时间内(6～12 个月)内,降到标准体重 5%～10%。

1. 减重的益处:通过生活方式干预(饮食控制+运动)使体重下降 5% 能使糖尿病患者的空腹血糖下降并减少抗糖尿病药物的用量。在糖尿病前期的患者中当通过经常性的运动使体重下降 4kg,能明显地减少其进展为糖尿病的发生率。还能改善三酰甘油和 HDL 的水平以及降低血压,体重每下降 1kg,收缩压和舒张压下降 1mmHg。

2. 减重的目标:将体重减少 5%～10%,按每周 0.5～1kg 的速度持续 6 个月以上,然后保持体重。若在开始减重的头几周体重的下降>2%/周会增加胆石症的风险。

3. 控制饮食

(1) 原则是每天摄入的热量低于消耗的热量。每天减少能量的摄入 500～1000cal 能使体重每周下降 0.5～1.0kg。

(2) 目前关于肥胖患者减重饮食方案很多,对于不伴有糖尿病、糖尿病前期及血脂紊乱的超重或肥胖患者而言,任何饮食的摄入若能达到能量的负平衡,都能达到减轻和维持体重的目的。

(3) 极低热量饮食(very-low-calorie,VLCD)是指每天热量摄入少于 800cal,能使体重在 4 个月内下降 20%,但会增加胆结石的风险,易产生酮症,少数患者可出现“尖端扭转室速”导致死亡。糖类提供的热量少于 25%。蛋白质的热量为 33%～70%。

(4) 对患者应多鼓励,使其克服自卑心理,树立信心。进食速度不能太快,提倡细嚼慢咽;不应偏食和暴饮暴食;力求少进甜食,少进油炸食物;少买方便食品,少买速冻食品;不要边看电视边进食;制造节食环境,协助落实食谱和配餐(采购、配餐、烹调)。

4. 体力活动或运动治疗:单独增加运动量而不限制饮食并不能有效地减重,但是在减重成功后规律性的运动能维持减重的效果和预防再次增重。一般原则是选择中等强度的有氧运动每周不少于 5 次,每次不少于 45 分钟,若要长期维持体重可能需要每天中等强度的有氧运动 60～75 分钟。对长期不运动者可考虑从每天10分钟的低强度运动开始。运动的方式可以多样,在室内室外均可,每天可划分为几个时间段进行以利于长期坚持。另外,即使不能通过运动达到减重的目的,也能减少心血管疾病的风险。

5. 药物治疗:轻度肥胖经过饮食、运动和行为疗法多可奏效,勿需药物治疗。中、重度肥胖或合并其他心血管危险因素者应进行药物治疗,药物疗法是肥胖的辅助治疗措施,效果有限。减重药物在减少肥胖相关的并发症方面的证据非常有限,还没有关于死亡率方面的资料。此外,有多种减重药由于存在心血管方面的不良反应已经撤市。

(1) 拟交感食欲抑制剂:这类药物有成瘾的可能,不宜长期使用(不超过12周),有心血管的不良反应。

苯丁胺:18.75mg/次,2次/日或37.5mg/次,1次/天早餐前。

苯甲曲秦(苯二甲吗啉):35mg/次(17.5~70mg/次),2~3次/日,饭前服用。

安非拉酮:25mg/次,2~3次/日口服。

(2) 奥利司他:为肠腔脂肪酶抑制剂,减少肠内对脂肪的吸收,体重减轻与剂量相关。奥利司他口服几乎不被吸收,120mg/次,口服,3次/日,不良反应有脂肪泻。

(3) 西布曲明(sibutramine):以前主要是作为抑制食欲的药在临床上应用。在SCOUT研究中发现该药使非致死性心梗和脑卒中的风险增加16%,而使体重下降5%,故该药已经撤市。

(4) 治疗糖尿病的药物:如二甲双胍、艾塞那肽和利拉鲁肽等。这类药物在临床上用于肥胖的治疗属于超适应证应用,有待于进一步的临床研究证实其疗效。

(5) 还有抗抑郁药,如氟西汀、安非他酮等。

6. 手术治疗

(1) 手术方式:包括垂直绑扎胃成形术(gastroplasty)和胃旁路术(gastric bypass)。前者并不做胃切除,只是分隔出一个近端容积≤80ml的小胃,进食后通过迷走神经反射造成进食后的饱腹感，食物仍可进入胃；后者则要切除大部分的胃，并做胃-空肠分流术，该手术的疗效显著，能明显降低肥胖有关的并发症，并可维持5年以上。

（2）手术治疗肥胖的指征

1）BMI>40kg/m^2。

2）BMI>35kg/m^2 伴有下述合并症：2型糖尿病、阻塞性睡眠呼吸暂停、肥胖-低通气综合征、胃食管反流、非酒精性脂肪肝、高血压、血脂异常，妨碍日常生活的关节病、冠心病、假性脑瘤、哮喘、静脉淤滞病（venous stasis disease）、严重的尿失禁。

3）生活方式干预减重失败。

对有精神障碍和饮食失节者不宜手术减重。

（3）接受胃旁路术者术后会出现多种营养成分的吸收障碍，会出现缺铁、维生素 B_{12}、叶酸、铜、钙、维生素D等，要及时补充；另外，还可以出现倾倒综合征及餐后高胰岛素性低血糖。

抽脂术只是出于美容和整形方面的考虑，不是肥胖治疗的有效措施，并不能改善患者的健康状况。

（谢君辉　余学锋）

第十一章　血脂异常

血脂异常多与生活方式密切相关，也可继发于各种全身性疾病，常称为高脂血症，表现为血三酰甘油、胆固醇水平增高，伴或不伴高密度脂蛋白减低，长期的血脂异常可导致动脉粥样硬化，引起冠心病、脑卒中等疾病，高脂血症还可引起急性胰腺炎和肾病等。

一、血脂和脂蛋白的代谢

血脂主要包括胆固醇和三酰甘油(triglyceide,TG)，它们都是疏水性物质，须与血液中的载脂蛋白(apolipoprotein,apo)和极性类脂(如磷脂)一起组成亲水性的球状巨分子才能在血液中转运，这种巨分子复合物被称为脂蛋白。应用超速离心方法，脂蛋白可分为乳糜微粒(chylomicron,CM)、极低密度脂蛋白(very low density lipoprotein,VLDL)、中间密度脂蛋白(intermediate density lipoprotein,IDL)、低密度脂蛋白(low density lipoprotein,LDL)和高密度脂蛋白(high density lipoprotein,HDL)。

食物来源的胆固醇及TG消化吸收后在小肠上皮细胞形成CM，经淋巴系统入体循环。肝是合成胆固醇的主要场所，可利用乙酰辅酶A(CoA)合成胆固醇。羟甲基戊二酸单酰CoA(HMA-CoA)还原酶是胆固醇合成反应的限速酶，也是他汀类降胆固醇药物的作用靶点。内源性TG主要由肝和小肠合成，构成VLDL入血。LDL由VLDL分解而来，含胆固醇最高，是主要的致动脉粥样硬化物质，也是血脂调控的主要目标。血浆脂蛋白的代谢、与血脂的关系及生理功能见表11-1。

表 11-1　血浆脂蛋白的特性及功能

分类	水合密度（g/ml）	颗粒大小（nm）	来源	去路	特性	功能
CM	<0.950	80～500	小肠黏膜合成	TG 被组织脂蛋白脂肪酶降解为脂酸，提供能量物质或存贮为脂肪，部分脱落形成 HDL、CM 残粒被肝清除	颗粒最大，脂质含量高（98%～99%），TG 含量与饮食密切相关，易诱发急性胰腺炎	转运外源性 TG 和胆固醇
VLDL	<1.006	30～80	肝脏合成	转化为 LDL，部分以 IDL 的形式被肝清除	是LDL 的主要前体物质，其水平升高是 AS 的危险因素	转运内源性 TG 和胆固醇到肝外组织
IDL	1.006～1.019	27～30	VLDL 分解	被肝清除或转化为 LDL	VLDL 转化为 LDL 的中间产物	LDL 前体，部分经肝脏摄取
LDL	1.019～1.063	20～27	IDL 分解	肝内降解，肾上腺、卵巢睾丸摄取或巨噬细胞清除	含胆固醇最高，是重要的致 AS 物质	将内源性胆固醇从肝内转运至肝外组织
HDL	1.063～1.210	5～17	肝脏和小肠合成，CM 和 VLDL 代谢脱落的部分	入肝再循环或以胆汁酸和胆固醇形式排出体外	颗粒最小，其水平升高是 AS 的保护因素	将胆固醇从肝外组织（包括 AS 斑块）转运至肝脏代谢或其他组织再分布

二、血脂异常

临床上血脂异常的种类不外乎四类:高胆固醇血症、高三酰甘油、混合型高脂血脂和低 HDL 血症。这种分型方法易于操作,也有利于制订治疗方案,但也需要结合患者的具体情况进行分析。

【发病机制】

2002 年全国营养与健康调查发现,我国人群的血脂异常存在着明显的城乡、年龄和性别差别:城市高于农村,50 岁以前男性高于女性,60 岁以后女性明显增高。少数血脂异常呈现家族聚集性,与单个或多个基因缺陷有关。高胆固醇血症的病因有:基础 LDL-C 偏高,饮食摄入胆固醇和饱和脂肪酸较高,体重增加、年龄增加、绝经后妇女,以及各种基因缺陷(如 ApoB100、LDL 受体)等。高三酰甘油血症的病因有:高碳水化合物膳食、饮酒、静坐的生活方式,以及各种基因异常(如 ApoB、脂蛋白脂酶、ApoCII、ApoE)等。血脂异常表现为混合型,其发病机制往往是多因素的。

有别于上述原发性血脂异常,全身性疾病(如甲减、糖尿病、肾病综合征、肾衰竭、肝脏疾病、系统性红斑狼疮、糖原贮积症、骨髓瘤、脂肪萎缩症、急性卟啉病等)和服用某些药物(氢氯噻嗪、β 受体阻滞剂、糖皮质激素等)等也可以引起血脂异常,这种血脂异常由另外一种疾病直接/间接诱发,故称之为继发性血脂异常。

【诊断】

(一) 临床表现

1. 病史:继发性者往往合并高血压、肥胖、痛风、糖尿病、非酒精性脂肪肝、慢性肾功能不全、肾病综合征、甲减等,以及原发性者多有不良的生活方式(久坐不动、精神紧张、高热量摄入、吸烟和酗酒等)、年龄偏大(40 岁以上)或女性绝经后、家族聚集性或早发心脑血管疾病家族史等。

2. 症状及体征:症状轻重与血脂水平不平行,可无任何症状或仅表现为心绞痛、短暂性脑缺血发作，严重者可有急性胰腺炎发作（TG>11.3mmol/L 时易诱发），表现为急腹症；也可表现为动脉粥样硬化的各种并发症，包括：急性心肌梗死、脑卒中、动脉夹层、缺血性肠病等急症；家族性高胆固醇血症可表现为早发冠心病和脑卒中等。

体征亦表现不一，常合并体重增加和血压升高，有动脉粥样硬化导致血管狭窄者可闻及血管杂音；高乳糜颗粒血症可表现为视网膜脂血症和发疹性黄色瘤（本型罕见）；家族性血脂异常者可有结节性黄色瘤、腱黄瘤和手掌块状黄色瘤（少见）；有各种急性并发症者和由各种继发性因素引起者表现为相应的体征。

（二）实验室检查

一般人群的常规健康体检是血脂异常检出的重要途径。血脂检查的重点对象：①已有冠心病、脑血管病或周围动脉粥样硬化病者。②有高血压、糖尿病、肥胖、吸烟者。③有冠心病或动脉粥样硬化病家族史者，尤其是直系亲属中有早发冠心病或其他动脉粥样硬化性疾病者。④有皮肤黄色瘤者。⑤有家族性高脂血症者。

（三）诊断标准

《2007 年中国成人血脂异常防治指南》建议我国成人的血脂水平如果满足下述任 1 条标准即可认为血脂异常：①TC≥6.22mmol/L；② LDL-C ≥ 4.14mmol/L；③ TG ≥ 2.26mmol/L；④HDL-C<1.04mmol/L。对于合并有高血压、糖尿病、冠心病等高危人群，血 TC 和 LDL-C 的目标控制水平要显著低于上述诊断标准。

原发性血脂异常需要进行病因分析，必要时需要行基因检测，并注意与继发性血脂异常进行鉴别。

（四）血脂异常的缺血性心血管疾病风险评估

除 TC/LDL-C 升高外，高龄、吸烟、肥胖、高血压和早发缺血性心管病家族史也是患缺血性心血管病（冠心病事件+缺血性脑卒中）的危险因素。表 11-2 为我国成人高胆固醇血症者罹患缺血性心血管病的综合危险分层。

表 11-2 高胆固醇血症的心血管危险分层

危险分层	TC5.18～6.19mmol/L 或 LDL-C3.37～4.12mmol/L	TC≥6.22mmol/L 或 LDL-C≥4.14mmol/L
无高血压且其他危险因素数<3	低危(<2.5%)	低危(<5%)
高血压或其他危险因素≥3	低危(<5%)	中危(5%～10%)
高血压且其他危险因素数≥1	中危(5%～10%)	高危(10%～15%)
冠心病及其等危症	高危(>10%)	高危(>15%)

注:其他危险因素包括年龄(男≥45 岁,女≥55 岁)、吸烟、低 HDL-C>[1.04mmol/L(40mg/dl)]、肥胖[体重指数(BMI)≥28kg/m^2]和早发缺血性心血管病家族史(一级男性亲属发病时<55 岁,一级女性亲属发病时<65 岁)。

冠心病等危症是指非冠心病者 10 年内发生主要冠状动脉事件的危险与已患冠心病者同等。以下情况属于冠心病等危症:①有临床表现的冠状动脉以外动脉的动脉粥样硬化:包括缺血性脑卒中、周围动脉疾病、腹主动脉瘤和症状性颈动脉病(如短暂性脑缺血)等。②糖尿病。③有多种危险因素其发生主要冠状动脉事件的危险相当于已确立的冠心病、心肌梗死或冠心病死亡的 10 年危险>20%。

括号内为 10 年内发生缺血性心血管病(冠心病事件+缺血性脑卒中)的危险,是指 1 名 50 岁的个体今后发生缺血性心血管病的绝对危险。

【治疗】

(一)总体原则

1. 根据危险分层决定是否治疗及确定目标控制值,如表 11-3。

2. 调脂治疗是以生活方式干预为基础的长期综合治疗。

3. 依据高胆固醇血症、高三酰甘油血症、混合型高脂血症及低 HDL-C 血脂等不同类型，选择不同类型的有针对性治疗的药物。

4. 对继发性血脂异常者要治疗基础疾病。

表 11-3　高胆固醇血症患者开始调脂治疗的 TC 和 LDL-C 值及其目标值 mmol/L(mg/dl)

危险等级	生活方式改变开始	药物治疗开始	治疗目标值
低危：10 年危险性<5%	TC≥6.22(240) LDL-C≥4.14(160)	TC≥6.99(270) LDL-C≥4.92(190)	TC<6.22(240) LDL-C<4.14(160)
中危：10 年危险性 5%～10%	TC≥5.18(200) LDL-C≥3.37(130)	TC≥6.22(240) LDL-C≥4.14(160)	TC<5.18(200) LDL-C<3.37(130)
高危：冠心病或其等危症，或 10 年危险性 10%～15%	TC≥4.14(160) LDL-C≥2.59(100)	TC≥4.14(160) LDL-C≥2.59(100)	TC<4.14(160) LDL-C<2.59(100)
极高危：急性冠脉综合征或缺血性心血管病合并糖尿病	TC≥3.11(120) LDL-C≥2.07(80)	TC≥4.14(160) LDL-C≥2.07(80)	TC<3.11(120) LDL-C<2.07(80)

注：国际上有些国家使用 mg/dl 为单位。TC 和 LDL-C 的换算系数为 mmol/L×38.61＝mg/dl。通常 TC 占 LDL-C 的比例为 60% 左右，若二者不一致时，应先考虑 LDL-C 达标；若仅能检测 TC，则考虑 TC 达标即可。

（二）生活方式干预

包括降低饮食中的饱和脂肪酸（应小于总热量的 7%）、胆固醇（<200mg/d）含量，增加 ω-3 不饱和脂肪酸、膳食纤维（10～25g/d）和植物固醇（2g/d）的摄入量。运动锻炼（每天消耗热量至少 200kcal，时间>30 分钟）、戒烟、保持理想的体重、低盐饮食、限制酒精的摄入。首诊发现血脂异常时应立即开始生活方式干预。对冠心病等高危人群,其血浆 LDL-C 的目标水平低于一般人群,更应该进行生活方式干预,但运动锻炼需要量力而行。生活方式综合干预可降 LDL-C 达 20% ~ 30% 。

（三）药物治疗

一般而言,经过 3 ~ 4 个月的生活方式干预,其血脂仍未达标者,应选用合理的调脂药物治疗。但对于急性冠脉综合征的患者,不论基线 LDL-C 水平,建议尽早使用降低 LDL-C 的药物(他汀类)强化治疗。目标 LDL-C 水平依据缺血性心血管病(冠心病事件+缺血性脑卒中)的综合危险分层而定,危险级别越高,目标血脂水平越严。用于调脂治疗的主要药物有 6 类:①他汀类;②贝特类;③树脂类;④烟酸类;⑤胆固醇吸收抑制剂;⑥其他。

1. 他汀类:是当前最强效的降低 TC 和 LDL-C 的药物(至少可降 20%),通过抑制胆固醇合成的限速酶 HMA-CoA 还原酶而发挥作用,夜间该酶活性最高,故他汀类宜夜间服用。他汀类药物的剂量增加 1 倍,其降低 TC 的幅度仅增加 5% 。他汀类还有一定的降低血三酰甘油和提升 HDL-C 的作用。目前临床上使用的各种他汀类有多种(表 11-4)。国产血脂康胶囊含多种天然他汀,主要是洛伐他汀,用法为 600 ~ 1200mg/日,每日 1 次或早晚 2 次。

表 11-4　各种他汀类的等效剂量(mg)

阿托伐他汀	辛伐他汀	洛伐他汀	普伐他汀	氟伐他汀	瑞舒伐他汀	匹伐他汀	调脂效果(%)			
							TC	LDL-C	HDL-C	TG
10	20	40	40	80	5	2	−27	−34	+4 ~ 8	−10 ~ 20

不良反应:可出现头痛、失眠、抑郁、消化道症状、转氨酶升高。少见肌病,表现为横纹肌溶解(肌酸激酶、肌酐增高,常有褐色尿和肌红蛋白尿)。标准剂量时很少引发肌炎,但大剂量他汀或与环孢素、贝特类、大环内酯类抗生素、某些抗真菌药和烟酸类联用时易诱发肌炎。

注意事项：他汀类药物用药 4～8 周后应复查转氨酶和肌酸激酶，稳定后每 6～12 个月复查一次；若调整药物种类、剂量或联合用药，则经 4～8 周后再复查。如转氨酶超过正常参考值上限(ULN)3 倍，应暂停给药并每周复查肝功能直至正常。在用药过程中，应询问患者有无肌痛、肌压痛、肌无力、乏力及发热等症状，血肌酸激酶升高超过5 倍 ULN 应停药。用药期间如伴有可能引起肌溶解的其他情况，如败血症、创伤、大手术、低血压及抽搐等，应暂停给药。

2. 贝特类：可显著降低 TG 水平，通过激活转录因子 PPARα，促进脂蛋白酯酶的表达，增加 CM、VLDL、IDL 等富含 TG 的脂蛋白颗粒中 TG 成分的水解，并有提升 HDL-C，降低 LDL-C 等其他作用。可使 TC 降低 6%～15%，LDL-C 降低 5%～20%，TG 降低 20%～50%，HDL-C 升高 10%～20%。主要适应证为高 TG 或以 TG 升高为主的混合型血脂异常和低 HDL 血症。常用药物有：

苯扎贝特：普通剂型 200mg/次，2～3 次/日。缓释剂型 400mg/次，每日 1 次。

非诺贝特：普通剂型 100mg/次，3 次/日。缓释剂型 250mg/次，每日 1 次。微粒化制剂 200mg/次，1 次/日。高生物利用度片剂，160mg/次，1 次/日。

环丙贝特：100mg/次，1 次/日。

吉非贝齐：普通剂型 300～600mg/次，2 次/日。缓释剂型 900mg/次，1 次/日。

氯贝丁酯：250～500mg/次，3 次/日。

益多酯：缓释剂型 500mg/次，1 次/日。

依托贝特：普通剂型 300～600mg/次，3 次/日。缓释剂型 500mg/次，1 次/日。

不良反应：胃肠道反应，胆石症，肌溶解，个别白细胞减少，乏力、头晕、失眠等神经系统症状，胚胎毒性，变态反应等。氯丁贝酯因不良反应多且严重，可致心律失常、胆石症及胃肠道肿瘤增加等，目前已基本停用。贝特类单用或与他汀类合用时也可发生肌病，应用贝特类药物时也需监测肝酶与肌酶。

注意事项:本品 60% ~ 90% 从尿液排出,肾功能不全者半衰期延长,容易出现肌溶解等不良反应,应慎用。

3. 树脂类:为碱性阴离子交换树脂,在肠道内与胆酸呈不可逆结合,阻止胆酸的肠肝循环,促进胆酸随粪便排出,并促进 LDL 受体在肝细胞的表达,加速 LDL 清除。是降低 LDL-C 的二线用药。

考来替泊:5g/包,1g/片。5 ~ 20g/d,分 3 次服用。

考来维仑:625mg/片。1875mg/次,2 次/日;或 3750mg/次,1 次/d。

考来烯胺:4g/包。4 ~ 16g/d,分 3 次服用。

不良反应:胃肠道反应,便秘,异常 β 脂蛋白血症。对 TG 无降低作用甚至或稍有升高。绝对禁忌证为异常 β-脂蛋白血症和 TG > 4.52mmol/L(400mg/dl);相对禁忌证为 TG > 2.26mmol(200mg/dl)。

注意事项:为避免影响其他药物的吸收,需在服药后 4 小时或服药前 1 小时服用其他药物。为减少胃肠道反应,宜从小剂量开始,逐渐加量。

4. 烟酸类:烟酸属 B 族维生素,当烟酸超出其生理剂量时可产生明显的调脂作用。烟酸在体内烟酰胺腺嘌呤二核苷酸(NAD)辅酶系统中转变为 NAD 发挥降脂效应。它可抑制脂肪组织中的脂解和减少肝脏中 VLDL 合成和分泌。在所有调脂药物中,烟酸类升高 HDL-C 的作用最强。适用于高 TG 血症,低 HDL-C 血症或以 TG 升高为主的混合型高脂血症,是降低 LDL-C 的二线用药。烟酸普通制剂有诸多不良反应,现多将其改造成缓释剂或烟酸衍生物。常用药物有:

阿昔莫司:烟酸衍生物,可使 TC 降低 25%,TG 降低 50%,HDL-C 上升 20%。常用剂量:0.25g/次,2 ~ 3 次/日。

尼可莫尔:200 ~ 400mg/次,3 次/日。

烟酸:缓释剂,起始剂量 375 ~ 500mg,睡前服用;4 周后增至 1g/d,逐渐增至最大剂量 2g/d。

烟酸戊四醇酯:起始剂量 250mg/次,3 次/日。

不良反应:颜面潮红、胃肠道反应、头痛、肝功能异常、消化道溃疡、血糖和尿酸升高等。烟酸类可增加降压药的扩血管作用,产生低血压。

注意事项:烟酸类药物的绝对禁忌证为慢性肝病和严重痛风;相对禁忌证为消化道溃疡、肝毒性和高尿酸血症。

5. 选择性胆固醇吸收抑制剂:口服后被迅速吸收,结合成依折麦布-葡萄糖苷酸,作用于小肠细胞的刷状缘,抑制胆固醇和植物固醇的吸收,促进肝细胞表面 LDL 受体的上调,加速 LDL 的代谢。适用于不能耐受一线调脂药的患者。

依折麦布:10mg/次,1 次/日。使 LDL-C 约降低 18% ,与他汀类合用对 LDL-C、HDL-C 和 TG 的作用进一步增强。非诺贝特联合依折麦布可全面改善血脂异常,使 LDL-C 减低 20% ~ 36% ,且没有特殊不良反应。依折麦布不影响细胞色素 P450 同工酶,因此可减少需多种药物治疗时的相互作用。安全性和耐受性良好。

不良反应:可能出现头痛、恶心,肌酸激酶和肝酶罕见升高。

6. 其他调脂药

(1) 普罗布考:通过渗入到脂蛋白颗粒中,影响脂蛋白代谢。可使 TC 降低 20% ~ 25% ,LDL-C 降低 5% ~ 15% ,HDL-C 降低可达 25% 。主要用于高胆固醇血症,尤其是纯合子型家族型高胆固醇血症。用法:500mg/次,2 次/日。服用本品应定期复查心电图。可能引起 QT 间期延长、肝肾功能异常、尿酸增高、胃肠道反应等。

(2) ω-3 脂肪酸:降低 TG 和轻度升高 HDL-C,对 TC 和 LDL-C 无影响。2 ~ 4g/d 可使 TG 降低 25% ~ 30% ,因此主要用于高 TG 血症。500 ~ 1000mg/次,3 次/日。可能出现胃肠道反应,便秘;少数出现转氨酶升高或肌酸激酶升高,出血倾向。

(四) 他汀类调脂治疗与脑卒中的关系

血脂异常是缺血性脑卒中/短暂性脑缺血发作(TIA)的重要危险因素之一,其中 LDL-C 升高,缺血性卒中风险增加。

胆固醇水平正常伴有不稳定动脉粥样硬化斑块证据的脑卒中高危患者,推荐他汀类药物治疗,减少卒中/TIA 风险。有缺血性卒中/TIA 的患者,应尽早完善血脂检查,基线 LDL-C >2.6mmol/L(100mg/dl)者,建议他汀类药物治疗,将 LDL-C 降至 2.6mmol/L(100mg/dl)以下。

对于有确切的大动脉粥样硬化证据,或有动脉-动脉栓塞证据和伴有多种危险因素的缺血性卒中/TIA 的极高危患者(伴有冠心病、糖尿病,不能戒烟,代谢综合征之一者),无论胆固醇水平是否升高,均推荐强化他汀药物治疗,应将 LDL-C 降至 2.1mmol/L(80mg/dl)以下或 LDL-C 降低 40% 以上。

对于需要联合使用贝特类药物的卒中高危患者,证据表明联合使用非诺贝特安全性优于吉非贝齐。

他汀类药物治疗是否增加出血性卒中仍缺乏证据。现有证据表明,对于冠心病患者或冠心病风险人群,使用他汀药物治疗未明显增加脑出血风险。有出血性卒中病史患者或脑出血高风险人群,他汀药物治疗要慎重权衡风险和获益,应该在严格控制脑出血相关危险因素并密切监测的情况下,谨慎使用。

(五)一些特殊情况

1. 慢性肾功能不全(CKD):2011 年欧洲心脏病学会和动脉粥样硬化学会指南指出:CKD 是冠心病等危症,降 LDL-C 是主要目标。由于他汀对病理性蛋白尿(>300mg/d)具有有益作用,因此,2～4 期 CKD 患者应考虑使用他汀类药物(证据级别:Ⅱa/B);此外,他汀类药物可延缓肾功能减退,从而预防发展为终末期肾病(证据级别:Ⅱa/C)。因此,对中重度 CKD 患者,2011 年指南推荐积极的他汀类药物治疗,即他汀类药物单独使用或与其他药物联合治疗使 LDL-C<1.8mmol/L(70mg/dl)(证据级别:Ⅱa/C),从而使患者从心、肾两方面获益。

2. 急性胰腺炎:高脂血症是急性胰腺炎的诱因之一,当血 TG>11.3mmol/L 时尤其容易诱发,需要在短时间内降至 5.65mmol/L 以下。这类患者进行肠内营养时要限用脂肪乳剂,尤其是长链脂肪乳剂,且避免用能升高血脂的药物。可采用小剂量低分子肝素和胰岛素,能增加脂蛋白酶的活性,加速乳糜微粒的降解;快速降脂技术有血脂吸附和血浆置换。

3. 有学者认为 LDL-C 并不能涵盖所有的心脏病风险，特别对于 2 型糖尿病和代谢综合征患者。载脂蛋白 B(apoβ)是 LDL 和富含 TG 脂蛋白的蛋白质成分，Apoβ 更能全面反映所有的致动脉粥样硬化颗粒，因此，Apoβ 可能是一个更好的治疗靶点。2008 年，美国糖尿病学会(ADA)和美国心脏病学会基金会(ACCF)提出 Apoβ 也可作为治疗目标之一，对于高危和极高危者其目标值分别为 2.34mmol/L(90mg/dl)和 2.08mmol/L(80mg/dl)。

4. 药物联合治疗：①以血清 TC 升高为主者，首选他汀类。阿托伐他汀可同时显著降低 TC、LDL-C 和 TG。②以血清 TG 升高为主者，首选贝特类。③TC、LDL-C、TG 均明显升高者，常需联合用药：a. 他汀类和贝特类联用效果好，但不良反应大；b. 他汀类和鱼油制剂联用安全又有效；c. 贝特类与胆酸螯合剂或烟酸类亦可联用；d. 他汀类药物与依折麦布联合应用：调脂疗效大大提高，无大剂量他汀类药物发生不良反应的风险；e. 他汀类与烟酸类药物联合应用可显著升高 HDL-C，而不发生严重的不良反应。在常规他汀类药物治疗的基础上，加用小剂量烟酸可显著升高 HDL-C。

5. 老年人用药：老年人使用他汀类药物大剂量强化降脂"风险与利益并存"，应慎重，过低的胆固醇水平可能增加死亡率。J-LIT 研究表明，TC 和 LDL-C 与死亡率呈 J 型关系，当 TC<4.67mmol/L(180mg/dl)或≥6.74mmol/L(260mg/dl)，LDL-C<2.1mmol/L(80mg/dl)或≥5.2mmol/L(200mg/dl)时，患者死亡的相对风险均会增加。老年人常合并基础肝肾疾病，药物剂量不要过大，严密监测不良反应。

6. 心血管剩留风险：在他汀治疗有效降低 LDL-C 后，TG 增高成为心血管病剩留风险的重要组分。《三酰甘油增高的血脂异常防治中国专家共识》建议对 TG>2.3mmol/L 的心血管病高危患者，及时给予治疗，进一步降低心血管事件的风险。目前推荐贝特类为降低 TG 的首选药物，其中非诺贝特较为安全，宜早晨服用贝特类，晚上服用他汀类，尽量减少不良反应。

7. 低高密度脂蛋白血症：升高 HDL-C 最明显的药物是烟

酸及其衍生物，它可使 HDL-C 升高 20% ~ 30%；贝特类可使 HDL 升高 20% 左右；他汀类可使 HDL 升高 10% 左右。①伴血清 TG 升高者，首选贝特类或烟酸类；②伴血清 LDL-C 升高者，可选用他汀类或贝特类；③伴血清 TC、TG 均升高者选用贝特类；④单纯 HDL-C 低下者选用贝特类或烟酸类。

8. 对于家族性高胆固醇血症可考虑部分肝移植、肠道切除，以及基因治疗等方法。

综上所述，血脂异常的一般诊治流程如图 11-1 所示。

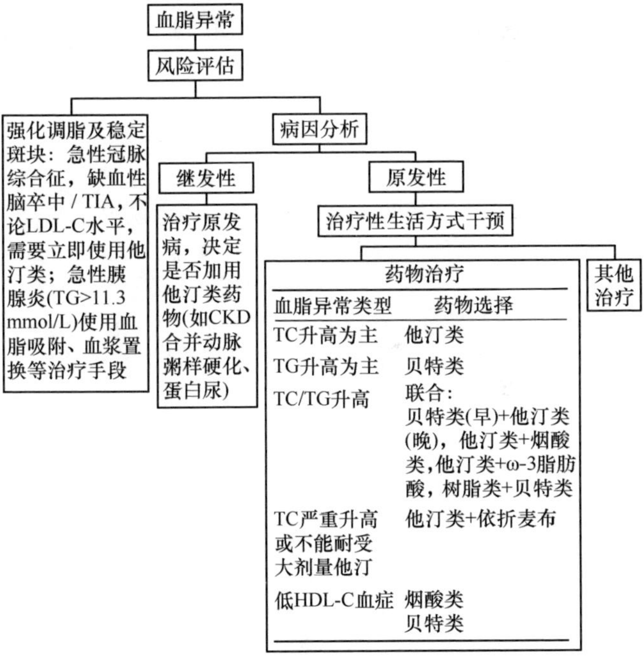

图 11-1　血脂异常的一般诊治流程

（何文涛）

第十二章 痛 风

痛风(gout)是由于嘌呤代谢紊乱和(或)尿酸排泄障碍所致的一组临床综合征,主要表现为反复发作性关节炎、痛风石形成和关节畸形,严重者可导致骨关节病变、关节活动障碍与畸形,累及肾脏可引起慢性间质性肾炎和尿酸性肾结石。

痛风可分为原发性和继发性两大类。

【病因】

(一)原发性

1. 遗传因素:高尿酸血症和痛风是常染色体多基因显性遗传病,在4号染色体4q25区存在高尿酸血症或痛风的易感基因。

2. 嘌呤的代谢障碍导致尿酸生成增加:这主要是由于相关酶活性的改变所致,包括:①次黄嘌呤-鸟嘌呤磷酸核糖转移酶(HGPRT)活性降低,该酶能催化鸟嘌呤和次黄嘌呤生成相应的核苷酸而减少尿酸的生成。②5-磷酸-1-焦磷酸(PRPP)合酶(PRS)活性过高,致使PRPP升高,次黄嘌呤和黄嘌呤生成增多,最终导致尿酸的生成增多。③黄嘌呤氧化酶的活性增加,加速次黄嘌呤转化为黄嘌呤,黄嘌呤转化为尿酸,黄嘌呤氧化酶抑制剂别嘌醇和非布索坦就是作用于此环节。

3. 尿酸转运失常引起尿酸排泄减少:肾脏是尿酸盐排泄的主要器官,因肾脏尿酸排泄减少(尤其是肾脏对尿酸的无效排泄)所致的原发性高尿酸血症约占90%,其发病机制未明,可能为多基因遗传性疾病。

(二)继发性

1. 机体蛋白质的分解亢进:如血液系统疾病,免疫性疾病,化疗、放疗以及灼伤、挫伤等使尿酸合成增多;另外,进食高嘌呤饮食及饮酒使尿酸生成增多,也会引起高尿酸血症。

2. 尿酸排泄被抑制导致高尿酸血症:各种肾脏疾病所致的肾功能不全或某些药物(噻嗪类利尿剂、呋塞米、乙胺丁醇、吡嗪酰胺、阿司匹林、烟酸、乙醇)会竞争性抑制肾小管尿酸排泄。

【诊断】

(一)临床表现

原发性痛风多见于中老年男性(约占95%),女性多于更年期后发病,常有家族遗传史。肥胖及体力活动较少者易患本病。

1. 临床的典型表现为急性关节炎:①突然发生的单个关节的剧痛,以第一跖趾关节的疼痛最为常见,也可累及足趾关节、足、踝、跟、膝、腕、肘等其他关节。但急性发作期的多关节受累并不常见。②关节有红、肿、热、痛和活动受限,初次发作可呈自限性。③可伴有轻、中度发热、血白细胞数增多、血沉增快。④可因外伤、手术、运动、过量进食高蛋白饮食、饮酒等所诱发。

2. 无症状期:仅有血尿酸持续或波动性增高,从血尿酸增高至症状出现时间可长达数年至数十年,有的患者可以高尿酸血症持续终生而不发生任何临床症状。

3. 间歇期:急性期缓解后,患者完全无症状,称为间歇期,间歇期可长达10年。多数患者可在一年内复发,少数患者可终生仅有一次单关节炎发作。

4. 痛风石与慢性痛风性关节炎期:未经治疗的病人,因尿酸盐产生的速度超过尿酸盐排泄的速度,持续高尿酸血症使尿酸盐沉积在软骨、关节滑膜、肌腱及多种软组织等处,造成黄白色、大小不一的隆起赘生物即痛风石(或痛风结节),破溃则有豆渣样白色物排出。关节可因痛风石增大,关节结构及软组织破坏,纤维组织及骨质增生而导致畸形和活动受限,关节周围、耳郭有时可触及痛风小结。

5. 肾脏病变:历时较久的痛风患者约1/3有肾脏损害,表现有如下三种形式。①痛风性肾病:一般病情进展较缓慢,晚期可因肾小管变性、萎缩及肾小球硬化而导致肾衰竭。②梗阻性肾病：主要见于骨髓增生性疾病或肿瘤化疗或放疗后，尿酸生成大量增加，造成血尿酸水平的急剧升高；大量尿酸盐结晶堵塞在肾小管、肾盂及输尿管内，引起尿路梗阻，患者突然出现少尿甚至无尿，如不及时处理可迅速发展为急性肾功能衰竭而死亡。③尿酸性肾石病：血尿酸浓度越高，尿酸排泄量越多，结石形成亦越多。尿酸可以在肾脏的集合管、肾盂、输尿管形成结晶，严重者可导致尿流阻断。

6. 伴随病：痛风患者常伴有高脂血症、肥胖、糖尿病、高血压、动脉硬化和冠心病等。

（二）实验室检查

1. 血清尿酸盐测定：血尿酸增高，男性正常值上限为416μmol/L（7mg/dl）；绝经期前的女性较男性约低59.4μmol/L（1mg/dl），而更年期后的女性的尿酸水平接近男性。尿酸的水平有可能在急性发作期正常而症状缓解后才增高。由于尿酸本身的波动性受进水量、利尿和药物等因素影响，有时检测血尿酸盐可正常，应反复检查以免漏诊。

2. 尿尿酸测定：正常人经过5天嘌呤饮食限制后，24小时尿酸排泄>3.57mmol（600mg）者可认为是尿酸的排出增多。

3. 病变关节滑膜液检查：在显微镜下可见双折光的针形尿酸钠结晶，此项有诊断意义。

（三）特殊检查

X线检查：在急性关节炎期可见关节软组织肿胀，慢性关节炎者可见关节间隙狭窄、关节面不规则，典型者可见骨质呈凿孔样缺损。必要时行高分辨率CT或双能CT检查，可以发现早期的病变。

【鉴别诊断】

本病诊断要点：①高尿酸血症：男性和绝经期后的女性>420μmol/L（7.0mg/dl），绝经期前的女性>350μmol/L（5.8mg/dl）。②典型的临床特征。③关节穿刺抽取滑囊液检查可见针形尿酸钠结晶。④服用秋水仙碱后症状迅速缓解。

鉴别诊断主要与以下疾病区别：

1. 痛风与其他关节病鉴别:①磷酸二氢钙沉着症。②类风湿关节炎。③化脓性关节炎与创伤性关节炎。④假性痛风。⑤银屑病关节炎。⑥妊娠期高尿酸血症。

2. 急性关节炎期尚需与系统性红斑狼疮、Charcot 关节炎、复发性关节炎及 Reiter 综合征相鉴别,慢性关节炎期还应与肥大性骨关节病、结核性关节炎、创伤性关节炎及化脓性关节炎的后遗症等进行鉴别。通常,血尿酸测定和关节影像检查有助于以上疾病的鉴别诊断。

【治疗】

一旦痛风确诊后,应采取以下 4 个方面的措施:

(1) 对患者的教育、并调整饮食和生活方式;要避免的食物有:①动物内脏;②含高果糖的饮料(如含糖汽水、果汁)、甜点和食物;③饮酒(痛风患者要避免过量饮酒,痛风的急性发作期和控制不好的进展期时要戒酒)。限制进食的食物有牛、羊、猪肉,海鲜,甜果汁,各种甜品,含盐过多的调味品(各种酱、汁),酒类。鼓励进食的食物有蔬菜、低脂或无脂的乳制品。

(2) 寻找高尿酸血症可能的继发性原因:肥胖、饮食、酒精过量、代谢综合征、2 型糖尿病、各种慢性肾病(肾小球和肾间质病)及尿酸产生过多的疾病(银屑病、骨髓或淋巴增生性疾病)。

(3) 考虑删减或调整会引起高尿酸血症的非必需药物。对药物的使用要个体化评估,例如噻嗪类利尿剂和袢利尿剂有升高尿酸的作用,但前者对高血压的控制有某些特别的好处。另外,小剂量的阿司匹林(<325mg/d)也有升高尿酸的作用,但为了预防心血管疾病,并不推荐在痛风的患者中停用此药。

(4) 对痛风的病情做出临床评估,包括痛风石数目和大小,急性和慢性关节炎的症状和体征,每年发作的次数和严重程度。

(一) 一般治疗

1. 除了对饮食的干预外,如无禁忌时可以多饮水,24 小时尿量在 2L 以上,有利于尿酸的排出。

2. 碱化尿液:一般认为尿 pH 为 6 ~ 6.4 时,能增加尿酸在尿液中的溶解度,有利于尿酸排出。可口服碳酸氢钠,3~6g/d;或口服枸橼酸钾,1~2g/次,3次/日。

（二）间歇期及慢性期治疗

主要是使用促尿酸排泄或抑制尿酸合成药物,以控制高尿酸血症,使血尿酸至少<360μmol/L(6mg/dl),最好能<300μmol/L(5mg/dl)。此两组药物均无消炎止痛作用,且在使用过程中有动员尿酸进入血液循环、诱致急性关节炎发作的可能,故不宜在急性期应用。在使用降低血尿酸药物的最初6个月,可加用秋水仙碱,每日1.0~1.5mg(0.5mg/次,2~3次/日),以预防急性痛风性关节炎的发作。

目前推荐黄嘌呤氧化酶氧化酶抑制剂(XOI)别嘌醇(Allopurinol)和非布索坦(Febuxostat)作为降尿酸的一线药,若不能有效的降低血尿酸,则可考虑联合一种促尿酸排泄药。如果对XOI有禁忌或不耐受,可改用促尿酸排泄药丙磺舒作为一线药。Pegloticase是一种酶,能使尿酸代谢成无害物质并通过尿液排出体外来降低痛风患者体内的尿酸水平;可用于常规治疗无效或常规治疗无法耐受的成年痛风患者。由于别嘌醇在HLA-B*5801阳性的易感人群(包括汉族中国人、泰裔和慢性肾病3级以上的朝鲜人)中会引别嘌醇过敏反应综合征(allopurinol hypersensitivity syndrome,AHS),故用此药前应该在汉族中国人中进行高危基因HLA-B*5801的筛查。另外,同时使用噻嗪类利尿剂以及存在有肾脏受损会增加AHS的风险。

1. 抑制尿酸合成药物(黄嘌呤氧化酶抑制剂,XOI):①主要为别嘌醇,其作用机制是通过抑制黄嘌呤氧化酶,使尿酸生成减少。初始剂量为0.1g/d,在肾功能不全>4级以上的CKD患者中可以从50mg/d起始,以后可根据病情需要时可增加至200mg/次,3次/日。此药与促尿酸排泄药联合用能增强疗效,特别适用于痛风石严重而肾功能良好的患者;如患者有肾功能不全,别嘌醇的剂量应减半。②非布索坦的用法:40~80mg/d,每日1次。

2. 促尿酸排泄药:主要作用是抑制肾小管对尿酸的重吸收而促尿酸排泄,可以用于肾功能良好者。在使用这类药物时尤其要注意多饮水和使用碱化尿液的药物(见上)。在使用此类药物之前要测定尿尿酸的排出量,如果患者的尿尿酸的排出已经增加(>3.57mmol/d 或 600mg/d)或有泌尿系结石则禁用此类药物,对溃疡病或肾功能不全者慎用。这类药物包括丙磺舒、苯溴马隆、非诺贝特及氯沙坦,可在 XOI 效果不佳时加用,也可以单药应用。

(1)丙磺舒(probenecid):是此类药物的首选,初用口服 0.25g/次,每日 2 次,2 周内逐渐增至 0.5g/次,每日 3 次;最大剂量不应超过 2g/d。

(2)苯溴马隆(benzbromarone):50mg/次,每日 1 次,早餐后服用,可以用到 50~100mg/天,每日 1 次。

(3)非诺贝特(如力平之)、氯沙坦(如科素亚)可以辅助降低痛风患者的尿酸水平。高血压患者伴血尿酸增高,选用氯沙坦抗高血压的同时,亦能降低血尿酸;另外,氯沙坦治疗合并血尿酸升高的慢性心功不全患者可使血尿酸下降。非诺贝特可作为治疗高三酰甘油血症伴高尿酸血症的首选。

3. 联合用药:如果血尿酸的水平单药治疗不能达标,可联合用药。方案有 1 种 XOI(别嘌醇或非布索坦)+1 种排尿酸药(丙磺舒、苯溴马隆、非诺贝特或氯沙坦)。

(三)急性期处理

绝对卧床、避免负重,抬高肢体,必要时局部冰敷。要尽快开始治疗。

1. 秋水仙碱:为急性发作<36h 患者的首选药物,可减轻炎症反应,对本病有特效,剂量为首剂为 1.0mg,以后每 1 小时 0.5mg 或每 2 小时 1mg 口服,直至症状缓解或 48 小时内用量已达最大剂量 6~8mg。不良反应有恶心、呕吐、腹痛、腹泻等胃肠道症状。出现不良反应或病情无改善时停用。一般于服药后 6~12 小时症状减轻,24~48 小时内 90% 以上病例得到缓解,以后可口服 0.5mg/次,每日 2~3 次,数天后停药。如有胃肠反应不能口服者可静脉给药,可将 1~2mg 溶于 10~20ml 0.9% 氯化钠溶液中于 5~10 分钟内缓解静脉注射,注意勿使药物外漏,若病情需要,6~8 小时后可再注射。治疗中应注意

白细胞减少及脱发等不良反应。

2. 非甾体类抗炎药（NSAIDs）：①吲哚美辛（消炎痛）：有抗炎作用，开始剂量为50mg，每6小时1次，症状减轻后逐渐减为25mg，2～3次/日。此药可引起胃炎及水钠潴留，有溃疡病史和心功能不全者忌用。②萘普生（消痛灵，Naproxen）：首次0.75g，以后每次0.25g，每8小时1次，直到急性发作停止。③布洛芬：0.3～0.6g/次，2次/日口服。④吡罗昔康（炎痛喜康）：每次20mg，每日1次，口服。

3. 环氧化酶2抑制剂：有溃疡病病史者或活动性溃疡病者禁用。①依托考昔（Etoricoxib，安康信）：推荐剂量为120mg/次，每日1次，此剂量只适用于症状急性发作期，最长使用8天。②塞来昔布（celecoxib，西乐葆）：急性疼痛推荐剂量为第1天首剂400mg，必要时可再服200mg；随后根据需要每日两次，每次200mg。

4. ACTH及泼尼松：仅对病情严重而秋水仙碱、非甾体抗炎药等治疗无效时。一般用泼尼松10mg/次，3次/日，用5～10天后停药；亦可采用ACTH 40 IU加入葡萄糖液中静脉滴注，每日1次，或肌内注射40～80U/d。此药疗效迅速，但停药后容易复发，不宜长期应用。

5. 联合用药：如果采用上述药物单药治疗，24h内疼痛评分的改善<20%，或24h后<50%，则说明疗效不佳。可以换用另一种药物，或加用另一种药：可以秋水仙碱联合非甾体抗炎药，秋水仙碱联合口服糖皮质激素。

6. 预防急性痛风发作：美国风湿病学会（2012）推荐在所有降尿酸治疗的过程中应给予抗炎药，因为在降尿酸治疗的早期常常会诱发急性痛风发作。首先药物为秋水仙碱（0.5～0.6mg/次口服，1～2次/日）或小剂量NSAIDs（如萘普生0.25g/次口服，2次/日），如对前二者不耐受或有禁忌，则可用糖皮质激素（如泼尼松≤10mg/d）。为了预防上述药物的不良反应，可加用质子泵抑制剂。由于预防性用药的药物存在有诸多的不良反应，在用药前要仔细评估。预防性用药的持续时间为6个月，或尿酸水平降至目标值后3个月（无痛风石者）或6

个月(有痛风石者)。

(四) 其他

关节活动障碍可进行理疗和体疗。痛风石溃破成瘘管者应予以手术刮除,对伴有高血压、冠心病、肥胖症、糖尿病者应予以相应治疗。

(杨　雁　余学锋)

第十三章 水、电解质代谢失常

一、概　　述

人体细胞进行正常的代谢，依赖人体体液相对恒定的容量、溶质浓度、渗透浓度及酸碱度。正常成年男女体液总量分别占体重的60%及50%左右。细胞内液占体重的35%～40%或体液总量的2/3；细胞外液占体重的20%～25%或体液总量的1/3，其中血浆占体重的4%～5%，组织淋巴间液占体重的15%～20%。

溶质在体液中的分布，细胞内液主要是K^+、Mg^{2+}、HPO_4^{2-}、SO_4^{2-}与蛋白质；细胞外液主要是Na^+、Ca^{2+}、Cl^-、HCO_3^-，血浆中蛋白质含量明显高于组织淋巴间液，除此之外，两者的溶质成分十分相似。

每日水量的排出与摄入必须相等才可维持水代谢的平衡。每日水量的排出与摄入因人及环境而有较大差异，但是为满足机体代谢所必需的水量却大致相同（表13-1）。

表13-1　正常人每日水平衡状况

	排水量(ml)			摄入量(ml)	
	必需水	随意水		必需水	随意水
肺	400		内生水	350	
皮肤	500		食物水	750	
尿	650	1000	饮水	600	1000
粪	150				
共计	1700		共计	1700	1000
总计	2700		总计	2700	

人体每日摄入钠 70 ~ 200mmol，相当于氯化钠 4.2 ~ 12g。钠主要由尿（约占 90%）、粪、汗液中排出。钠平衡状态与血容量状态密切相关。钠平衡主要是通过调节肾小球滤过及醛固酮分泌影响钠的排出来实现的。

体液的渗透压以 mmol/L 为单位。血浆渗透压可用冰点渗透计测定。临床上一般可以从下列公式计算：

血浆渗透压（mmol/L）= 2[（Na^+ + K^+）（mmol/L）] + 葡萄糖（mmol/L）+ 尿素氮（mmol/L）

正常范围为 280 ~ 310mmol/L，低于 280mmol/L 或高于 310mmol/L，分别称为低渗或高渗血症。由公式可见，虽有多种因素影响血浆渗透压，但是 Na^+ 是起决定作用的成分。正常血浆中 Na^+ 浓度平均为 142mmol/L，占血浆阳离子总量的 92%，总渗透压的 90%。人体维持体液容量和渗透压的相对恒定，依靠口渴中枢、经垂体分泌抗利尿激素（antidiureric hormone，ADH）和肾脏这三个环节之间精确调节完成。血浆渗透压过高可使位于下视丘前侧部位的特殊感受细胞群脱水而引起口渴。“非渗透性刺激”也可引起口渴，即在血容量不足而血浆渗透压并不增高时，由于循环压力感受器受刺激，反之，口渴感消失，摄水减少。血浆渗透压上升或下降、循环容量及压力的下降与上升均可有效地增加或减少 ADH 分泌，同时通过肾素-血管紧张素刺激醛固酮分泌增多或减少，作用于肾远曲小管和集合管，使之增加或减少水分、Na^+、K^+ 的吸收，使尿液浓缩或稀释。

体液酸碱度的相对恒定，依靠以下三方面的协调来维持，按照调节反应的快慢分别是：①体液缓冲系统。②呼吸调节（肺排出 CO_2）。③肾脏重吸收 HCO_3^- 及排出 K^+。

二、水、钠代谢失常

体液中水和钠总是同时存在的。失水或水过多必然影响钠浓度，导致血浆渗透压改变；反之，失钠或钠过多又导致血容量的改变。在临床上常将水钠代谢失常分为容量障碍（失水和水过多）和渗透压调节障碍（低钠和高钠血症）两大类型。

失　水

人体内水分的排出量大于进水量，导致细胞外液减少而引起的一组临床综合征。

【病因及发病机制】

1. 高渗性失水：①因饮水困难或无淡水供应致摄入不足。②经皮肤或呼吸道丢失，如高温、发热、气管切开等。③经肾丢失，有两种情况：一是由尿崩症引起的单纯失水，有垂体性尿崩症及肾性尿崩症（包括先天性和后天性尿崩症）；二是由于使用各种脱水药治疗以及未控制好的糖尿病或长期鼻饲高蛋白饮食，致渗透性利尿引起的失水。④经胃肠道丢失而未补水，特点是水的丢失大于 Na^{+} 的丢失。血浆渗透压升高，细胞外液渗透压升高，而细胞内脱水，ADH 及醛固酮分泌增多，尿量减少，尿比重上升。

2. 等渗性失水：①最常见原因是从胃肠道丢失消化液，常伴有电解质与酸碱平衡失调。②大面积烧伤的早期。③反复大量放胸腔积液、腹水等。

3. 低渗性失水：①任何原因所致失水的治疗中补水过多。②经肾失水、失盐同时发生。常见于应用利尿药（如噻嗪类、呋塞米等）以及慢性肾功能减退者，残存肾单位内溶质负荷过重和肾间质损害者，尿液浓缩功能下降。特点是钠的丢失大于水的丢失。细胞外液渗透压降低，细胞内水肿，如血容量减少明显，可引起继发 ADH 和醛固酮分泌增多，尿量减少。否则可正常或稍多。

【诊断】

（一）检查项目

血钠、血钾、血糖、尿素氮、24 小时尿量、尿比重、尿钠、血红蛋白（Hb）、血细胞比容（HCT）、血细胞平均体积（MCV）。

（二）诊断

1. 病史：有引起失水的各种病因。

2. 临床表现：①轻度失水：失水量占体重的 2%（<3%），除

低渗性失水外，均感口渴。②中度失水：失水量占体重的3%～6%。口渴加重、烦躁、软弱、皮肤弹性减低、黏膜干燥、心率加快、尿最减少、血压偏低、可有直立性低血压。③重度失水：失水量占体重的6%以上。皮肤弹性明显减低、低血压甚至休克、氮质血症甚至急性肾功能衰竭，可有神经精神症状，表现为不同程度的意识障碍。

高渗性失水的临床特点是口渴、尿少、面部潮红，神经精神症状以幻觉、狂躁、谵妄为突出。

低渗性失水的临床特点是无口渴感而常有恶心、呕吐、四肢麻木、肌肉痉挛（以腓肠肌为明显）。神经精神症状以意识淡漠、晕厥、木僵以至昏迷为突出。

3. 实验室检查：①高渗性失水：血钠>145mmol/L，血浆渗透压>320mOsml/L，尿量减少而比重增高，尿钠增高或正常，MCV缩小，Hb上升。②等渗性失水：血钠及血浆渗透压正常，尿量减少，尿钠正常或减少。③低渗性失水：血钠<130mmol/L，血浆渗透压<280mmol/L。轻度失水尿量正常，中度和重度失水尿量减少，尿比重低，尿钠明显减少，MCV增大。

（三）诊断要点

1. 高渗性失水：血钠>145mmol/L、血浆渗透压>320mmol/L。
2. 低渗性失水：血钠<130mmol/L、血浆渗透压<280mmol/L。
3. 等渗性失水：血钠及血浆渗透压正常。

【治疗】

（一）补液总量

包括：①已丢失的液体量。②继续丢失的液体量。已丢失的液体量有四种计算方法：

1. 根据临床表现，按失水程度估计补液量。例如，体重为60kg的成年人，轻度失水（失水量占体重的2%）需补液1200ml；中度失水（3%～6%）需补液1800～3600ml；重度失水需补3600ml以上。

2. 依据体重减少量。例如，体重减少1.2kg，失水约为1200ml。

3. 根据血钠浓度估计，适用于高渗性失水状态，有三种方法：

(1) 所需补液量(ml)＝K×现有体重(kg)×(实测血清钠－正常血清钠)。

K：男性为4；女性为3；正常血清钠浓度为142mmol/L。

(2) 所需补液量(ml)＝正常体液总量－现有体液总量。

正常体液总量＝原体重×60%。

现有液总量＝正常血清钠÷实测血清钠×正常体液总量。

(3) 所需补液量(ml)＝(实测血清钠－正常血清钠)×体重×0.6÷正常血清钠。

4. 根据血细胞比容(HCT)估计，适用于低渗性失水状态。

所需补液量(ml)＝(实测HCT－正常HCT)÷正常HCT×体重(kg)×200

正常HCT为男性0.48，女性0.42。

继续丢失的液体量包括每日生理必需的液体量约1500ml和继续发生的病理丢失，如呕吐、肠迫引流液、大量出汗、肺呼出等。

（二）补液种类

1. 轻度失水：一般补充0.9%氯化钠溶液或复方0.9%氯化钠溶液，机体可通过自身调节功能纠正代谢紊乱。中度以上失水则应按失水类型补液。

2. 高渗性失水：可经口、鼻饲者直接补水。经静脉者，开始给予5%葡萄糖溶液静脉滴注，待血钠回降，尿比重降低，可静脉滴注5%葡萄糖0.9%氯化钠溶液。血浆渗透压>350mmol/L或血钠>150mmol/L者，初时可用0.45%氯化钠低渗液，以血钠下降每小时0.50mmol/L为宜，血钠降至140mmol/L为目的。以下配方可供参考：5%葡萄糖液1000ml+生理盐水500ml+5%碳酸氢钠液40ml。

3. 等渗性失水：以补充等渗溶液为主。常用的0.9%氯化钠溶液，其Na^+、Cl^-浓度均高于血浆，为避免引起高氯性酸中毒，可用0.9%氯化钠溶液1000ml，加入5%葡萄糖液500ml及5%碳酸氢钠100ml配成溶液，其中Na^+、Cl^-、HCO_3^-浓度与血浆近似。

4. 低渗性失水：以补充高渗性溶液为主。在上述等渗性失水所配的溶液中，将5%葡萄糖溶液500ml换成10%葡萄糖液250ml。如缺钠明显（Na^+<20mmol/L），需补充之。可按以下公式计算补钠量（mmol），按氯化钠1g含Na^+16.7mmol，即得出所需氯化钠量。

（1）补钠量=（142mmol/L-实测血清钠）×体重（kg）×0.2。

（2）补钠量=（125mmol/L-实测血清钠）×体重（kg）×0.6。

0.2×体重：细胞外液量；0.6×体重：体液总量。

（三）补液途径和速度

轻度失水而又能口服或鼻饲的患者，一般以消化道补液为首选；中、重度失水需经静脉补给。补液速度原则是先快后慢，一般在开始4～8小时内输入补液总量的1/3～1/2，其余1/2～2/3在24～48小时内补足，并根据病情及心肺肾功能予以调整。在补液过程中，以血压、脉搏、呼吸、皮肤弹性、尿量、血尿实验室检查结果作为衡量疗效的指标。

水过多和水中毒

水过多指水在体内积聚过多，以致细胞外液量增加、血浆渗透压下降所引起的一组临床综合征。如过多的水进入细胞内，使细胞内水亦过多，可引起水中毒。

【病因及发病机制】

以下情况如不限制水摄入时，均可能发生水过多。

（一）ADH过多

1. ADH代偿性分泌增多：出血、休克、心功能不全及心脏压塞等，导致循环血容量及压力的下降可刺激左心房、颈动脉窦及主动脉弓感受器，反射性引起ADH分泌增加。

2. ADH不适当分泌过多：①应激状态，如剧痛、创伤、手术等。②脑部炎症、肿瘤、外伤、手术、脑血管病变、急性精神病等。③药物刺激：降糖药甲苯磺丁脲、氯磺丙脲，止痛药吗啡、哌替啶（度冷丁），抗癌药环磷酰胺、长春新碱，利尿药氢氯噻嗪，镇痛药巴比妥类，全身麻醉药以及乙酰胆碱和拟胆碱能药。

④肺部感染、肺不张、气胸、支气管哮喘及加压呼吸可致肺静脉回流减少,刺激容量感受器。⑤癌肿,如肺癌、胰腺癌、恶性淋巴瘤等。⑥甲状腺功能减退。

以上均可刺激下丘脑分泌 ADH 过多。

3. ADH 用量过多:尿崩症治疗中,ADH 用量过多或用后入水量过多。缩宫素有类似作用,但较弱。

（二）肾排水功能减低

急性肾功能衰竭少尿期、慢性肾炎末期、严重充血性心力衰竭、肝硬化腹腔积液、肾病综合征、长期低盐饮食或使用利尿药而摄水未适当限制。

（三）肾上腺皮质功能减退症

皮质醇减少对 ADH 反馈抑制减弱,也使肾小球滤过率减低和肾髓质血流量下降。

【诊断】

（一）检查项目

血钠、血钾、血浆渗透压、尿量、尿比重、尿钠、Hb、HCT、红细胞平均血红蛋白浓度(MCHC)。

（二）诊断

1. 病史:有引起 ADH 分泌过多、肾排水功能减退及肾上腺皮质功能减退诸因素而又补水过多的病史。

2. 临床表现:①慢性水过多及水中毒:轻者仅有体重增加。当血浆渗透压低达 260mmol/L(血钠 125mmol/L)时,患者可有疲乏、嗜睡及食欲减退、恶心呕吐、皮肤湿润及肿胀感。血浆渗透压低达 240mmol/L(血钠 115 ~ 120mmol/L)时,头痛、焦躁不安、唾液及泪水增多,腱反射减弱甚至消失,血浆渗透压低达 230mmol/L(血钠 110mmol/L)时,可有偏瘫、惊厥和昏迷。神经精神症状明显者,称为水中毒。②急性水过多及水中毒:起病急,主要由脑水肿所致。可有各种神经精神表现直到脑疝发生,可伴肺水肿及软组织水肿,本症与低钠的程度及持续时间密切相关。

3. 实验室检查:血浆渗透压低达 280mmol/L、血钠低达

135mmol/L,甚至更低,尿钠低但>20mmol/L,血钾、氯及血浆白蛋白、Hb、HCT、MCHC 均降低,MCV 增大,尿比重低。

（三）诊断要点

1. 有水过多的病史及临床表现。

2. 血浆渗透压、血钠下降,但尿钠>20mmol/L,Hb、HCT、MCHC 均减低。

【鉴别诊断】

与低渗性失水相鉴别:低渗性失水可有低钠血症及血浆渗透压下降,但是因其细胞外液容量不足,Hb、HCT、MCHC 增加尿钠明显减少,尿比重下降较少。

【治疗】

轻症者,禁水,进干食,每日可失水约 1500ml,多可自行恢复。重症者(如惊厥、昏迷时)应立刻纠正低渗状态。可慎用高渗溶液。例如,用 3% 氯化钠溶液,一般剂量每千克体重 5 ~ 10ml。紧急时可先按每小时血钠上升 1 ~ 1.5mmol/L 的速度,静脉输入 3% 氯化钠液,迅速提高血钠 5 ~ 10mmol/L,症状稳定后以每小时血钠上升不超过 0.5mmol/L 的速度继续输入,直到血浆 Na^+ 达 120mmol/L。此后应在数天内使血钠逐渐恢复正常。在输入 3% 氯化钠溶液过程中,如出现血容量过多、心肺功能不全时,应立刻使用袢利尿药呋塞米,20 ~ 60mg,每日分 3 ~ 4 次口服;重症者可 20 ~ 80mg,每 6 小时静脉注射。脑水肿时应使用地塞米松及脱水药。此外,应注意补钾、纠酸及抗惊厥。

低钠血症

血清钠<135mmol/L 称为低钠血症。血清钠只反映血浆中钠浓度,不代表制内总钠量的水平。

【病因及发病机制】

1. 缺钠性低钠血症:常与低渗性失水同时发生,主要由于体液丢失时失钠多于失水。大剂量利尿药及肾上腺皮质功能减退为常见病因。选择性醛固酮分泌不足也可导致之。

2. 稀释性低钠血症:由于慢性心力衰竭、肝硬化腹腔积液、肾病综合征等,有效血容量下降,致ADH和醛固酮分泌增多,水过多,血钠下降。缺钾可致钠入细胞内而引起本症。

3. 消耗性低钠血症:见于慢性消耗性疾病晚期,原因不明。血钠下降程度轻。

【诊断】

1. 检查项目:血钠、血钾、血浆渗透压、尿比重、尿钠、Hb、HCT、MCV、MCHC。

2. 诊断:需结合病名、临床表现和实验室检查来判断。缺钠性低钠血症和稀释性低钠血症的诊断参见“低渗性失水”和“水过多”节。消耗性低钠血症仅有原发病表现,无低钠引起的症状。

3. 诊断要点:血钠<135mmol/L。

【鉴别诊断】

三种低钠血症之鉴别主要在于病因、临床表现及实验室特点综合判断。参见“低渗性失水”和“水过多”。

【治疗】

缺钠性低钠血症和稀释性低钠血症的治疗参见低渗性失水和水过多。消耗性低钠血症的治疗在于原发病处理。

高钠血症

血钠>145mmol/L称为高钠血症。

【病因及发病机制】

1. 浓缩性高钠血症:见于各种原因引起的高渗性失水。

2. 潴钠性高钠血症:见于皮质醇增多症、原发性醛固酮增多症或用11-去氧皮质酮治疗时。后者可能与皮质激素潴钠有关。心、肝、肾功能不全而给钠过多也可引起之,但因有水潴留,血钠升高不明显。

【诊断】

1. 检查项目:参见“高渗性失水”节。

2. 诊断:浓缩性高钠血症主要表现为高渗性失水综合征,其临床表现及实验特点见“高渗性失水”节。急性高钠血症比缓慢发展的高钠血症的症状要明显。

3. 实验室检查:血钠>145mmol/L。

4. 诊断要点:血钠>145mmol/L。

【鉴别诊断】

主要对高血钠症的原因及类型做鉴别。

【治疗】

参见“高渗性失水”节。

三、钾代谢紊乱

正常人体钾总量约为每千克体重 50mmol。细胞外液钾占总钾量的 2%,血清钾仅占总量的 0.3%。正常血清钾浓度为 3.5~5.5mmol/L。钾代谢平衡包括:①体内外平衡:即摄入与排出之间平衡。正常人每日排钾 75~100mmol(相当于 3~4g 钾),其中 85% 由肾脏排出,10% 从粪排出,唾液排出 5%。必须由食物摄入来补充。②细胞内外平衡:依赖细胞膜上的“钠泵”通过耗能过程,排钠潴钾来实现。血钾水平的恒定由多种机制综合决定,其中肾脏是调节血钾的主要器官。

低钾血症和钾缺乏

血清钾<3.5mmol/L 称为低钾血症。总体钾减少或因稀释或向细胞内转移均可引起之。钾缺乏指机体总钾量减少。

【病因及发病机制】

(一) 摄入不足

慢性消耗性疾病者,机体钾储备量减少如进食减少可引起。饮食显著减少 2 周以上,未能补钾或每日摄入不足 3g 钾时可出现。

(二) 损失过多

1. 胃肠失钾:长期大量的呕吐、腹泻、胃肠引流等。肠液含钾 6~7mmol/L,腹泻时粪便中含钾可达 50~60mmol/L,因而引起失钾。

2. 肾失钾:①使用排钾利尿药。②肾上腺盐皮质激素分泌过多包括原发性醛固酮增多症、库欣病、肾动脉狭窄导致的高肾素状态。③慢性肾盂肾炎。④肾小管酸中毒。⑤急性肾功能不全多尿期。⑥酮症酸中毒时使用大剂量青霉素族药物,酮体、青霉素使肾小管腔负电增加,排钾增多。

3. 透析、烧伤及大量放腹腔积液失钾。

(三)细胞内转移

剧烈运动后休息,胰岛素、儿茶酚胺、碱中毒及低钾周期性瘫痪可引起钾向细胞内转移。

【诊断】

(一)检查项目

血钾、24 小时尿钾、心电图。

(二)诊断

1. 病史:钾摄入不足、丢失过多及向细胞内转移史。

2. 临床表现:①神经肌肉系统:可有乏力、肢体瘫软甚至呼吸肌、膈肌麻痹等不同程度的肌无力。肌张力降低、腱反射减弱或消失,感觉障碍少见。神经肌肉应激功能与血钾浓度正相关,与细胞内外钾比值呈负相关,血钾下降越快越多,细胞内外钾比值越大,麻痹越严重。相反若细胞内外钾比值很小,则尽管严重低钾血症或钾缺乏,麻痹可以很轻。②循环系统:血钾浓度与心肌应激性呈负相关。血钾过低可导致心律失常,轻者为心率增快及房性、室性期前收缩;严重者可有室性心动过速、心室扑动或颤动、导致阿-斯综合征。典型心电图表现:T 波低平、增宽,QT 间期延长,出现 U 波,逐渐升高超过同导联 T 波。重者 T 波可倒置,ST 段下降>0.05mV。在胸前导联 V_5 显示最明显。低钾可有周围血管扩张,舒张压下降。③泌尿系统:缺钾超过 4 周可导致近曲、远曲小管细胞空泡变性、肾间质纤维化、浓缩功能下降、多尿、低比重尿。肾小管上皮细胞缺钾可致 Na^+ 与 H^+ 交换加强,H^+、Cl^- 排出及 Na^+、HCO_3^- 回吸收均增多,形成低钾、低氯性碱中毒,而尿液呈酸性。缺钾性肾病可有蛋白尿、透明或颗粒管型。④消化系统:厌食、腹胀,肠蠕动减弱,可有麻痹性肠梗阻。⑤中枢神经系统:精神不振、嗜睡以至意识不清及昏迷。

3. 实验室检查:血钾<3.5mmol/L,24 小时尿钾<20mmol/L。若为肾性失钾,则 24 小时尿钾>25mmol/L。

4. 诊断标准:低钾血症:血清钾<3.5mmol/L。

【鉴别诊断】

尿钾测定对区分失钾是肾源性抑或肾外性有帮助。胃肠失钾,24 小时尿钾多在 20mmol/L 以下。肾性失钾是指血钾<3.5mmol/L 时,24 小时尿钾>30mmol/L;血钾<3.0mmol/L 时,24 小时尿钾>25mmol/L。检查血浆肾素和醛固酮有助于区分是原发性还是继发性醛固酮增多症。

【治疗】

1. 给予含钾丰富食物,如肉、青菜、水果、豆类等。

2. 轻度失钾:血清钾在 3.0 ~ 3.5mmol/L。可补钾约 100mmol(相当于氯化钾 8.0g)。可用 10% 氯化钾溶液 30 ~ 40ml 每日分 3 次口服,分 2 天服完。

3. 中度失钾:血清钾在 2.5 ~ 3.0mmol/L。可补钾约 300mmol/L(相当于氯化钾 24g)。一般每日补钾不超过 200mmol/L(15g 氯化钾),可在 2 ~ 3 日内补完。

4. 重症失钾:血清钾 2.0 ~ 2.5mmol/L。可补钾约 500mmol(相当于氯化钾 40g)。需静脉补钾。补钾浓度:以氯化钾 1.5 ~ 3.0g/L 或含钾 20 ~ 30ml 加入 5% ~ 10% 葡萄糖液 1000ml(钾浓度为 20 ~ 40mmol/L)中缓慢滴注,以每小时不超过 40mmol 为宜。口服困难者也须静脉补钾。

5. 严重低钾者,如合并低血镁和碱中毒,低钾则难以纠正,如同时补镁纠正碱中毒,则可迅速纠正低钾血症。一般每日用 10% ~ 25% 硫酸镁 2.5 ~ 5.0g 加入 5% 葡萄糖盐水 500ml 中,或与钾盐同时加入液体中静脉滴注。

6. 24 小时尿量>700ml 或每小时尿量>30ml 时补钾是安全的。一般需补钾 4 ~ 6 天,严重者 10 ~ 20 天才可纠正。

高 钾 血 症

血清钾>5.5mmol/L 时称为高钾血症,除因细胞内外钾转移而致高钾血症外,高钾血症还常反映总体钾过多。

【病因及发病机制】

(一) 钾过多性高钾血症

1. 排钾困难:见于各种肾功能不全伴少尿、尿闭;盐皮质激素减少;使用了潴钾利尿药。

2. 摄入钾过多:补钾过多、过快,或大量使用含钾多的药物(如青霉素钾盐),或输入大量库存血。

(二) 转移性高钾血症

见于严重失水者。

【诊断】

(一) 检查项目

血钾、心电图。

(二) 诊断

1. 病史:有引起血钾上升的各种原因,如肾功能不全、溶血、休克等。

2. 临床表现:①神经肌肉症状:细胞外钾浓度上升致静息电位下降,可出现肌肉无力、酸痛(下肢首先发生症状);手足、口唇麻木。其表现与低钾血症不易区别。②心血管症状:心动过缓,传导阻滞以至室性期前收缩、室颤,甚至心搏骤停。体检可见心浊音区扩大、心音遥远。血压早期稍上升,晚期降低,可有休克。心电图:血清钾>6.0mmol/L 时,早期胸前导联 T 波高尖、基底狭窄、QT 间期缩短。当血钾>8.0mmol/L 时,P 波消失、R 波峰低、QRS 增宽,转变为正弦波,最后窦性停搏。③消化道症状:恶心、腹胀与肠麻痹表现。

3. 实验室:血钾>5.5mmol/L。

4. 诊断要点:高钾血症:血清钾>5.5mmol/L。

【鉴别诊断】

1. 碱中毒掩盖高血钾症状并影响心电图改变;高镁血症

可发生类似高血钾的心电图表现；心室肥大、心肌缺血、心包炎、洋地黄中毒、束支传导阻滞可掩盖高血钾的心电图变化。

2. 抽血时试管内溶血，未松开止血带或手臂屈伸、握拳过多，重度血小板或白细胞增多，可使血清钾测定结果增高造成“假性高钾血症”。

【治疗】

1. 轻度高血钾者除去病因，限钾饮食。

2. 血钾>6.0mmol/L，或有神经肌肉症状，或心电图有典型高血钾表现者，需紧急处理。

其方法为：

(1) 促进钾进入细胞内：用11.2%乳酸钠液40ml或5%碳酸氢钠液80～100ml于5分钟内静脉缓慢注射，观察后继以乳酸钠60～100ml，或5%碳酸氢钠液100～200ml静脉滴注；10%葡萄糖液500ml，按3～4g葡萄糖用1个单位胰岛素的比例加入普通胰岛素，充分混匀，静脉滴注；0.9%盐水500ml静脉滴注。

(2) 利用钙对钾的拮抗作用：常用10%葡萄糖酸钙10～20ml，加25%～50%葡萄糖液等量稀释，静脉滴注。一般在数分钟内起作用，维持不足1小时。可1日内数次使用。

3. 排钾措施

(1) 肠道排钾：降钾树脂(环钠树脂)口服，15～20g/次，2～3次/日，如同时加入25%山梨醇100ml，可减轻便秘，但有腹胀、腹泻；也可以用降钾树脂25～50g加入温水或0.5%山梨醇液100～200ml中保留灌肠，时间0.5～1小时，每日2～3次。

(2) 肾排钾：高钠饮食、排钾利尿药、盐皮质激素等，可按具体情况选用。

(3) 透析疗法：血液透析和腹膜透析均可选用。特别适用于肾功能不全且排钾有困难者。

四、镁代谢紊乱

正常血清镁浓度为0.7～1.25mmol/L。镁主要储存于细胞内,其含量仅次于钾,为细胞内第二重要阳离子。血清镁仅占总镁量的1%,其浓度并不一定能反映总量,但低镁血症可能常与镁缺乏症并存。

低镁血症

血镁<0.7mmol/L时称为低镁血症。

【病因及发病机制】

1. 长期禁食、厌食而摄入不足。

2. 长期腹泻、胃肠引流、广泛肠切除后,镁丢失过多。

3. 肾失镁:包括多种利尿药(除保钾利尿药外)的使用;多种肾脏病引起的多尿失镁;某些内分泌疾病,如原发性或继发性醛固酮增多症、甲旁亢术后、甲亢以及糖尿病酮症酸中毒等所致的失镁。

【诊断】

(一)检查项目

血镁、血钙、尿镁、心电图。

(二)诊断

1. 病史:有长期禁食、腹泻、利尿药使用等失镁因素。

2. 临床表现:①神经肌肉系统:手足搐搦、肌肉震颤、反射亢进常见,不少患者同时有性格改变,出现淡漠、抑郁,可合并甲状旁腺分泌减少及血钙过低。Chvostek征和Trousseau征阳性。表现与缺钙相似,但是只补钙治疗无效,必须同时补镁才有效。②心血管系统:心动过速及心律不齐常见。可出现室性期前收缩、窦性心动过速及心室颤动。心电图常为QT间期延长以及ST段降低,T波增宽、低平、倒置。由于常同时合并钾、钙紊乱,故心电图表现无特征性。

3. 实验室检查:血镁浓度<0.7mmol/L;24小时尿镁排出量<1.5mmol/L。

4. 诊断标准:血镁<0.75mmol/L;24小时尿镁1.5mmol/L;镁保留试验:按每千克体重0.25mmol/L,在6小时内静脉滴注完毕,测补镁前后24小时尿镁的排泄量,如存在80%左右的镁

保留，则可以诊断镁缺乏症。

【鉴别诊断】

缺镁常与失钾、失钙并存。24小时尿镁<1.50mmol/L有助于镁缺乏症诊断。如有可疑时，可使用10%硫酸镁溶液20～30ml加入5%葡萄糖液500ml中静脉滴注1～2小时，症状缓解可作为辅助诊断。

【治疗】

一般情况下成年人可按每千克体重每天补镁为0.20mmol/L。数日方可纠正缺镁。口服葡萄糖酸镁(0.5g含镁1.20mmol/L)1.5～2.0g，每日3次，或10%硫酸镁溶液10ml(含镁4.0mmol/L)深部肌内注射，每日2～3次，或加入液体中静脉滴注。

紧急情况下(抽搐、心律失常)须立即补镁溶液8～16mmol/L(50%硫镁溶液4～8ml)，加入5%葡萄糖液100～200ml中，快速滴入，治疗中监测血镁及心电图。然后按每千克体重补镁0.5mmol/L(24小时内)，肌内注射或静脉滴注。第二天如症状控制，按上述一般情况继续补镁数日。

高血镁症

血镁>1.5mmol/L时称为高血镁症。

【病因及发病机制】

此症很少发生，主要是急性或慢性肾功能衰竭时摄入镁过多(如口服制酸剂)。肾上腺皮质功能不足以及医源性摄入镁制剂过多。

【诊断】

(一) 检查项目

血镁、心电图。

(二) 诊断

1. 病史：有肾功能不全、肾上腺皮质功能减退症而又需要补镁或服用含镁制剂时，要提高对本症的警惕。

2. 临床表现：可有肌无力甚至瘫痪，严重时可出现昏迷；腱反射减退或消失；心电图显示 PR 间期延长，室内传导阻滞，甚至可使心脏在舒张期停跳。

3. 实验室检查：血镁浓度>1.5mmol/L。

【诊断标准】

血镁浓度>1.5mmol/L。

【治疗】

1. 针对病因处理，小心使用镁剂。

2. 有心血管症状者可立即用 10% 葡萄糖酸钙 10～20ml 静脉注射。

3. 透析（血透析或腹腔透析）为最有效的方法。

（邵诗颖）

第十四章　酸碱代谢紊乱

正常人体血液中 pH 恒定在 7.35 ~ 7.45 范围内,平均为 7.4。维持此致 pH 恒定靠两个机制:一是依靠体内缓冲系统,通过肺的调节,使体液 H^+浓度处于十分恒定的极低浓度;另一种是依靠肾脏调节碳酸氢的重吸收及排泄酸或碱,来达到酸碱平衡。

一、代谢性酸中毒

体内固定酸过多或碳酸氢盐丢失过多引起的病理生理过程为代谢性酸中毒。

【病理及发病机制】

1. 酸性物质过多:氯化铵、钾盐和 0.9% 氯化钠溶液过多时可致高氯性酸中毒;糖尿病、饥饿时酮体过多、高热、休克、严重感染等可致乳酸过多;摄入过多,如乳酸、甲醇等。

2. 碱性物质丢失:腹泻、肠瘘、胃肠减压可丢失大量碱性胃肠液(HCO_3^- 的含量可高达 40 ~ 60mmol/L);肾性丢失,如近段肾小管酸中毒导致的 HCO_3^- 吸收减少;使用碳酸酐酶抑制药。

3. 酸性物质排出减少:急慢性肾功能不全、梯度缺陷型远段肾小管酸中毒、使用保钾利尿药等使磷酸盐、硫酸盐等非挥发酸排出减少,肾小管分泌 H^+,合成氨及重吸收 HCO_3^- 均减少。

【诊断】

(一)检查项目

血 pH、CO_2CP、PCO_2、标准碳酸氢盐(standard bicarbonate, SB)、实际碳酸氢盐(actual bicarbonate, AB)、碱剩余(base excess, BE)、碱缺失(base deficit, BD)、缓冲碱(buffer base,

BB)、Na^+、K^+、Cl^-、酮体、乳酸及阴离子间隙(anion gap,AG)。

（二）诊断

1. 病史:有休克、糖尿病、腹泻、肾功能不全等疾病。

2. 临床表现:轻者无症状。重症呼吸深大而较快,疲乏无力、恶性呕吐、头昏甚至昏迷。心肌收缩力明显下降,心功能不全及血压下降。

3. 实验室检查:确诊靠下列检查:PCO_2、pH、HCO_3^-、SB、AB、BE、BB均减低。AG正常或增加分别代表不同类型的代谢性酸中毒。

【鉴别诊断】

需与各种导致昏迷、休克、呼吸困难的疾病相鉴别。代谢性酸中毒确诊后需要鉴别原发病,测定AG对此有帮助。AG是除了Na^+、HCO_3^-、Cl^-以外,未测定的阴离子(包括磷酸盐、硫酸盐、乳酸、酮酸、白蛋白)和未测定的阳离子(Mg^{2+}、Ca^{2+})的差数,临床上实际用下列公式计算:$AG = Na^+ - HCO_3^- + Cl^-$。

AG的正常均值为12mmol/L(8～16mmol/L)。代谢性酸中毒有高AG型和正常AG型,常由各种不同病因所致(表14-1)。

表14-1 AG与代谢性酸中毒的病因

高AG型	正常AG型
肾功能衰竭	HCO_3^-丢失过多
酮症酸中毒	肠瘘、腹泻、胃肠减压
乳酸性酸中毒	使用泻药或碳酸酐酶抑制药
休克、感染、呼衰、	HCO_3^-合成障碍
心搏骤停、CO中毒	低肾素低醛固酮血症
恶性肿瘤	梯度缺陷型远段肾小管酸中毒
药物与毒物中毒	电压依赖性肾小管酸中毒
双胍类降糖药	长期用螺内酯等
异烟肼、甲醇中毒	酸性盐类过多
水杨酸中毒	氯化铵、精氨酸、赖氨酸摄入过多、输尿管乙状结肠吻合术

血 pH<7.35 或正常(代偿期),PCO_2<4.7kPa,[HCO_3^-]<22mmol/L,SB、AB 均减低,BD<-2.3mmol/L,BB<45mmol/L,AG 正常或>16mmol/L。

【治疗】

1. 积极治疗原发病。

2. 输入足量电解质溶液及对症对因处理:肾性代谢性酸中毒,当 HCO_3^-<15mmol/L 时,可口服碳酸氢钠片 1g/次,每日 3 次,使 HCO_3^- 维持在 20mmol/L 左右;糖尿病酮症酸中毒时,一般不要补碱。只有当 pH<7.1 时,需适量补碱。因为,过早过多使用碱性药物无助于改善酮症酸中毒,而可能造成代谢性碱中毒,削弱玻尔(Bohr)效应及加重神经系统症状。

3. 碱性药物的使用:轻度代谢性酸中毒可口服碳酸氢钠片 1g/次,每日 3~4 次。中度至重度代谢性酸中毒应静脉补充。可以根据所需要的补液量的多少来决定选用 1.5% 或是 5% 的碳酸氢钠液。在紧急情况下,有没有血气分析可供参考时,所需补碱量按每千克体重用 5% 碳酸氢钠 0.5ml,可提供结合力 1mol/L。11.2% 乳酸奶按每千克体重 1~1.5ml,用 5% 葡萄糖液或注射用水稀释成 1/6 的等渗溶液后静脉滴注。如有血气分析,BD 负值直接反映碱缺失,按 BD 指计算补碱量比较可靠和准确。

所需补碱量(mmol)=[-2.30-(实测 BD 值)]×0.25×体重(kg)。

根据所需补碱量,按以下公式求出碳酸氢钠量(ml):

所需 1.5% 碳酸氢钠量(ml)= 所需补碱量÷178×1000(1.5% 碳酸氢钠含 HCO_3^- 178mmol/L。5% 碳酸氢钠可按此折算)。

11.2% 乳酸钠溶液 1ml 相当于补碱量 1mmol,可依据上述公式直接求出 11.2% 乳酸钠溶液的毫升数。该溶液在严重缺氧、肝肾功能不全及乳酸性酸中毒时不宜使用。

从公式估算的补碱量未必符合实际需要,一般先给 1/3~1/2,然后根据病情和 HCO_3^- 及 BD 指调整用量,一般以使 CO_2

结合力(CO_2CP)恢复到20mmol/L、pH为7.2为宜。HCO_3^-/H_2CO_3达到平衡的时间要12～24小时。因此,纠正代谢性酸中毒时过快或过敏均不宜。

(邵诗颖)

二、代谢性碱中毒

体液H^+丢失及(或)HCO_3^-含量增多引起的病理生理过程为代谢性碱中毒。临床上较为少见。

【病因及发布机制】

1. 胃液丢失过多时,HCl大量丧失,体内HCO_3^-含量相对过高。在血容量不足时,肾脏重吸收钠和HCO_3^-也增多。

2. 低钾血症,H^+转移至细胞内,细胞内酸中毒造成肾小管细胞排H^+增多。缺钾时肾小管$NaHCO_3$重吸收增加,多伴有缺氯且缺氯可加强这一过程。产生缺钾代谢性碱中毒。

3. 利尿药的使用,抑制肾远曲小管对Cl^-、Na^+的吸收,伴K^+排出增多。如果造成血容量减少,可使醛固酮分泌增加。

4. 碱性物质过多,体内生成HCO_3^-过多或输入碱性药物过多。

5. 高碳酸血症后碱中毒、慢性呼吸性酸中毒,肾小管重吸收HCO_3^-增多,同时伴有失Cl^-、失水。改善通气后,PCO_2迅速下降而HCO_3^-在体内滞留。

6. 原发或继发性醛固酮增多症、皮质醇增多症、Bartter综合征等,肾小管Na^+重新吸收及泌H^+、泌K^+增多。尿氯>20mmol/L。补给0.9%氯化钠溶液后碱中毒不能被矫正,又称对氯无反应的碱中毒。

【诊断】

(一)检查项目

血pH、尿pH、PCO_2、HCO_3^-、CO_2CP、SB、AB、BD、BE、血钾、钠、氯、钙、尿氯测定。

（二）诊断

1. 病史：有胃液丢失，长期使用利尿药，摄入碱性药物过多等。

2. 临床表现：呼吸浅慢，面部及四肢肌肉小抽动乃至手足搐搦，口周及手足麻木、软瘫、组织缺氧引起的头晕及躁动等。

3. 实验室检查：血 pH、PCO_2、HCO_3^-、AB、SB、BB、BE 值增大。CO_2CP 上升。血钾、血氯降低，尿氯 < 10mmol/L 或尿氯>20mmol/L。

4. 诊断标准：血 pH>7.45（失代偿期）或正常（代偿期）、PCO_2 > 6.0kPa（45mmHg）、SB > 26mmol/L、BB > 55mmol/L、BE >2.3mmol/L、尿液分析呈碱性；如缺钾则呈酸性。尿氯 <10mmol/L。对氯无反应的碱中毒，尿氯>20mmol/L。

【鉴别诊断】

确诊代谢性碱中毒后，结合病史、血气分析及血尿电解质，鉴别引起代谢性碱中毒的原发病；另外，鉴别低氯性碱中毒和对氯无反应的碱中毒。前者见于各种血容量不足、失钾、失氯引起的碱中毒，尿氯<10mmol/L，补给 0.9% 氯化钠溶液后碱中毒可矫正。后者见于醛固酮增多的内分泌疾病，尿氯>20mmol/L，补给含氯溶液无助于矫正碱中毒。

【治疗】

1. 积极预防和治疗原发病。

2. 轻症及中度程度碱中毒，只需补充足量 0.9% 氯化钠溶液即可纠正。失钾、失氯者需补充氯化钾。对氯无反应的碱中毒以补充钾和治疗原发病为主。

3. 重症者除上述措施外，可予氯化铵 1 ~ 2g，每日 3 次，口服。按每千克体重用 2% 氯化铵 1ml 可降低 CO_2 结合力 0.45mmol/L（1Vol%），也可把 5% 葡萄糖液稀释成 0.9% 氯化铵液，分 2 ~ 3 次静脉滴注。肝功能损害者可选用谷氨酸钾或谷氨酸钠。左心功能不全者可用 0.1% ~ 0.2% 的稀盐酸注射。10% 的盐酸 20ml 约等于氯化铵 3g，稀释 40 倍后每日分 4 ~ 6 次口服。严重肾功能不全可血液透析或腹膜透析。

（邵诗颖）

三、呼吸性酸中毒

由于挥发酸生成过多或排出障碍，导致血 PCO_2 上升，H_2CO_3 增多、pH 下降的病理生理过程为呼吸性酸中毒。

【病因及发布机制】

凡造成肺通气、弥散和肺循环功能障碍的疾病均可导致呼吸性酸中毒。

1. 呼吸中枢抑制：颅脑外伤、肿瘤、感染、麻醉药、镇静药过量等。

2. 肺和胸廓疾患：慢性阻塞性肺疾病、溺水窒息、咯血导致气道阻塞、肺水肿、胸廓活动受限以及引起呼吸机麻痹的神经系统疾病。

【诊断】

（一）检查项目

PCO_2、pH、CO_2CP、SB、AB、BB、BE。

（二）诊断

1. 病史：呼吸性酸中毒多有明显的肺、胸廓、中枢神经系统疾病及使用抑制呼吸中枢药物的病史。

2. 临床表现：继续呼吸性酸中毒表现为发绀、气促和意识障碍、呼吸不规则、脑水肿、脑疝、乳酸性酸中毒及高钾血症。多因中枢抑制或气道阻塞所引起。慢性呼吸性酸中毒常见于慢性阻塞性肺疾病，临床常为原发病掩盖，可因肺部感染或外科手术后产生急性呼吸性酸中毒。

3. 实验室检查：急性者血 pH 迅速降低，PCO_2 升高、SB 正常、AB>SB、BE 减少。慢性者 PCO_2 上升，AB>SB、CO_2 结合力上升，血 pH 偏低或正常。

4. 诊断标准

（1）急性呼吸性酸中毒：$pH < 7.35$、$PCO_2 > 6.0kPa$（45mmHg）、SB 正常、AB>SB、BD<-2.30mmol/L。PCO_2 每上升 1.30kPa（9.75mmHg），HCO_3^- 增加约 1mmol/L。

如果超出了该范围，有以下两种情况：①HCO_3^-<22mmol/L，则为合并有代谢性酸中毒；②若 HCO_3^->30mmol/L，则为合并有代谢性碱中毒。

(2) 慢性呼吸性酸中毒：pH<7.35 或(代偿期)、PCO_2>6.0kPa(45mmHg)、SB>26mmol/L、AB>SB、BE>2.30mmol/L。

【鉴别诊断】

1. 对本症的原发病要进行鉴别。

2. CO_2 结合力增高要与代谢性碱中毒鉴别。

【治疗】

1. 治疗原发病，保持呼吸道畅通，适当的低流量氧吸入。

2. 有高钾血症和心室颤动者，静脉给予5%碳酸氢钠，同时需进行心肺复苏。

3. 呼吸中枢抑制者可给予呼吸兴奋药。

(邵诗颖)

四、呼吸性碱中毒

由于失去过多 CO_2 导致的病理生理变化为呼吸性碱中毒。

【病因及发布机制】

1. 呼吸中枢由于颅脑疾病、药物(如水杨酸)中毒、肝昏迷、革兰阴性菌败血症、癔症等刺激而引起过度通气，CO_2 排出过多。

2. 肺部疾病、充血性心力衰竭、严重贫血、高空缺氧导致低氧血症，通过反射机制引起换气过度。

3. 呼吸机使用不当引起的过度通气。

【检查与诊断】

(一) 检查项目

血 pH、PCO_2、HCO_3^-、BE、CO_2CP。

(二) 诊断

1. 病史：有各种导致肺通气增强，致使 CO_2 排出过多，而

使 CO_2 下降的疾病。

2. 临床表现:由于碱中毒致神经肌肉兴奋性增高,导致四肢及口唇麻木,肌肉颤动,严重者可有抽搐、脑血管痉挛及意识障碍。

3. 实验室检查:PCO_2 降低,血 pH 上升,CO_2 结合力下降。

4. 诊断标准

(1) 急性呼吸性碱中毒:PCO_2<4. 67kPa(35mmHg),血 pH >7. 45,AB<SB,BB、BE 正常。

(2) 慢性呼吸性碱中毒:PCO_2<4. 67kPa(35mmHg)或正常(完全代偿),pH 多在正常范围,AB<SB,BB、BE 负值增大。

【鉴别诊断】

1. 结合病史鉴别发生呼吸性碱中毒的原发病。

2. 结合血气分析,与 CO_2 结合力减低的代谢性酸中毒相鉴别。

【治疗】

1. 轻度呼吸性碱中毒可随原发病的治疗而逐渐恢复。

2. 过度通气者可给予含 5% CO_2 的氧气吸入。

3. 癔症或精神紧张易激动者,可用纸袋再呼吸法,用以增加 PCO_2。

(邵诗颖)

参 考 文 献

廖二元. 2012. 内分泌代谢病学. 第 3 版. 北京:人民卫生出版社

中华医学会妇产科学分会内分泌学组. 2008. 多囊卵巢综合征的诊断和治疗专家共识. 中华妇产科杂志,7:553 ~ 554

中华医学会内分泌学分会. 2007. 中国甲状腺疾病诊疗指南

中华医学会糖尿病学分会. 2010. 中国 2 型糖尿病防治指南

Bilezikian JP, Khan AA, Potts Jr JT. 2009. Guidelines for the management of asymptomatic primary hyperparathyroidism: summary statement from the third international workshop. J Clin Endocrinol Metab, 94:335 ~ 339.

David G. Gardner, Dolores M. Shoback. 2011. Greenspan's Basic & Clinical Endocrinology. 9th edition. New York: McGraw-Hill Education

DH Ellison, T Berl. 2007. The syndrome of inappropriate antidiuresis. N Engl J Med, 356(20):2064 ~ 2072

Endocr Practs. 2011. AACE Acromegaly Guideline

Endocr Practs. 2009. Guidelines for use of growth hormone in clinical practice, 15:1 ~ 29

Felipe F. 2006. Guidelines of the pituitary society for the diagnosis and management of prolactinomas. Clinical Endocrinology, 65:265 ~ 273

Fred F. Ferri. 2010. Practical Guide to the Care of the Medical Patient. 8th edition. Berlin: Mosby

Freda et al. April 2011. Guidelines on pituitary incidentaloma. J Clin Endocrinol Metab, 96(4):894 ~ 904

Funder JW, Carey RM, Fardella C, et al. 2008. Case detection, diagnosis, and treatment of patients with primary aldosteronism: an endocrine society clinical practice guideline. J Clin Endocrinol Metab, 93(9):3266 ~ 3281

Gross P. 2012. Clinical management of SIADH. Ther Adv Endocrinol Metab, 3(2):61 ~ 73

Irvin GL 3rd, Carneiro DM. 2002. Management changes in primary hyperparathyroidism. JAMA, 284(8):934 ~ 936

John D. Carmichael. 2012. Update on the diagnosis and management of hypophysitis. Curr Opin Endocrinol Diabetes Obes, 19:314 ~ 321

Katherine E. Henderson, Thomas J, et al. 2008. The Washington Manual® Endocrinology Subspecialty Consult. Philadelphia: Lippincott Williams & Wilkins.

Marshall WA, Tanner JM. 1970. Variations in the pattern of pubertal changes in boys. Archives of Disease in Childhood, 45:13 ~ 23

Marshall WA, Tanner JM. 1969. Variations in the pattern of pubertal changes in girls. Archives of Disease in Childhood, 44:291 ~ 303

Morin-Papunen L, Rantala AS, Unkila-Kallio L, et al. 2012. Metformin improves pregnancy and live-birth rates in women with polycystic ovary syndrome (PCOS): a multicenter, double-blind, placebo-controlled randomized trial. J Clin Endocrinol Metab, 97(5):1492 ~ 1500

Nieman LK, Biller BM, Findling JW, et al. 2008. The diagnosis of Cushing's syndrome: an endocrine society clinical practice guideline. J Clin Endocrinol Metab, 93(5):1526 ~ 1540

Speiser PW, Azziz R, Baskin LS, et al. 2010. Congenital adrenal hyperplasia due to steroid 21-hydroxylase deficiency: an endocrine society clinical practice guideline. J Clin Endocrinol Metab, 95(9):4133 ~ 4160